新形态一体化系列教材

预防医学与健康

主　编　李　君

副主编　詹庆颖　赵　昱　彭庆国　张琳林
　　　　邹林洪　曾　东　王明霞

编　委（按姓氏笔画排序）

王明霞（齐齐哈尔医学院）
刘婉君（广州科技职业技术大学健康学院）
李　君（广州科技职业技术大学健康学院）
邹林洪（重庆医科大学附属永川医院）
张琳林（重庆医科大学附属永川医院）
赵　昱（广州科技职业技术大学健康学院）
彭庆国（山东省肿瘤防治研究院）
曾　东（河南省职业病防治研究院）
曾瑞芬（广州科技职业技术大学健康学院）
詹庆颖（广州科技职业技术大学健康学院）

中国人口出版社
China Population Publishing House
全国百佳出版单位

图书在版编目（CIP）数据

预防医学与健康 / 李君主编 . — 北京 : 中国人口出版社 , 2022.9

ISBN 978-7-5101-8206-8

Ⅰ . ①预… Ⅱ . ①李… Ⅲ . ①预防医学—关系—健康 Ⅳ . ① R1

中国版本图书馆 CIP 数据核字（2021）第 239051 号

预防医学与健康

YUFANG YIXUE YU JIANKANG

李　君　主编

责任编辑　杨秋奎
责任印制　林　鑫　王艳如
出版发行　中国人口出版社
印　　刷　廊坊市广阳区九洲印刷厂
开　　本　787 毫米 ×1092 毫米　1/16
印　　张　14
字　　数　349 千字
版　　次　2022 年 9 月第 1 版
印　　次　2022 年 9 月第 1 次印刷
书　　号　ISBN 978-7-5101-8206-8
定　　价　49.80 元

网　　址　www.rkcbs.com.cn
电子信箱　rkcbs@126.com
总编室电话　（010）83519392
发行部电话　（010）83510481
传　　真　（010）83538190
地　　址　北京市西城区广安门南街 80 号中加大厦
邮政编码　100054

版权所有　侵权必究　　质量问题　随时退换

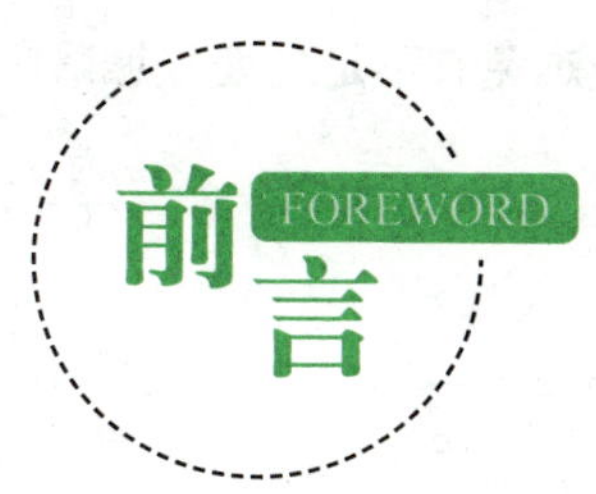

“预防医学与健康”通识教育公选课是为了贯彻落实中共中央、国务院颁发的《“健康中国2030”规划纲要》和《健康中国行动（2019—2030年）》，推进健康中国建设，提高全体人民健康水平，在普通高等院校各专业学生中开展预防医学健康教育。通过“预防医学与健康”的课程教学和实践，使学生掌握预防医学思想，树立大健康理念，培养学生学会用生物—心理—社会医学模式增进健康，提高学生应用预防医学思想和措施进行健康干预的能力，指导学生塑造自主自律健康行为，提升学生的健康素养、文明意识，使学生做健康中国的促进者和践行者。

本书共15章，每章均辅以学习目标、思政导学、课外实践练习。本课程的学习目标包含以下3个方面。

1. 知识目标

掌握必要的预防保健知识、预防医学基本方法和基本技能；掌握健康行为干预、生活环境与健康、职业环境与健康、合理营养指导、传染病防控、疾病控制与预防保健措施、慢性非传染性疾病的预防与控制等内容，培养学生“预防为主”的思想。

2. 能力目标

学会普及健康生活、建设健康环境、疾病预防控制等各项措施及其应用，培养学生自主自律的健康行为，并使学生初步具有为个体、家庭、社区提供健康行为干预、健康教育、保健指导和咨询服务的能力。

3. 素养目标

熟知《“健康中国2030”规划纲要》《健康中国行动（2019—2030年）》的内容，培养学生的健康、文明素养以及建设健康中国的责任感、使命感和担当精神。

本书可供普通高等院校各专业学生使用，也可作为从事高校健康教育工作人员的参考用书。

全体编者在本书的编写过程中都付出了辛勤的努力，在此一并致以衷心的感谢。由于编者水平有限，在内容的选择和处理上难免有不足之处，恳请广大读者提出宝贵意见。

李　君

目录 CONTENTS

第一章 预防医学与健康概述

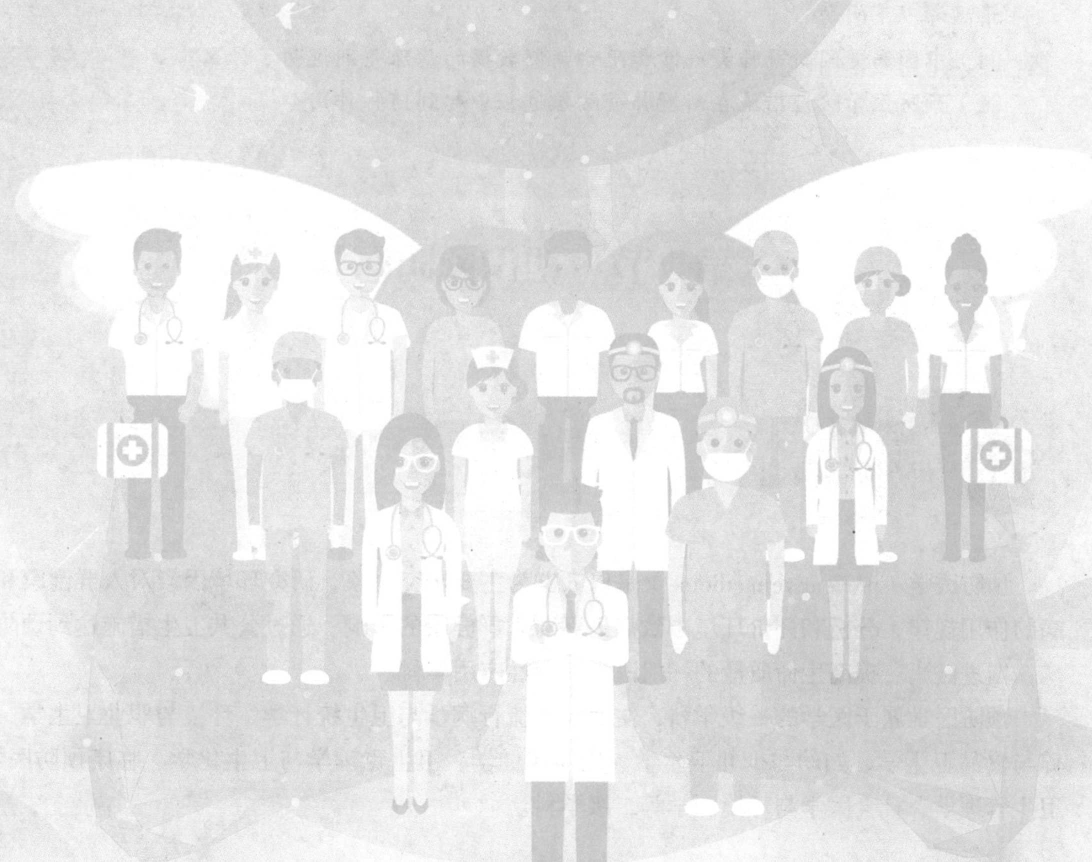

学习目标

知识目标

（1）掌握预防医学、健康的概念和大健康理念。

（2）掌握预防医学的三级预防原则。

能力目标

（1）熟知各类健康影响因素。

（2）学会应用健康影响因素的预防与控制措施。

思政目标

（1）培养大学生“预防为主”的思想和理念。

（2）培养大学生的健康、文明素养。

思政导学

请同学们查阅相关资料，比较中国和美国新冠肺炎确诊病例数和死亡病例数的差别。请思考以下问题。

（1）中国和美国新冠肺炎确诊和死亡病例数据的悬殊差别说明了什么？

（2）预防医学防控措施在新冠肺炎防控过程中起到何种作用？

第一节　初识预防医学

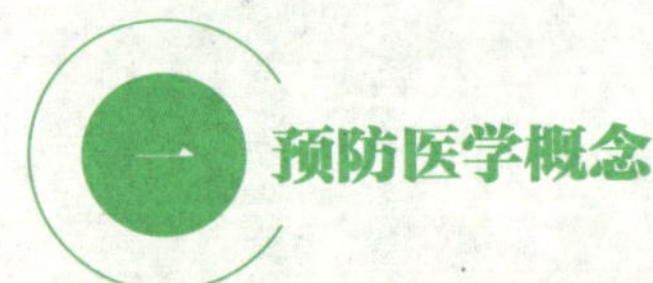

一　预防医学概念

预防医学（preventive medicine）是以人群为主要研究对象，研究环境因素对人群健康和疾病的作用规律，分析和评价环境中致病因素对人群健康的影响，通过公共卫生措施达到预防疾病、增进健康、提高生命质量的一门医学综合性应用学科。

预防医学属于医学的一级学科，主要包括流行病学与卫生统计学、环境与职业卫生学、营养与食品卫生学、妇幼与少儿卫生学、老年保健学、卫生毒理学与卫生化学、临床预防医学、卫生管理学、社会医学与环境医学等二级学科。

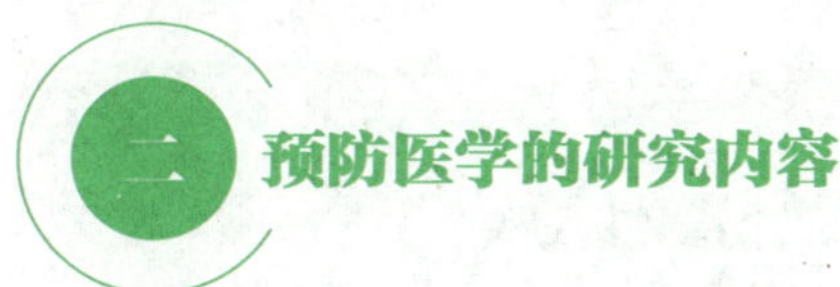

二 预防医学的研究内容

（一）研究环境因素对人群健康的影响

研究自然环境、人类生活环境、生产环境、社会心理、行为生活方式等对人群健康和疾病的作用规律，改善利用有益的环境因素，控制消除有害的环境因素，维持和促进人群健康。

（二）分析人群疾病和健康的分布

采用人群健康研究的卫生统计学和流行病学方法，分析人群疾病谱、死亡谱的变化，了解疾病分布规律、发生条件，阐明并评价健康危险因素。

（三）制定预防疾病与促进健康的策略和措施

针对人群健康问题和健康危险因素，制定有效的个体和群体预防控制策略和措施，提出控制危险因素的具体卫生要求，并对其效果进行考核和评价。

（四）探讨预防保健和疾病防治的组织管理方法

为有效预防疾病和促进健康，研究充分利用及合理配置卫生资源，科学管理卫生服务系统，通过临床预防服务和社区卫生服务，为卫生工作决策提供科学依据和咨询建议。

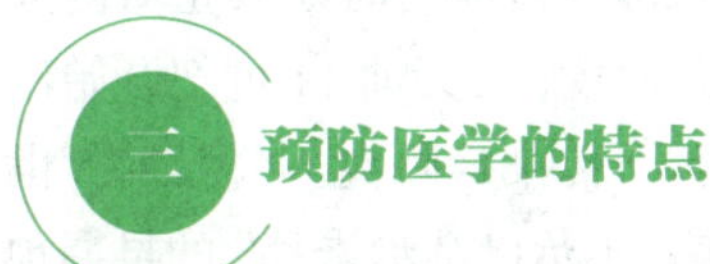

三 预防医学的特点

（一）研究对象

预防医学的研究对象分为个体及群体，包括患者和健康者，重点是健康者、亚健康者和无症状患者。

（二）研究重点

预防医学的研究重点是环境与人群健康的关系。

（三）研究方法

预防医学的研究方法是宏观与微观结合的方法，即针对人群的调查与实验研究（现场研究）、使用实验动物进行的整体或离体实验研究（实验室研究）。

（四）采取的对策

预防医学采取的对策侧重于疾病发生前的预防与健康促进，更具有积极的预防作用，产生更大的人群健康效益。

案例 1

儿科医师刘晓琳与大头娃娃（“毒奶粉事件”）

2004 年 4 月，安徽阜阳第一人民医院儿科主任医师刘晓琳值班时发现一个现象，前来看病的许多患儿均有头比较大、面部水肿的特征，化验结果显示，他们都有明显的低蛋白血症。现在的生活水平这么高，怎么会有这么多营养不良的患儿呢？逐例询问后，刘晓琳发现这些孩子都是留守儿童，由爷爷奶奶人工喂养奶粉，所用奶粉价格都只有正常奶粉价格的一半。与此同时，发现孩子每月吃的奶粉量也是足够的。这意味着奶粉质量可能有问题。刘晓琳对家长们道出自己的猜测，并向有关部门报告化验奶粉成分。化验结果让刘晓琳大吃一惊：奶粉蛋白质含量只有 2%，仅占国家规定含量的 1/8，还不如米粉的营养价值。正是她的高度警觉，最早发现阜阳的“毒奶粉事件”，挽救了无数儿童的健康甚至生命。

医护人员作为公共卫生突发事件的第一报告人、疾病监测及日常各种个体化预防服务和疾病管理服务的提供者，在保障公众健康中起到非常重要的作用。

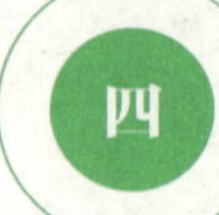

四 预防医学发展简史

（一）古代预防

古代埃及人用防腐的香料殓藏尸体，年久干瘪，即形成木乃伊。古罗马时期禁止城内火葬、土葬。我国在公元前 21 世纪已了解饮水与疾病的关系，凿井而饮；公元前 11 世纪开始注意雨水排泄护井、灭鼠和修建厕所；17 世纪开始水源保护、墓葬、传染病隔离。公元前 5 世纪，中国最早的医著《黄帝内经》已阐述了“圣人不治已病治未病，不治已乱治未乱”的早期预防思想。

（二）个体预防

第一次工业革命（17—19 世纪）时期，列文霍克发明了显微镜（1665 年），琴纳发明了牛痘接种法（1796 年），巴斯德发明了巴氏消毒法（1862 年），病理学家魏尔啸建立了细胞病理学说（1858 年）。人们对人体结构、功能、病原、细胞和疾病真相的认识得到了升华。在生物医学迅猛发展的基础上，临床医学飞速发展，重点对个体进行治疗和预防。

案例 2

路易斯·巴斯德——微生物学之父

路易斯·巴斯德（1821—1895 年）（见图 1-1），出生于法国东尔城，毕业于巴黎大学，是法国微生物学家、化学家，微生物学的奠基人之一。路易斯·巴斯德为第一个发明狂犬病和炭疽病疫苗的科学家，被世人称颂为“进入科学王国的最完美无缺的人”，他还和费迪南德·科恩等人一起开创了细菌学，常被称为“微生物学之父”。路易斯·巴斯德发明的巴氏消毒法至今仍被应用。

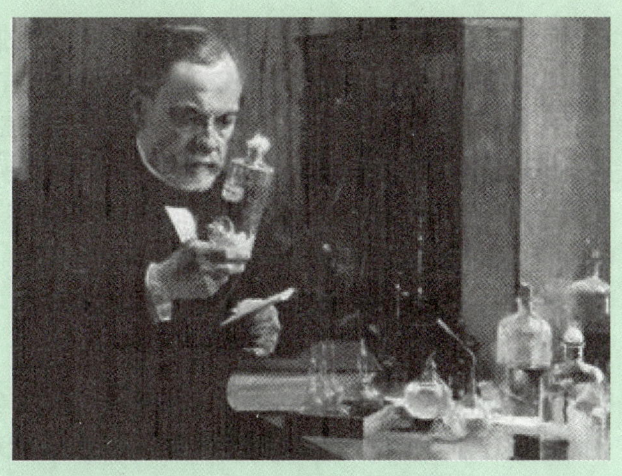

图 1-1 路易斯 · 巴斯德

（三）群体预防

19 世纪末到 20 世纪初，由于微生物学、免疫学、药物学和物理化学等基础学科的进步，人们认识到疾病的发生、发展是破坏了宿主、环境和疾病三者之间的相互平衡，要在改善环境的同时，还要保护宿主，控制病因。可采取预防接种、杀菌灭虫、抗菌药物、疫源地消毒、传染患者隔离、处理垃圾粪便、重视食物和用水安全等措施，战胜天花、霍乱、鼠疫等烈性传染病，在急、慢性传染病和寄生虫病的控制方面取得了显著成效。同时，通过定期体检，早期发现、早期诊断疾病，防治营养缺乏病，降低了各种疾病和营养不良的病死率，提高了个人和人群的健康水平，由个体预防扩大为群体预防。

（四）社会预防

20 世纪中叶，疾病谱、死亡谱发生改变，环境污染、行为生活方式影响日益显现，生物医学模式转变为生物—心理—社会医学模式，急性传染病基本得到控制，心脑血管疾病、恶性肿瘤等慢性非传染性疾病逐渐上升，成为主要死因和控制重点。这些变化的产生主要与不良饮食习惯、不良生活行为方式、不良环境因素等密切相关，单纯用生物医学手段难以解决，必须用改善社会环境、改善生活方式、改善社会行为等社会心理和行为措施，动员社会各种力量才能有效防治。预防医学的重点从急性传染病防控转向慢性非传染性疾病防控。

（五）社区预防

世界卫生组织（以下简称世卫组织，WTO）在 1977 年 5 月第 30 届世界卫生大会上提出“2000 年人人享有卫生保健”的全球战略目标，实施初级卫生保健，开展社区卫生保健，由卫生及相关部门向社区居民提供医疗、预防、康复、健康指导等保健活动。很多国家以社区“健康中心”（相当于我国的社区卫生服务中心、乡镇卫生院）为基地，研究居民的健康状况，开展卫生服务，包括妇幼卫生、预防接种、改善环境、提供保健食品、卫生宣教、健身设施等，对保护和促进人体健康，提高生命和环境质量起到积极作用。预防医学提高到社区预防新阶段。

（六）全球预防

伴随经济全球化，国际交往频繁，交通发达，人口流动，疾病（特别是传染病、环境污染及行为生活方式引起的一些社会病）防控单靠某一国家单独采取措施，不足以有效控制疾病发生、传播和保证人群安全，需要全世界卫生相关组织合作。1948 年成立世卫组织，国际交流和合作得以实现和发展。疾病预防进入以全人类为对象进行预防的全球预防阶段。

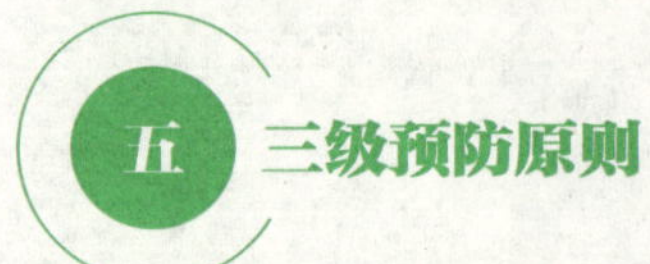

五　三级预防原则

三级预防是预防医学工作的基本原则与核心策略，根据疾病自然史（病前易感期、病中发病前期、病后发病期和转归期）和健康决定因素，采取相应的预防或干预措施，预防为主，实现疾病预防的目的。

一级预防：病因预防。对影响健康和疾病的各种因素采取预防控制干预措施，减少和控制健康影响和疾病发生。以人群为对象的预防措施包括健康教育和健康促进，改变不良生活方式和行为，平衡膳食，科学运动，计划免疫，优生优育，创造和维护有益的生活和职业环境及消除生物、化学、物理和社会心理因素的健康危害等。

二级预防：临床前期预防。在临床前期或疾病早期做好“三早”（早发现、早诊断、早治疗），防止或减缓疾病发展。对慢性病的二级预防一般包括筛查、普查、定期体检等及早发现慢性病危险因素，进行行为生活方式干预、药物干预等，防止或减少慢性病的发生。对传染病的二级预防除“三早”外，还包括早隔离、早报告。

三级预防：临床期或康复期预防。主要是临床干预、对症治疗和康复治疗，采取康复措施减轻疾病不良后果，采取及时有效治疗措施防止病情恶化，预防并发症、后遗症，促进功能恢复，提高生命质量，延长寿命。可在综合性医院、专科医院、社区卫生中心、家庭病床等进行干预、对症及康复治疗。

第二节　初识健康和医学模式

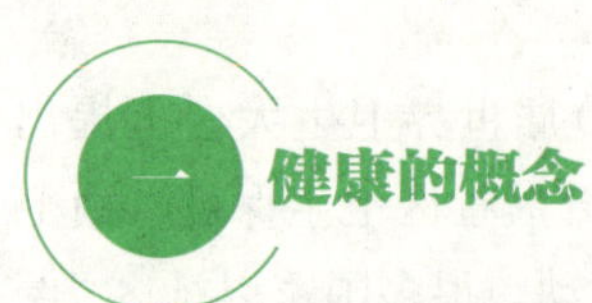

一　健康的概念

世卫组织提出“健康”（health）的概念，健康不仅是没有疾病或虚弱，而且是要有健全的机体、精神状态及社会适应能力。躯体健康指机体结构完好、功能正常；心理健康包括心态、精神状态良好，正确认识自我，正确认识环境和适应环境；社会适应能力包括个人角色与社会

身份相适应，个人能力与社会系统相适应，个人行为与社会规范相一致等。

健康观是人们对健康的看法。健康是人类的一项基本需求和基本权利，健康不仅是拥有较长的寿命，还应该有更好的生命质量。健康和疾病之间是一个由量变到质变的过程。一个人的健康—疾病—健康（或死亡）是一个连续的过程。一个群体的健康问题低分布—健康问题高分布—健康问题低分布也是一个连续过程。

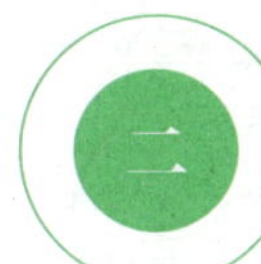

二 医学模式及其转变

医学模式（medical model）是不同历史时期，人们观察、分析、处理医学有关问题的基本思想和主要方式方法，是人们对健康和疾病总体特征及其本质的认识和宏观概括。随着时代的发展，医学模式经历了不同阶段。

（一）神灵主义医学模式

神灵主义医学模式（theistic model of medicine）是远古时代的医学模式。远古时代因生产力低下，思想愚昧，人们不能正确认识世界，无法解释疾病、死亡、梦等生理现象，认为世间的一切都是由超自然的神灵主宰，将人类的健康与疾病、生与死归为神灵控制，是人类早期的健康和疾病观。

（二）自然哲学医学模式

自然哲学医学模式（natural philosophy medical model）是将健康、疾病与人类生活的自然环境、社会环境联系起来观察和思考的朴素、辩证、整体的医学观。古希腊医学、中医学都属于自然哲学医学模式。

（三）机械论医学模式

机械论医学模式（mechanistic medical model）是以机械论的观点和方法解释疾病和健康的医学观。此模式认为生命活动是机械运动，人是自己发动自己的机器，疾病是机器某部件发生故障而失灵。机械论医学模式否定唯心主义医学观，并且统治医学近 2 个世纪，对医学进步起到重要推动作用，但它忽略了人的生物复杂性、心理和社会性。

（四）生物医学模式

生物医学模式（biomedical model）是从生物医学观点出发认识生命、健康和疾病，反映病因、宿主和自然环境内在联系，用生物医学成就防治疾病、保护人类健康的医学模式。此模式认为病因是微生物，宿主是动物或人，只观察宿主的生理和病理变化，环境仅限于自然环境。生物医学模式下的杀菌灭虫、预防接种、抗菌药物三大法宝使急慢性传染病和寄生虫病防治取得重大成功。

（五）生物—心理—社会医学模式

生物—心理—社会医学模式（bio-psycho-social medicine model）是从生物、心理、社会角度研究疾病和健康问题的医学观和方法论，又称为现代医学模式。心脑血管疾病、恶性肿瘤、精神疾病、意外伤害等慢性非传染性疾病位于人类疾病谱前列，单纯的生物医学模式在这些疾病面前无能为力。随着世界疾病谱、死亡谱变化而产生的生物—心理—社会医学模式更能全面客观地指导人们从生物、心理和社会角度等方面认识和解决现代社会的卫生保健问题。

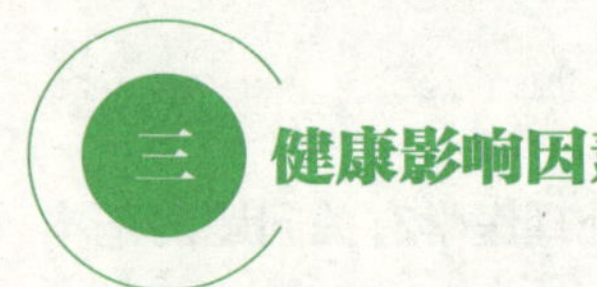

三 健康影响因素

健康影响因素指影响个体和群体健康的各种因素。20 世纪 70 年代，加拿大学者拉隆达和美国学者德威尔提出了综合医学模式，将影响人类健康和疾病的主要因素分为四大类。

（一）环境因素

人类健康和疾病与环境因素密切相关。环境因素包括自然环境因素、社会环境因素。自然环境因素包括原生环境和次生环境，其中会存在很多健康有益因素或危险因素。人类对环境生态的破坏会使空气、水、土壤、食物等受到病原微生物、化学物质及物理性污染，生产环境中的各种物理、化学和生物职业性有害因素会对人们健康造成危害。社会环境因素包括个人收入、社会地位、文化背景、受教育程度、社会支持网络、就业等。

（二）行为生活方式因素

个体的行为生活方式对健康起着重要作用。良好的行为生活方式，如不吸烟、少饮酒、适当体育锻炼、合理营养、平衡膳食、保持乐观心态等可促进健康，可明显降低心脑血管疾病、恶性肿瘤的发生。不良行为生活方式，如久坐不动、饮食不合理、吸烟、酗酒、滥用药物、酒后驾车、不良性行为、冒险行为等会对健康和社会造成危害。

（三）生物遗传因素

生物遗传因素是生命活动、疾病损伤及康复的基础。有些疾病直接与遗传因素有关，如唐氏综合征、血友病、精神性痴呆等。多数疾病如心脑血管疾病、糖尿病和部分肿瘤是生物遗传因素与环境因素、行为生活方式综合作用的结果。

（四）卫生服务因素

卫生服务因素是防治疾病、增进健康的有效手段，包括维护和促进健康、预防疾病和损伤、治疗和康复的卫生机构、完备和保障质量的卫生服务网络、公平合理的卫生资源配置、优良的卫生服务质量、正确有效的卫生政策、较高的医疗技术水平、卫生服务的可及性等，必须充分发挥医疗卫生系统在保护人群健康方面的重要作用。

2008 年世卫组织调查显示，根据综合医学模式对全球主要死因进行归类，50% 的死亡是

由行为生活方式因素引起的，30%是由环境因素引起的，10%是由生物遗传因素引起的，10%是由卫生服务因素引起的。

第三节 了解公共卫生和大健康

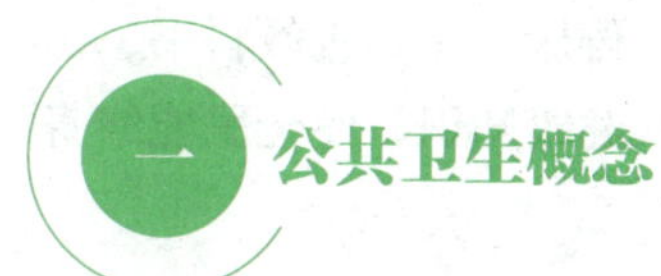

一 公共卫生概念

公共卫生（public health）是通过有组织的社会力量，高效率地预防疾病、延长寿命、促进健康的科学和技术。公共卫生学、预防医学均以研究环境对人群健康的影响为主要目的，公共卫生学和预防医学联系在一起，称为公共卫生和预防医学，为医学的一级学科。公共卫生已超出传统医学范畴，融合了各种人文社会科学（管理学、政治学、经济学、法学、社会学、伦理学）及工程技术等学科知识和技能，由政府直接采取行动，整合动员社会各部门力量，常带有行政管理特征。

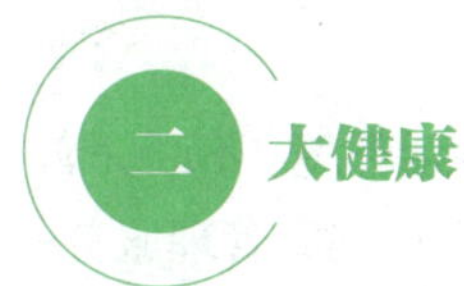

二 大健康

（一）大健康理念

大健康（comprehensive health）是根据时代发展、社会需求与疾病谱的改变，在对国民的全生命周期和全部生命现象全面呵护的理念指导下提出的一种全局理念。它追求的不仅是身体健康，还包含精神、心理、社会、环境、道德、消费等方面的完全健康，提倡的不仅有科学的健康生活，更有正确的健康消费等。它围绕人的衣食住行及人的生老病死，关注各类影响健康的危险因素和误区，提倡自我健康管理，范畴涉及各类与健康相关的信息、产品和服务，也涉及各类组织为了满足社会的健康需求所采取的行动。

（二）大健康理念提出的意义

大健康理念有助于提高民众的健康素养，使民众接受科学的健康指导并做出正确的健康消费。大健康理念紧紧围绕人们期望的核心，倡导健康的生活方式，不仅是“治病”，更是“治未病”；消除亚健康、提高身体素质、减少痛苦，做好健康保障、健康管理、健康维护；帮助民众从透支健康、对抗疾病的模式转向呵护健康、预防疾病的新健康模式。

（三）倡导大健康的四大体系

1. 建立大健康理念体系

健康是人生最宝贵的资产，不只是个人的资产，也是社会的资产，维护健康是一种社会责任。社会要建立大健康理念体系和健康价值观，人们要建立健康经济观、健康投资观、健康社会观和健康人文观。把全民健康作为社会发展的目标之一，构建健康型个体、健康型家庭和健康型社会。

2. 普及大健康教育体系

让健康教育成为学校、家庭、社区、医院等场所的常规教育，让健康知识走进教科书，走进每个场所，走进每个人的生活；积极开展社会健康教育，全民普及健康知识，使全民能终身接受并传播准确、先进的健康知识和信息。

3. 发展大健康产业体系

大健康产业是21世纪的核心产业之一。发展以治疗疾病及维护生命安全为目标的产业，如医疗设备、医疗卫生、制药产业；生产以延缓衰老、预防疾病、维护生命健康为目标的产业，如医药产品、生物产品、中药保健品和功能食品、安全用水、健康饮品、化妆品、健身器械及与健康有关的其他产品等；发展与健康环境相关的产业，如环保产业、资源产业、旅游产业等。2020年9月26日中国大健康产业峰会在广州举行，主题为“公卫危机下的大健康产业价值重构”。

4. 完善大健康服务体系

不断完善公共健康服务，营造全民参与、共同受益的公共卫生环境和生活环境；不断完善健康保健专业服务，包括医疗预防、预警服务、健康专业体检、社会健康与个性健康管理服务；不断完善健康信息服务，包括健康文化、健康传播。

“生物—心理—社会—环境”的大健康模式研究的不是病因，而是影响健康的危险因素。其核心是个人健康管理，科学地排除或减少健康危险因素，达到保护和促进健康的目的。

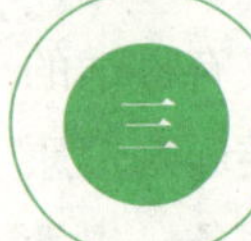

三 我国健康学院建设现状

21世纪是一个大健康极大发展的时代。促进健康事业人才培养，为推进国民健康水平提供健康人才保障成为高等教育发展的重点。我国各大高校适应大健康的时代背景和发展战略，结合各自学校和区域优势，纷纷成立各类健康学院，为健康中国建设和健康中国行动提供了强有力的人才支撑和保障。

课外实践练习

1. 试述预防医学在新冠肺炎防控中所起的作用，并列举新冠肺炎防控中的预防措施。
2. 浅谈你对大健康的认识。
3. 一级预防措施对健康有何作用？

第二章

《"健康中国 2030"规划纲要》

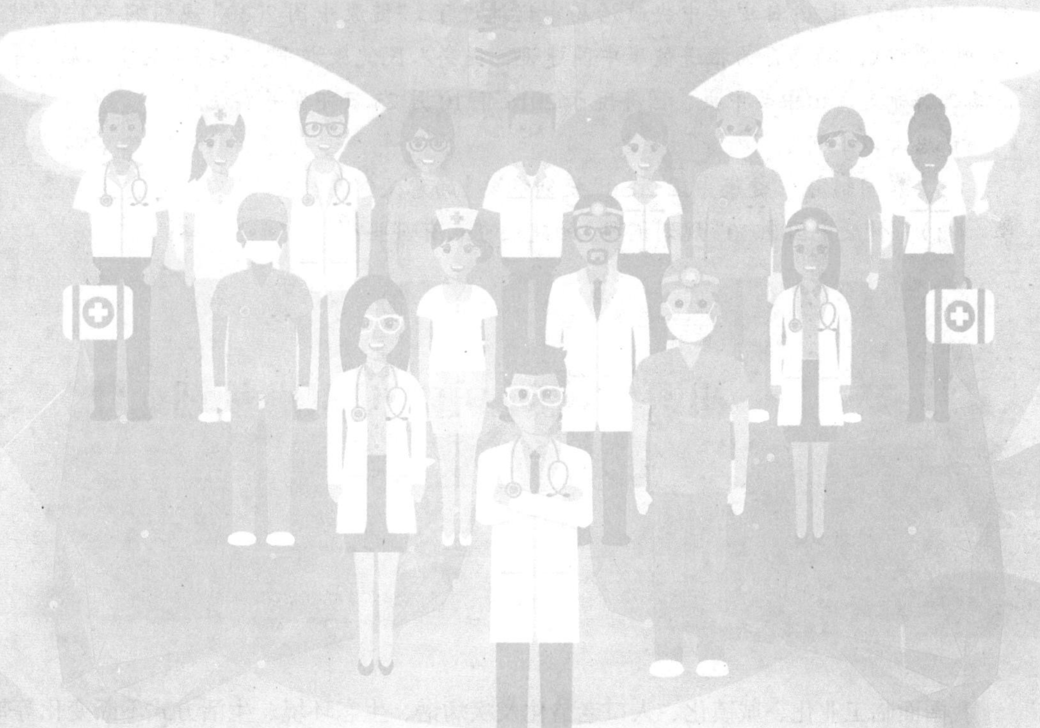

学习目标

知识目标

（1）掌握《“健康中国 2030”规划纲要》的指导思想。

（2）掌握《“健康中国 2030”规划纲要》的战略主题、战略目标。

能力目标

（1）掌握普及健康生活的各项措施及健康教育方法。

（2）实际应用普及健康生活各项措施的技能。

思政目标

（1）培养大学生建设健康中国的责任感、使命感。

（2）指导大学生成为健康中国建设的践行者。

思政导学

《“健康中国 2030”规划纲要》

党和国家历来高度重视人民健康。中华人民共和国成立后特别是改革开放以来，我国健康领域改革发展取得显著成就，城乡环境面貌明显改善，全民健身运动蓬勃发展，医疗卫生服务体系日益健全，人民健康水平和身体素质持续提高。

2016 年 8 月 26 日中共中央政治局审议通过了《“健康中国 2030”规划纲要》。《“健康中国 2030”规划纲要》是为推进健康中国建设，提高人民健康水平，根据党的十八届五中全会战略部署制定。由中共中央、国务院于 2016 年 10 月 25 日印发并实施。

请思考以下问题。

（1）我国制定《“健康中国 2030”规划纲要》的意义何在？

（2）《“健康中国 2030”规划纲要》的建设重点有哪些？

第一节　初识《“健康中国 2030”规划纲要》

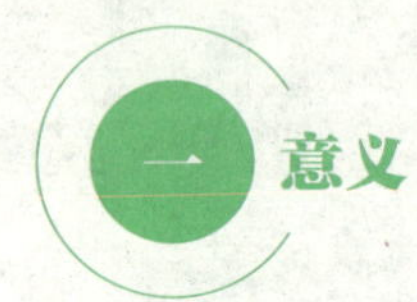

一　意义

我国面临工业化、城镇化、人口老龄化及疾病谱、生态环境、生活方式不断变化等带来的新挑战，需要统筹解决关系人民健康的重大和长远问题。

《“健康中国 2030”规划纲要》是推进健康中国建设、全面建成小康社会、基本实现社会主义现代化的重要基础，是全面提升中华民族健康素质、实现人民健康与经济社会协调发展的国家战略，是贯彻落实党的十八届五中全会精神、保障人民健康的重大举措，是我国积极参与全

球健康治理、履行《2030 年可持续发展议程》承诺的重要举措，是推进健康中国建设的宏伟蓝图和行动纲领。

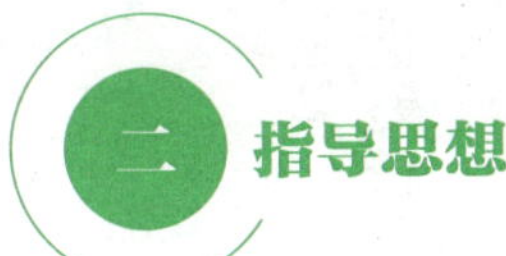

二 指导思想

推进健康中国建设，必须高举中国特色社会主义伟大旗帜，全面贯彻党的十八大和十八届三中、四中、五中全会精神，以马克思列宁主义、毛泽东思想、邓小平理论、“三个代表”重要思想、科学发展观为指导，深入学习贯彻习近平总书记系列重要讲话精神，紧紧围绕统筹推进“五位一体”总体布局和协调推进“四个全面”战略布局，认真落实党中央、国务院决策部署，坚持以人民为中心的发展思想，牢固树立和贯彻落实新发展理念，坚持正确的卫生与健康工作方针，以提高人民健康水平为核心，以体制机制改革创新为动力，以普及健康生活、优化健康服务、完善健康保障、建设健康环境、发展健康产业为重点，把健康融入所有政策，加快转变健康领域发展方式，全方位、全周期维护和保障人民健康，大幅提高健康水平，显著改善健康公平，为实现“两个一百年”奋斗目标和中华民族伟大复兴的中国梦提供坚实的健康基础。

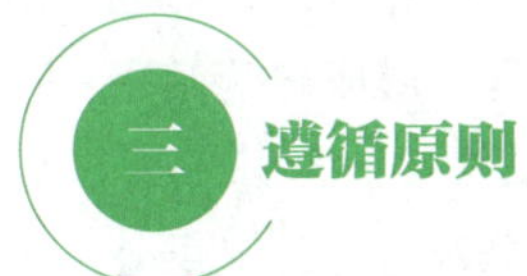

三 遵循原则

（一）健康优先

把健康摆在优先发展的战略地位，立足国情，将促进健康的理念融入公共政策制定实施的全过程，加快形成有利于健康的生活方式、生态环境和经济社会发展模式，实现健康与经济社会良性协调发展。

（二）改革创新

坚持政府主导，发挥市场机制作用，加快关键环节改革步伐，冲破思想观念束缚，破除利益固化藩篱，清除体制机制障碍，发挥科技创新和信息化的引领支撑作用，形成具有中国特色、促进全民健康的制度体系。

（三）科学发展

把握健康领域发展规律，坚持预防为主、防治结合、中西医并重，转变服务模式，构建整合型医疗卫生服务体系，推动健康服务从规模扩张的粗放型发展转变到质量效益提升的绿色集约式发展，推动中医药和西医药相互补充、协调发展，提升健康服务水平。

（四）公平公正

以农村和基层为重点，推动健康领域基本公共服务均等化，维护基本医疗卫生服务的公益性，逐步缩小城乡、地区、人群间基本健康服务和健康水平的差异，实现全民健康覆盖，促进社会公平。

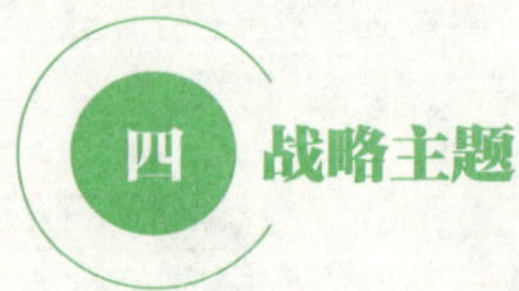

四 战略主题

“共建共享、全民健康”，是建设健康中国的战略主题。

核心是以人民健康为中心，坚持以基层为重点，以改革创新为动力，预防为主，中西医并重，把健康融入所有政策，人民共建共享的卫生与健康工作方针，针对生活行为方式、生产生活环境及医疗卫生服务等健康影响因素，坚持政府主导与调动社会、个人的积极性相结合，推动人人参与、人人尽力、人人享有，落实预防为主，推行健康生活方式，减少疾病发生，强化早诊断、早治疗、早康复，实现全民健康。

共建共享是建设健康中国的基本路径。从供给侧和需求侧两端发力，统筹社会、行业和个人3个层面，促进全社会广泛参与，强化跨部门协作，调动社会力量的积极性和创造性，加强环境治理，保障食品药品安全，预防和减少伤害，有效控制影响健康的生态和社会环境危险因素。卫生计生、体育等行业要主动适应人民健康需求，补齐发展短板，推动健康产业转型升级，满足人民群众不断增长的健康需求。要强化个人健康责任，提高全民健康素养，引导形成自主自律、符合自身特点的健康生活方式，有效控制影响健康的生活行为因素，形成热爱健康、追求健康、促进健康的社会氛围。

全民健康是建设健康中国的根本目的。立足全人群和全生命周期2个着力点，提供公平可及、系统连续的健康服务，实现更高水平的全民健康。要惠及全人群，使全体人民享有所需要的、有质量的、可负担的预防、治疗、康复、健康促进等健康服务，突出解决好妇女儿童、老年人、残疾人、低收入人群等重点人群的健康问题。要覆盖全生命周期，针对生命不同阶段的主要健康问题及主要影响因素，确定若干优先领域，强化干预，实现从胎儿到生命终点的全程健康服务和健康保障，全面维护人民健康。

第二节 《“健康中国2030”规划纲要》的主要内容和指标

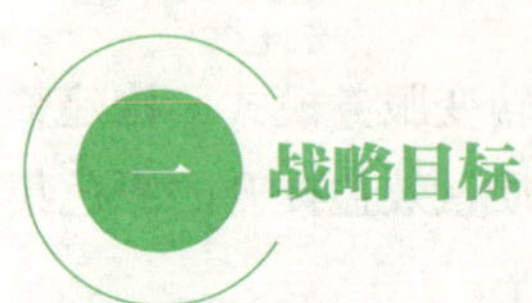

一 战略目标

到2030年，促进全民健康的制度体系更加完善，健康领域发展更加协调，健康生活方式得到普及，健康服务质量和健康保障水平不断提高，健康产业繁荣发展，基本实现健康公平，主要健康指标进入高收入国家行列。到2050年，建成与社会主义现代化国家相适应的健康国家。

到2030年具体要实现以下目标：

（一）人民健康水平持续提升

人民身体素质明显增强，2030 年人均预期寿命达到 79 岁，人均健康预期寿命显著提高。

（二）主要健康危险因素得到有效控制

全民健康素养大幅提高，健康生活方式得到全面普及，有利于健康的生产生活环境基本形成，食品药品安全得到有效保障，消除一批重大疾病危害。

（三）健康服务能力大幅提升

优质高效的整合型医疗卫生服务体系和完善的全民健身公共服务体系全面建立，健康保障体系进一步完善，健康科技创新整体实力位居世界前列，健康服务质量和水平明显提高。

（四）健康产业规模显著扩大

建立起体系完整、结构优化的健康产业体系，形成一批具有较强创新能力和国际竞争力的大型企业，成为国民经济支柱性产业。

（五）促进健康的制度体系更加完善

有利于健康的政策法律法规体系进一步健全，健康领域治理体系和治理能力基本实现现代化。

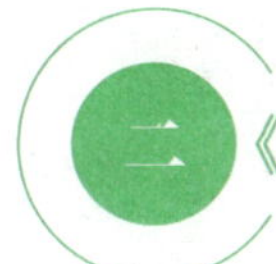

二 《“健康中国 2030”规划纲要》的主要内容和指标

（一）主要内容

《“健康中国 2030”规划纲要》的主要内容见表 2-1。

表 2-1 《“健康中国 2030”规划纲要》的主要内容

篇序	章序	题目	篇序	章序	题目
序言			第三篇 优化健康服务	第七章	强化覆盖全民的公共卫生服务
第一篇 总体战略	第一章	指导思想		第八章	提供优质高效的医疗服务
	第二章	战略主题		第九章	充分发挥中医药独特优势
	第三章	战略目标		第十章	加强重点人群健康服务
第二篇 普及健康生活	第四章	加强健康教育	第四篇 完善健康保障	第十一章	健全医疗保障体系
	第五章	塑造自主自律的健康行为		第十二章	完善药品供应保障体系
	第六章	提高全民身体素质			

续表

篇序	章序	题目	篇序	章序	题目
第五篇 建设健康环境	第十三章	深入开展爱国卫生运动	第七篇 健全支撑与保障	第二十一章	深化体制机制改革
	第十四章	加强影响健康的环境问题治理		第二十二章	加强健康人力资源建设
	第十五章	保障食品药品安全		第二十三章	推动健康科技创新
	第十六章	完善公共安全体系		第二十四章	建设健康信息化服务体系
第六篇 发展健康产业	第十七章	优化多元办医格局		第二十五章	加强健康法治建设
	第十八章	发展健康服务新业态		第二十六章	加强国际交流合作
	第十九章	积极发展健身休闲运动产业	第八篇 强化组织实施	第二十七章	加强组织领导
	第二十章	促进医药产业发展		第二十八章	营造良好社会氛围
				第二十九章	做好实施监测

（二）主要指标

《“健康中国 2030”规划纲要》的主要指标见表 2-2。

表 2-2 《“健康中国 2030”规划纲要》的主要指标

领域	主要指标	年度		
		2015	2020	2030
健康水平	人均预期寿命 / 岁	76.34	77.3	79.0
	婴儿死亡率 /‰	8.1	7.5	5.0
	5 岁以下儿童死亡率 /‰	10.7	9.5	6.0
	孕产妇死亡率	20.1 / 100 000	18.0 / 100 000	12.0 / 100 000
	城乡居民达到《国民体质测定标准》合格以上人数比例 /%	89.6（2014 年）	90.6	92.2
健康生活	居民健康素养水平 /%	10	20	30
	经常参加体育锻炼人数 / 亿人	3.6（2014 年）	4.35	5.3

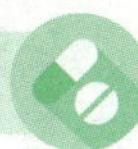

续表

领域	主要指标	年度		
		2015	2020	2030
健康服务与保障	重大慢性病过早死亡率/%	19.1（2013年）	比2015年降低10%	比2015年降低30%
	每千常住人口执业（助理）医师数/人	2.2	2.5	3.0
	个人卫生支出占卫生总费用的比重/%	29.3	28左右	25左右
健康环境	地级及以上城市空气质量优良天数比率/%	76.7	＞80	持续改善
	地表水质量达到或好于Ⅲ类水体比例/%	66	＞70	持续改善
健康产业	健康服务业总规模/万亿元	—	＞8	16

第三节 普及健康生活

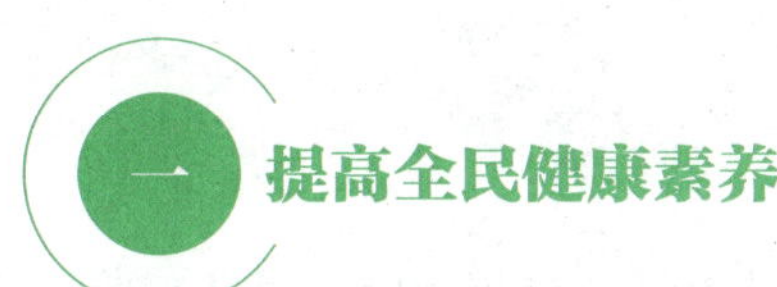

一 提高全民健康素养

推进全民健康生活方式行动，强化家庭和高危个体健康生活方式指导及干预，开展健康体重、健康口腔、健康骨骼等专项行动，到2030年基本实现以县（市、区）为单位全覆盖。开发推广促进健康生活的适宜技术和用品。建立健康知识和技能核心信息发布制度，健全覆盖全国的健康素养和生活方式监测体系。建立健全健康促进与教育体系，提高健康教育服务能力，从小抓起，普及健康科学知识。加强精神文明建设，发展健康文化，移风易俗，培育良好的生活习惯。各级各类媒体加大健康科学知识宣传力度，积极建设和规范各类广播电视等健康栏目，利用新媒体拓展健康教育。

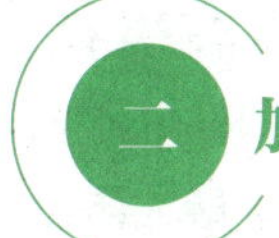

二 加大学校健康教育力度

将健康教育纳入国民教育体系，把健康教育作为所有教育阶段素质教育的重要内容。以中小学为重点，建立学校健康教育推进机制。构建相关学科教学与教育活动相结合、课堂教育与课外实践相结合、经常性宣传教育与集中式宣传教育相结合的健康教育模式。培养健康教育师资，将健康教育纳入体育教师职前教育和职后培训内容。

三 塑造自主自律的健康行为

（一）引导合理膳食

制订实施国民营养计划，深入开展食物（农产品、食品）营养功能评价研究，全面普及膳食营养知识，发布适合不同人群特点的膳食指南，引导居民形成科学的膳食习惯，推进健康饮食文化建设。建立健全居民营养监测制度，对重点区域、重点人群实施营养干预，重点解决微量营养素缺乏、部分人群油脂等高热能食物摄入过多等问题，逐步解决居民营养不足与过剩并存问题。实施临床营养干预。加强对学校、幼儿园、养老机构等营养健康工作的指导。开展示范健康食堂和健康餐厅建设。到 2030 年，居民营养知识素养明显提高，营养缺乏疾病发生率显著下降，全国人均每日食盐摄入量降低 20%，超重、肥胖人口增长速度明显放缓。

（二）开展控烟限酒

全面推进控烟履约，加大控烟力度，运用价格、税收、法律等手段提高控烟成效。深入开展控烟宣传教育。积极推进无烟环境建设，强化公共场所控烟监督执法。推进公共场所禁烟工作，逐步实现室内公共场所全面禁烟。领导干部要带头在公共场所禁烟，把党政机关建成无烟机关。强化戒烟服务，到 2030 年，15 岁以上人群吸烟率降低到 20%。加强限酒健康教育，控制酒精过度使用，减少酗酒。加强有害使用酒精监测。

（三）促进心理健康

加强心理健康服务体系建设和规范化管理。加大全民心理健康科普宣传力度，提升心理健康素养。加强对抑郁症、焦虑症等常见精神障碍和心理行为问题的干预，加大对重点人群心理问题早期发现和及时干预力度。加强严重精神障碍患者报告登记和救治救助管理。全面推进精神障碍社区康复服务。提高突发事件心理危机的干预能力和水平。到 2030 年，常见精神障碍防治和心理行为问题识别干预水平显著提高。

（四）减少不安全性行为和毒品危害

强化社会综合治理，以青少年、育龄妇女及流动人群为重点，开展性道德、性健康和性安全宣传教育和干预，加强对性传播高危行为人群的综合干预，减少非意愿妊娠和性相关疾病传播。大力普及有关毒品危害、应对措施和治疗途径等知识。加强全国戒毒医疗服务体系建设，对成瘾者做到早发现、早治疗。加强戒毒药物维持治疗与社区戒毒、强制隔离戒毒和社区康复的衔接。建立集生理脱毒、心理康复、就业扶持、回归社会于一体的戒毒康复模式，最大限度减少毒品社会危害。

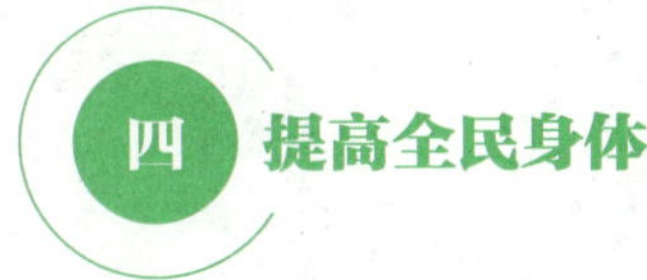

四 提高全民身体素质

(一)完善全民健身公共服务体系

统筹建设全民健身公共设施，加强健身步道、骑行道、全民健身中心、体育公园、社区多功能运动场等场地设施建设。到 2030 年，基本建成县乡村三级公共体育设施网络，人均体育场地面积不低于 2.3 m^2，在城镇社区实现 15 分钟健身圈全覆盖。推行公共体育设施免费或低收费开放，确保公共体育场地设施和符合开放条件的企事业单位体育场地设施全部向社会开放。加强全民健身组织网络建设，扶持和引导基层体育社会组织发展。

(二)广泛开展全民健身运动

继续制订实施全民健身计划，普及科学健身知识和健身方法，推动全民健身生活化。组织社会体育指导员广泛开展全民健身指导服务。实施国家体育锻炼标准，发展群众健身休闲活动，丰富和完善全民健身体系。大力发展群众喜闻乐见的运动项目，鼓励开发适合不同人群、不同地域特点的特色运动项目，扶持推广太极拳、健身气功等民族民俗民间传统运动项目。

(三)加强体医融合和非医疗健康干预

发布体育健身活动指南，建立完善针对不同人群、不同环境、不同身体状况的运动处方库，推动形成体医结合的疾病管理与健康服务模式，发挥全民科学健身在健康促进、慢性病预防和康复等方面的积极作用。加强全民健身科技创新平台和科学健身指导服务站点建设。开展国民体质测试，完善体质健康监测体系，开发应用国民体质健康监测大数据，开展运动风险评估。

(四)促进重点人群体育活动

制订实施青少年、妇女、老年人、职业群体及残疾人等特殊群体的体质健康干预计划。实施青少年体育活动促进计划，培育青少年体育爱好，基本实现青少年熟练掌握 1 项以上体育运动技能，确保学生校内每天体育活动时间不少于 1 小时。到 2030 年，学校体育场地设施与器材配置达标率达到 100%，青少年学生每周参与体育活动达到中等强度 3 次以上，国家学生体质健康标准达标优秀率 25% 以上。加强科学指导，促进妇女、老年人和职业群体积极参与全民健身。实行工间健身制度，鼓励和支持新建工作场所建设适当的健身活动场地。推动残疾人康复体育和健身体育广泛开展。

课外实践练习

1. 你理解的健康生活包括哪些内容?
2. 谈谈你对自主自律行为的认识，制订一个日常健康行为的计划。

第三章

《健康中国行动（2019—2030年）》

学习目标

知识目标

（1）掌握健康中国行动的指导思想。

（2）掌握健康中国行动的基本路径。

能力目标

（1）掌握健康中国行动的内容。

（2）实际应用健康中国行动的各项措施。

思政目标

（1）提高大学生在健康中国行动中的健康素养。

（2）培养大学生在健康中国行动中的自律性和行动力。

思政导学

人民健康是民族昌盛和国家富强的重要标志，预防是最经济最有效的健康策略。2019年6月24日，国务院印发的《国务院关于实施健康中国行动的意见》是为加快推动从以治病为中心转变为以人民健康为中心，动员全社会落实“预防为主”方针，实施健康中国行动，提高全民健康水平而制定的。

请思考以下问题。

（1）实施健康中国行动的意义何在？

（2）实施健康中国行动的基本原则是什么？

第一节　初识《健康中国行动（2019—2030年）》

一　行动背景

中华人民共和国成立后特别是改革开放以来，我国卫生健康事业获得了长足发展，居民主要健康指标总体优于中高收入国家平均水平。随着工业化、城镇化、人口老龄化进程加快，我国居民生产生活方式和疾病谱不断发生变化。心脑血管疾病、癌症、慢性呼吸系统疾病、糖尿病等慢性非传染性疾病导致的死亡人数占总死亡人数的88%，导致的疾病负担占疾病总负担的70%以上。居民健康知识知晓率偏低，吸烟、过量饮酒、缺乏锻炼、不合理膳食等不健康的生活方式比较普遍，由此引起的疾病问题日益突出。肝炎、结核病、艾滋病等重大传染病防控形势仍然严峻，精神卫生、职业健康、地方病等方面问题不容忽视。

坚持预防为主，把预防摆在更加突出的位置，为积极有效应对当前突出的健康问题，必须

关口前移，采取有效干预措施，细化落实《“健康中国2030”规划纲要》对普及健康生活、优化健康服务、建设健康环境等部署，聚焦当前和今后一段时期内影响人民健康的重大疾病和突出问题，实施疾病预防和健康促进的中长期行动，健全全社会落实预防为主的制度体系，持之以恒加以推进，努力使群众不生病、少生病，提高生活质量。以较低成本取得较高健康绩效的有效策略，是解决当前健康问题的现实途径，是落实健康中国战略的重要举措。

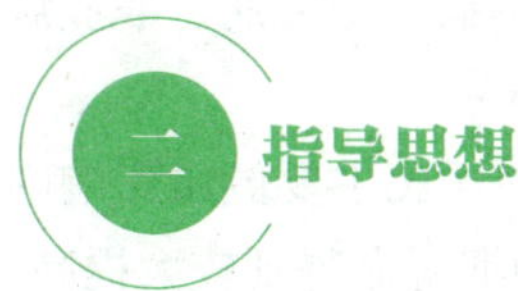

二 指导思想

以习近平新时代中国特色社会主义思想为指导，全面贯彻党的十九大和十九届二中、三中全会精神，坚持以人民为中心的发展思想，坚持改革创新，贯彻新时代卫生与健康工作方针，强化政府、社会、个人责任，加快推动卫生健康工作理念、服务方式从以治病为中心转变为以人民健康为中心，建立健全健康教育体系，普及健康知识，引导群众建立正确健康观，加强早期干预，形成有利于健康的生活方式、生态环境和社会环境，延长健康寿命，为全方位全周期保障人民健康、建设健康中国奠定坚实基础。

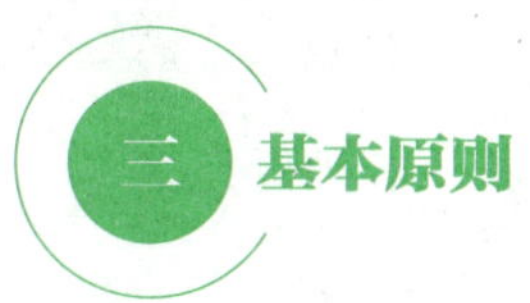

三 基本原则

（一）普及健康知识，提升素养

把提升健康素养作为增进全民健康的前提，根据不同人群特点有针对性地加强健康教育与促进，让健康知识、行为和技能成为全民普遍具备的素质和能力，实现健康素养人人有。

（二）参与健康行动，自主自律，健康生活

倡导每个人是自己健康第一责任人的理念，激发居民热爱健康、追求健康的热情，养成符合自身和家庭特点的健康生活方式，合理膳食、科学运动、戒烟限酒、心理平衡，实现健康生活少生病。

（三）提供健康服务，早期干预，完善服务

对主要健康问题及影响因素尽早采取有效干预措施，完善防治策略，推动健康服务供给侧结构性改革，提供系统连续的预防、治疗、康复、健康促进一体化服务，提升健康服务的公平性、可及性、有效性，加强医疗保障政策与健康服务的衔接，实现早诊早治早康复。

（四）延长健康寿命，全民参与，共建共享

强化跨部门协作，鼓励和引导单位、社区（村）、家庭和个人行动起来，形成政府积极主导、社会广泛动员、人人尽责尽力的良好局面，实现健康中国行动齐参与。

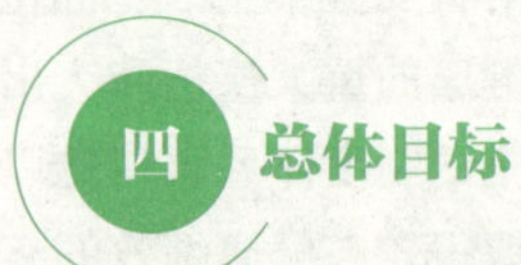

四 总体目标

到 2022 年，健康促进政策体系基本建立，全民健康素养水平稳步提高，健康生活方式加快推广，重大慢性病发病率上升趋势得到遏制，重点传染病、严重精神障碍、地方病、职业病得到有效防控，致残和死亡风险逐步降低，重点人群健康状况显著改善。

到 2030 年，全民健康素养水平大幅提升，健康生活方式基本普及，居民主要健康影响因素得到有效控制，因重大慢性病导致的过早死亡率明显降低，人均健康预期寿命得到较大提高，居民主要健康指标水平进入高收入国家行列，健康公平基本实现。

第二节 《健康中国行动（2019—2030 年）》的主要内容和指标

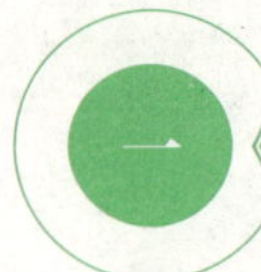

一 《健康中国行动（2019—2030 年）》的主要内容

《健康中国行动（2019—2030 年）》的主要内容见表 3－1。

表 3－1 《健康中国行动（2019—2030 年）》的主要内容

总指标	主要内容	
引言		
一、总体要求	（一）指导思想	
	（二）基本路径	
	（三）总体目标	
二、主要指标		
三、重大行动	（一）健康知识普及行动	（九）职业健康保护行动
	（二）合理膳食行动	（十）老年健康促进行动
	（三）全民健身行动	（十一）心脑血管疾病防治行动
	（四）控烟行动	（十二）癌症防治行动
	（五）心理健康促进行动	（十三）慢性呼吸系统疾病防治行动
	（六）健康环境促进行动	（十四）糖尿病防治行动
	（七）妇幼健康促进行动	（十五）传染病及地方病防控行动
	（八）中小学健康促进行动	

续表

总指标	主要内容
四、保障措施	（一）加强组织领导
	（二）开展监测评估
	（三）建立绩效考核评价机制
	（四）健全支撑体系
	（五）加强宣传引导

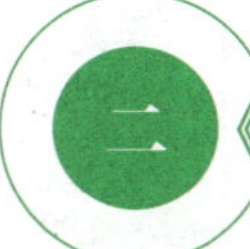

二 《健康中国行动（2019—2030 年）》的主要指标

《健康中国行动（2019—2030 年）》的主要指标见表 3-2。

表 3-2 《健康中国行动（2019—2030 年）》部分主要指标

领域	指标	基期水平	2022 年目标值	2030 年目标值	指标性质
（一）健康知识普及行动	居民健康素养水平 /%	14.18	≥ 22	≥ 30	预期性
（二）合理膳食行动	成人肥胖增长率 /%	2002—2012 年平均每年增长约 5.3%	持续减缓		预期性
	人均每日食盐摄入量 /g	2012 年为 10.5	≤ 5		倡导性
	人均每日添加糖摄入量 /g	30	≤ 25		倡导性
	蔬菜和水果每日摄入量 /g	2012 年为 296	≥ 500		倡导性
	每日摄入食物种类 / 种	—	≥ 12		倡导性
	成年人维持健康体重	2012 年 BMI 在正常范围内的比例为 52%	18.5 ≤ BMI < 24		倡导性
（三）全民健身行动	城乡居民达到《国民体质测定标准》合格以上的人数比例 /%	2014 年为 89.6	≥ 90.86	≥ 92.17	预期性
	经常参加体育锻炼人数比例 /%	2014 年为 33.9	≥ 37	≥ 40	预期性
	机关、企事业单位积极开展工间操				倡导性
	鼓励个人至少有 1 项运动爱好或掌握一项传统运动项目，参加至少 1 个健身组织，每天进行中等强度运动至少半小时				倡导性

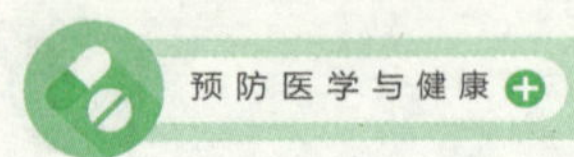

续表

领域	指标	基期水平	2022 年目标值	2030 年目标值	指标性质
（四）控烟行动	全面无烟法规保护的人口比例 /%	10 左右	≥ 30	≥ 80	预期性
	个人戒烟越早越好，什么时候都不晚。创建无烟家庭，保护家人免受二手烟危害				倡导性
	领导干部、医务人员和教师发挥在控烟方面的引领作用，鼓励企业、单位出台室内全面无烟政策，为员工营造无烟工作环境，为吸烟员工戒烟提供必要的帮助				倡导性
	建设无烟党政机关	—	基本实现	持续保持	约束性
（五）心理健康促进行动	居民心理健康素养水平 /%	12	20	30	预期性
	失眠现患率 /%	2016 年为 15	上升趋势减缓		预期性
	焦虑障碍患病率 /%	2014 年为 4.98	上升趋势减缓		预期性
	抑郁症患病率 /%	2014 年为 2.1	上升趋势减缓		预期性
	成人每日平均睡眠时间 /h	6.5	7~8		倡导性
（六）健康环境促进行动	居民环境与健康素养水平 /%	2018 年为 12.5	≥ 15	≥ 25	预期性
	积极实施垃圾分类并及时清理，将固体废弃物主动投放到相应的回收地点及设施中				倡导性
	防治室内空气污染，提倡简约绿色装饰，做好室内油烟排风，提高家居环境水平				倡导性
	提高自身健康防护意识和能力，学会识别常见的危险标识、化学品安全标签及环境保护图形标志				倡导性

注：1. 体重指数（BMI）：体重 / 身高的平方（体重单位为千克，身高单位为米），按照中国成人体重判定标准，体重指数≥ 28 即为肥胖。成人肥胖增长率指 18 岁及以上居民肥胖率的年均增长速度。2012 年与 2002 年相比，我国成人肥胖率上升了 67.6%。

2. 经常参加体育锻炼：每周参加体育锻炼频度 3 次及以上，每次体育锻炼持续时间 30 分钟及以上，每次体育锻炼的运动强度达到中等及以上。中等运动强度指在运动时心率达到最大心率的 64%~76% 的运动强度（最大心率等于 220 减去年龄）。

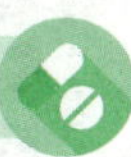

第三节 《健康中国行动（2019—2030年）》的主要任务

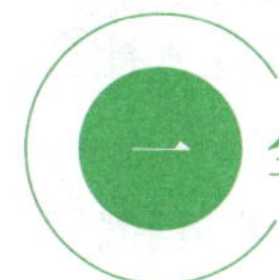

一 全方位干预健康影响因素

（一）实施健康知识普及行动

每个人是自己健康的第一责任人。世卫组织研究发现，个人行为与生活方式因素对健康的影响占到60%。本行动旨在帮助每个人学习、了解、掌握有关预防疾病、早期发现、紧急救援、及时就医、合理用药等维护健康的知识与技能，增强自我主动健康意识，不断提高健康管理能力。

维护健康需要掌握健康知识。面向家庭和个人普及预防疾病、早期发现、紧急救援、及时就医、合理用药等维护健康的知识与技能。建立并完善健康科普专家库和资源库，构建健康科普知识发布和传播机制。强化医疗卫生机构和医务人员开展健康促进与教育的激励约束。鼓励各级广播电台、电视台和其他媒体开办优质健康科普节目。到2022年和2030年，全国居民健康素养水平分别不低于22%和30%。

（二）实施合理膳食行动

合理膳食是健康的基础。研究结果显示，饮食风险因素导致的疾病负担占到15.9%，已成为影响人群健康的主要危险因素。本行动旨在对一般人群、超重和肥胖人群、贫血与消瘦等营养不良人群、孕妇和婴幼儿等特定人群，分别给出膳食指导建议，并提出政府和社会应采取的主要举措。

针对一般人群、特定人群和家庭，聚焦食堂、餐厅等场所，加强营养和膳食指导。鼓励全社会参与减盐、减油、减糖，研究完善盐、油、糖包装标准。修订预包装食品营养标签通则，推进食品营养标准体系建设。实施贫困地区重点人群营养干预。到2022年和2030年，成人肥胖增长率持续减缓，5岁以下儿童生长迟缓率分别低于7%和5%。

（三）实施全民健身行动

生命在于运动，运动需要科学。我国城乡居民经常参加体育锻炼的比例为33.9%，缺乏身体活动成为慢性病发生的主要原因之一。本行动主要对健康成年人、老年人、单纯性肥胖患者及以体力劳动为主的人群，分别给出身体活动指导建议，并提出政府和社会应采取的主要举措。

为不同人群提供针对性的运动健身方案或运动指导服务。努力打造百姓身边健身组织和“15分钟健身圈”。推进公共体育设施免费或低收费开放。推动形成体医结合的疾病管理和健康服务模式。把高校学生体质健康状况纳入对高校的考核评价。到2022年和2030年，城乡居民达到《国民体质测定标准》合格以上的人数比例分别不少于90.86%和92.17%，经常参加体育锻炼人数比例达到37%及以上和40%及以上。

（四）实施控烟行动

吸烟严重危害人民健康。根据世卫组织报告，每3名吸烟者中就有1名死于吸烟相关疾病，吸烟者的平均寿命比非吸烟者缩短10年。本行动针对烟草危害，提出了个人和家庭、社会、政府应采取的主要举措。

推动个人和家庭充分了解吸烟和二手烟暴露的严重危害。鼓励领导干部、医务人员和教师发挥控烟引领作用。把各级党政机关建设成无烟机关。研究利用税收、价格调节等综合手段，提高控烟成效。完善卷烟包装烟草危害警示内容和形式。到2022年和2030年，全面无烟法规保护的人口比例分别达到30%及以上和80%及以上。

（五）实施心理健康促进行动

心理健康是健康的重要组成部分。近年来，我国以抑郁障碍为主的心境障碍和焦虑障碍患病率呈上升趋势，抑郁症患病率为2.1%，焦虑障碍患病率达4.98%。本行动给出正确认识、识别、应对常见精神障碍和心理行为问题，特别是抑郁症、焦虑症的建议，并提出社会和政府应采取的主要举措。

通过心理健康教育、咨询、治疗、危机干预等方式，引导公众科学缓解压力，正确认识和应对常见精神障碍及心理行为问题。健全社会心理服务网络，加强心理健康人才培养。建立精神卫生综合管理机制，完善精神障碍社区康复服务。到2022年和2030年，居民心理健康素养水平提升到20%和30%，心理相关疾病发生的上升趋势减缓。

（六）实施健康环境促进行动

良好的环境是健康的保障。世卫组织研究发现，环境因素对健康的影响占到17%。爱国卫生运动是促进健康环境的有效手段。本行动主要针对影响健康的空气、水、土壤等自然环境问题，室内污染等家居环境风险，道路交通伤害等社会环境危险因素，分别给出健康防护和应对建议，并提出政府和社会应采取的主要举措。

向公众、家庭、单位（企业）普及环境与健康相关的防护和应对知识。推进大气、水、土壤污染防治。推进健康城市、健康村镇建设。建立环境与健康的调查、监测和风险评估制度。采取有效措施预防控制环境污染相关疾病、道路交通伤害、消费品质量安全事故等。到2022年和2030年，居民饮用水水质达标情况明显改善，并持续改善。

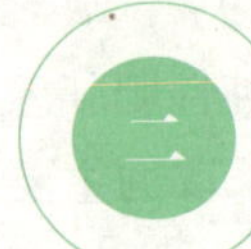

二 维护全生命周期健康

（一）实施妇幼健康促进行动

妇幼健康是全民健康的基础。我国出生缺陷多发，妇女“两癌”高发，严重影响妇幼的生存和生活质量，影响人口素质和家庭幸福。本行动主要针对婚前和孕前、孕期、新生儿和儿童

早期各阶段分别给出妇幼健康促进建议，并提出政府和社会应采取的主要举措。

孕产期和婴幼儿时期是生命的起点。针对婚前、孕前、孕期、儿童等阶段特点，积极引导家庭科学孕育和养育健康新生命，健全出生缺陷防治体系。加强儿童早期发展服务，完善婴幼儿照护服务和残疾儿童康复救助制度。促进生殖健康，推进农村妇女宫颈癌和乳腺癌检查。到2022年和2030年，婴儿死亡率分别控制在7.5‰及以下和5‰及以下，孕产妇死亡率分别下降到18/10万及以下和12/10万及以下。

（二）实施中小学健康促进行动

中小学生处于成长发育的关键阶段。我国各年龄阶段学生肥胖检出率持续上升，小学生、初中生、高中生视力不良检出率分别为36.0%、71.6%、81.0%。本行动给出健康行为与生活方式、疾病预防、心理健康、生长发育与青春期保健等知识与技能，并提出个人、家庭、学校、政府应采取的举措。

动员家庭、学校和社会共同维护中小学生身心健康。引导学生从小养成健康生活习惯，锻炼健康体魄，预防近视、肥胖等疾病。中小学校按规定开齐开足体育与健康课程。把学生体质健康状况纳入对学校的绩效考核，结合学生年龄特点，以多种方式对学生健康知识进行考试考查，将体育纳入高中学业水平测试。到2022年和2030年，国家学生体质健康标准达标优良率分别达到50%及以上和60%及以上，全国儿童青少年总体近视率力争每年降低0.5个百分点以上，新发近视率明显下降。

（三）实施职业健康保护行动

劳动者依法享有职业健康保护的权利。我国接触职业病危害因素的劳动者约2亿人，职业病危害因素已成为影响成年人健康的重要因素。本行动主要依据《中华人民共和国职业病防治法》和有关职业病预防控制指南，分别提出劳动者个人、用人单位、政府应采取的举措。

针对不同职业人群，倡导健康工作方式，落实用人单位主体责任和政府监管责任，预防和控制职业病危害。完善职业病防治法规标准体系。鼓励用人单位开展职工健康管理。加强尘肺病等职业病救治保障。到2022年和2030年，接尘工龄不足5年的劳动者新发尘肺病报告例数占年度报告总例数的比例实现明显下降，并持续下降。

（四）实施老年健康促进行动

老年人健康快乐是社会文明进步的重要标志。我国是世界上老年人口最多的国家。60岁及以上老年人口达2.49亿人，占总人口的17.9%。近1.8亿老年人患有慢性病。本行动针对老年人膳食营养、体育锻炼、定期体检、慢病管理、精神健康及用药安全等方面，给出个人和家庭行动建议，并分别提出促进老有所医、老有所养、老有所为的社会和政府主要举措。

面向老年人普及膳食营养、体育锻炼、定期体检、健康管理、心理健康及合理用药等知识。健全老年健康服务体系，完善居家和社区养老政策，推进医养结合，探索长期护理保险制度，打造老年宜居环境，实现健康老龄化。到2022年和2030年，65~74岁老年人失能发生率有所下降，65岁及以上人群老年期痴呆患病率增速下降。

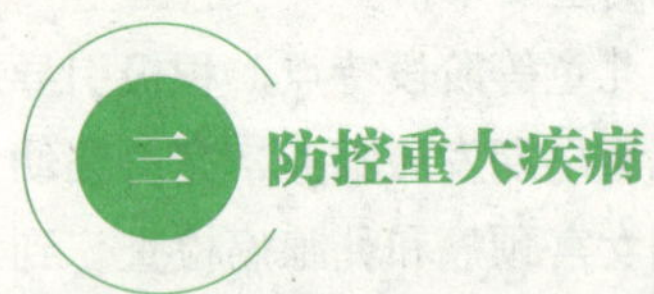

三 防控重大疾病

（一）实施心脑血管疾病防治行动

心脑血管疾病是我国居民第一位死亡原因。全国现有高血压患者 2.7 亿人、脑卒中患者 1 300 万人、冠心病患者 1 100 万人。高血压、血脂异常、糖尿病及肥胖、吸烟、缺乏体力活动、不健康饮食习惯等是心脑血管疾病主要的且可以改变的危险因素。本行动主要针对一般成年人、心脑血管疾病高危人群和患者，给出血压监测、血脂检测、自我健康管理、膳食、运动的建议，提出急性心肌梗死、脑卒中发病的自救措施，并提出社会和政府应采取的主要举措。

引导居民学习掌握心肺复苏等自救互救知识技能。对高危人群和患者开展生活方式指导。全面落实 35 岁以上人群首诊测血压制度，加强高血压、高血糖、血脂异常的规范管理。提高院前急救、静脉溶栓、动脉取栓等应急处置能力。到 2022 年和 2030 年，心脑血管疾病死亡率分别下降到 209.7/10 万及以下和 190.7/10 万及以下。

（二）实施癌症防治行动

癌症严重影响人民健康。目前，我国每年新发癌症病例约 380 万例，死亡约 229 万人，发病率及死亡率呈逐年上升趋势，已成为城市死因的第一位、农村死因的第二位。本行动主要针对癌症预防、早期筛查及早诊早治、规范化治疗、康复和膳食指导等方面，给出有关建议，并提出社会和政府应采取的主要举措。

倡导积极预防癌症，推进早筛查、早诊断、早治疗，降低癌症发病率和死亡率，提高患者生存质量。有序扩大癌症筛查范围，推广应用常见癌症诊疗规范，提升中西部地区及基层癌症诊疗能力。加强癌症防治科技攻关，加快临床急需药物审评审批。到 2022 年和 2030 年，总体癌症五年生存率分别不低于 43.3% 和 46.6%。

（三）实施慢性呼吸系统疾病防治行动

慢性呼吸系统疾病严重影响患者生活质量。慢性呼吸系统疾病以哮喘、慢性阻塞性肺疾病（慢阻肺）等为代表，患病率高，严重影响健康水平。我国 40 岁及以上人群慢阻肺疾病患病率为 13.6%，总患病人数近 1 亿人。本行动主要针对慢阻肺、哮喘的主要预防措施和膳食、运动等方面，给出指导建议，并提出社会和政府应采取的主要举措。

引导重点人群早期发现疾病，控制危险因素，预防疾病发生发展。探索高危人群首诊测量肺功能、40 岁及以上人群体检检测肺功能。加强慢阻肺患者健康管理，提高基层医疗卫生机构肺功能检查能力。到 2022 年和 2030 年，70 岁及以下人群慢性呼吸系统疾病死亡率下降到 9/10 万及以下和 8.1/10 万及以下。

（四）实施糖尿病防治行动

我国是糖尿病患病率增长最快的国家之一。目前糖尿病患者超过 9 700 万人，糖尿病前期

人群约 1.5 亿人。本行动主要针对糖尿病前期人群和糖尿病患者，给出识别标准、膳食和运动等生活方式指导建议及防治措施，并提出社会和政府应采取的主要举措。

提示居民关注血糖水平，引导糖尿病前期人群科学降低发病风险，指导糖尿病患者加强健康管理，延迟或预防糖尿病的发生发展。加强对糖尿病患者和高危人群的健康管理，促进基层糖尿病及并发症筛查标准化和诊疗规范化。到 2022 年和 2030 年，糖尿病患者规范管理率分别达到 60% 及以上和 70% 及以上。

（五）实施传染病及地方病防控行动

传染病和地方病是重大公共卫生问题。传染病、地方病严重威胁人民健康。我国现有约 2 800 万例慢性乙型肝炎患者，每年约 90 万例新发结核病患者，且地方病、部分寄生虫病防治形势依然严峻。本行动针对艾滋病、病毒性肝炎、结核病、流感、寄生虫病、地方病，分别提出了个人、社会和政府应采取的主要举措。

引导居民提高自我防范意识，讲究个人卫生，预防疾病。充分认识疫苗对预防疾病的重要作用。倡导高危人群在流感流行季节前接种流感疫苗。加强艾滋病、病毒性肝炎、结核病等重大传染病防控，努力控制和降低传染病流行水平。强化寄生虫病、饮水型燃煤型氟砷中毒、大骨节病、氟骨症等地方病防治，控制和消除重点地方病。到 2022 年和 2030 年，以乡（镇、街道）为单位，适龄儿童免疫规划疫苗接种率保持在 90% 以上。

课外实践练习

1. 请谈谈对“每个人是自己健康的第一责任人”的认识和应采取的行动。
2. 如何全方位干预健康影响因素？

第四章 预防医学与传染病防控

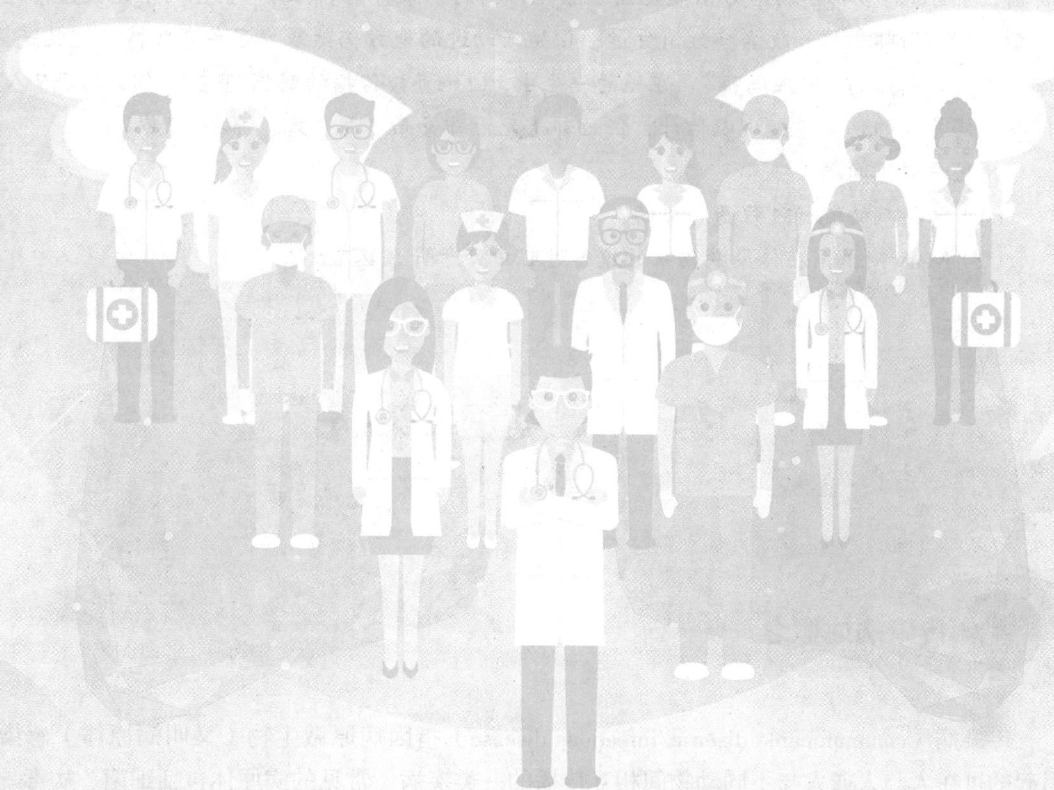

学习目标

知识目标

（1）掌握传染病的概念、种类、流行的3个环节。

（2）掌握传染病预防控制策略。

能力目标

（1）学会传染病的预防控制措施。

（2）实际应用传染病的预防控制措施。

思政目标

（1）增强大学生对传染病防控的意识和能力。

（2）促进大学生成为传染病防控和健康中国行动的践行者。

思政导学

1900年，在美国纽约有一位受欢迎的女厨师Mary Mallon，她看起来非常健康，由于厨艺好而辗转于不同的家庭为人们烹调美食。在她被雇用后，她服务的家庭前后出现了53例伤寒患者。经过调查，专家Soper锁定了Mary，但当时社会对健康带菌者并没有概念，Mary自认为健康而拒绝配合检查。Soper千辛万苦终于通过Mary的粪便检查出其体内携带有伤寒杆菌，对她进行多年药物治疗依然无法祛除她体内的伤寒杆菌。1907—1910年，她被监禁过、被禁止从事厨师工作、改名换姓消失过，但她活动过的地方仍然暴发了伤寒疫情。这就是医学史上大名鼎鼎的“伤寒玛丽”。在她的一生中，由她直接传播的病例超过50例，死亡7人，间接传播导致的伤寒感染难以估计，但她却是死于肺炎而不是伤寒，享年69岁。

请思考以下问题。

（1）传染病的流行过程是怎样的？

（2）Mary Mallon在传染病伤寒的流行过程中处于什么环节？

第一节　初识传染病

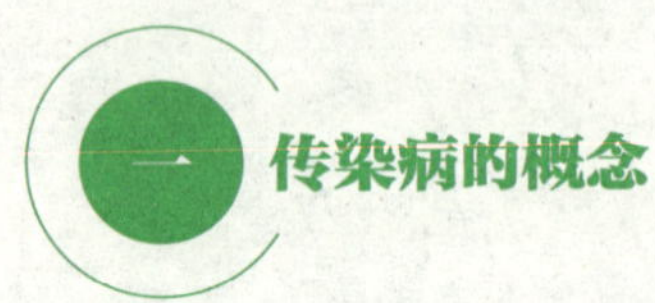

一　传染病的概念

传染病（communicable disease/infectious disease）指因病原微生物（又叫病原体）感染而引起的可在人与人或人与不同动物间相互传播的一类疾病。常见的病原体包括细菌、病毒、寄生虫等。引起传染病的可以是病原体本身或是病原体特异的毒性代谢产物。传播的媒介多种多

样，如宿主动物、宿主植物、物理环境（空气、水）等。

传染病在人类历史进程中曾无数次威胁人类健康和寿命，随着近年来社会经济和科学的发展，传染病的发病率和死亡率在全球范围内已明显下降。在预防医学中常用疾病负担指标——伤残调整寿命年（disability-adjusted life year，DALY）来衡量疾病带给人体的早死与残疾的危害，包括因早死所致的寿命损失年（years of life lost，YLL）和疾病所致伤残引起的健康寿命损失年（years lost due to disability，YLD）两方面指标。在 2005—2019 年的相关数据中，给人群健康带来危害的前十大原因变化明显（见表 4-1）。近年来，传染病的危害已有所下降，但传染病从未远离，全球公共卫生任重道远。

表 4-1　2005 年、2015 年和 2019 年全球 YLL 的前十大原因

序号	2005 年（YLL）	2015 年（YLL）	2019 年（DALY）
1	缺血性心脏病	缺血性心脏病	新生儿疾病
2	下呼吸道感染	脑血管疾病	缺血性心脏病
3	脑血管疾病	下呼吸道感染	中风
4	HIV/AIDS	新生儿早产综合征	下呼吸道感染
5	新生儿早产综合征	腹泻病	腹泻病
6	腹泻病	新生儿脑病	道路伤害
7	疟疾	HIV/AIDS	慢性阻塞性肺疾病
8	新生儿脑病	道路伤害	糖尿病
9	道路伤害	疟疾	结核病
10	慢性阻塞性肺疾病	慢性阻塞性肺疾病	先天性异常

资料来源：人民卫生出版社《流行病学（第 8 版）》和世卫组织官网。

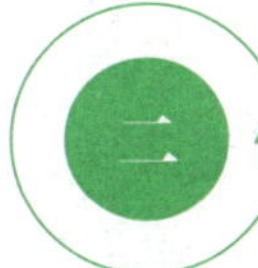

二 传染病的发生条件和流行过程

（一）传染病的发生条件

传染病发生的 2 个最重要的条件是病原体和宿主，其发生、发展和传播均是病原体、宿主和外界环境之间相互作用的结果，又叫传染过程（infectious process）。

1．病原体

病原体（pathogen）指所有可引起宿主发生疾病的生物，一般包括细菌、病毒、真菌、寄

生虫、支原体、衣原体、立克次体、螺旋体及朊粒等各种形态的生物。

病原体对宿主是否有致病作用取决于：①病原体的传染力（又叫侵袭力），即病原体入侵机体后生存繁殖能力和引起感染的能力，如天花、麻疹病毒具有非常强的传染力，而麻风杆菌、结核杆菌相对来说传染力较弱；②病原体的致病力，它取决于病原体的繁殖速度、致损伤程度和是否产生特异性毒素等因素；③病原体的毒力，在流行病学上指引起疾病的严重程度；④病原体入侵的数量和途径；⑤宿主的免疫力和体质。

2. 宿主

宿主（host）指在自然条件下受病原体侵染寄生的人或动物。宿主的免疫力状态影响被侵染后的转归，在机体免疫良好时，病原体入侵困难或入侵后在宿主体内难以繁殖，不足以引起临床症状；相反，若机体免疫力低下，则引发感染和临床症状的可能性大大增加。

通常情况下，人体的免疫防御机制有：①皮肤黏膜的屏障作用；②体液杀菌物质和吞噬细胞的非特异性防御功能，体液中有补体、溶菌酶、防御素、细胞因子等可发挥作用；③体液免疫和细胞免疫的特异性免疫防御作用，B细胞介导的体液免疫主要通过产生各种特异性抗体来发挥作用，T细胞介导的细胞免疫通过细胞杀伤作用来清除病原体，两种特异性免疫均可产生记忆性，这是机体获得免疫力的重要途径。

另外，宿主的遗传易感性对传染病的发生也有不可忽视的影响力，宿主个体机体中对某传染病的易感基因是否应答影响着个体传染病的发生发展，麻风病、艾滋病、肝炎等多种传染病易感基因已陆续被发现。

（二）传染病的流行过程

传染病的流行过程（epidemic process）指病原体在人群中从传染源开始经过特定的传播途径，接触易感者并侵入引起新的感染，继而不断发生发展和转归的过程。传染病的流行常在传染源、传播途径和易感人群3个基本环节并存的情况下发生，任何一个环节被切断，流行即终止。传染病流行发生时的自然和社会因素也影响着流行态势。

1. 传染源

传染源（source of infection）指体内有致病性病原体生长繁殖，并可排出病原体的人与动物，包括传染病患者、病原携带者和受感染动物。

传染病患者是传染病流行的最重要传染源，因患者体内存在大量病原体，且患者的临床症状有利于病原体排出，如流行性感冒患者的咳嗽、打喷嚏均可排出大量流感病毒，进而病毒接触到易感人群增加人群感染的机会。传染病患者排出病原体的整个时期，称为传染期（communicable period）。传染期的时间会影响传染病的流行特征，传染期短则续发病例常成组出现，传染期长易导致传染病流行持续时间延长。传染期的时间是决定患者隔离期限的重要依据。传染期可分为潜伏期、临床症状期和恢复期（见表4-2）。其中，患者处于临床症状期时，应采取有效隔离措施并积极治疗；患者处于潜伏期和恢复期时，不同病原体引发的传染病及不同个体间存在差异，可能存在传染性，应根据实际情况采取防控措施。

表 4-2 传染病的传染期分期

分期	特征	传染性
潜伏期	病原体感染机体到最早临床症状出现之间的时段，不同传染病的潜伏期长短不一	有些病原携带者在潜伏期末会排出病原体，可具传染性
临床症状期	患者出现相关的临床症状和体征，病原体大量繁殖和排出	传染性最强
恢复期	患者临床症状消退，机体处于恢复过程，开始产生免疫力	一般无传染性，但有些传染病患者在此阶段或更长时间内仍有传染性

需说明的是，传染病潜伏期的长短对公共卫生防控有着重要意义，根据潜伏期长短可以判断传染病患者被感染的时间，推测传染源和传播途径；确定接触者的留验、检疫和医学观察的期限；确定免疫接种时间；评价防控措施的实施效果，如经一定的防控措施后，经过一个潜伏期发现患者数量有明显减少，则可认为所采取的措施可能有效。

病原携带者（carrier）指接触并感染了病原体不表现出相关临床症状但能排出病原体的个体。不同类型的病原携带者与排出病原体数量、持续时间、携带者的职业、行为、生活环境、活动轨迹和卫生措施等因素决定了病原携带者作为传染源的危害性。历史上著名的“伤寒玛丽”事件提示我们，在饮食服务、供水、托幼机构等领域的工作人员一旦成为病原携带者将严重威胁人群健康。

受感染动物传播也可以引起人类的传染病流行。在脊椎动物与人类之间可以自然传播的疾病和感染称为人兽共患病（zoonosis）（见表 4-3）。

表 4-3 人兽共患病的类型

类型	特点	实例
以动物为主的人兽共患病	主要在动物间传播 在一定条件下可传给人 人与人之间一般不传播	狂犬病、森林脑炎、钩端螺旋体病
以人为主的人兽共患病	主要在人群中传播，偶尔感染动物	人型结核、阿米巴痢疾
人和动物并重的人兽共患病	人与动物间可相互传染	血吸虫病
真性人兽共患病	病原体的生活史必须在人和动物体内协同完成，缺一不可	牛绦虫病、猪绦虫病

动物源性传染病在人群中常呈散发形式，但也可转变成人传人模式，改变传播模式；另外，此类传染病存在较明显的地区分布和严格的季节性。

2．传播途径

传播途径（route of transmission）指病原体从传染源体内排出后，侵入下一个易感宿主前，在外环境所经历的全过程。一种传染病的传播途径可有 1 种或多种。若病原体通过传播媒介（如空气、水或虫媒）传播称为水平传播（horizontal transmission）；若病原体通过母体传递给子代（胚胎）则称为垂直传播（vertical transmission）。

（1）空气传播（air-borne transmission）。该种方式通常是呼吸道传染病（如流行性感冒等）的主要传播方式，包括飞沫、飞沫核和尘埃传播。其中，飞沫核指飞沫在空气中失去水分后剩下的蛋白质和病原体，可以气溶胶的形式在空气中存留较长时间，可实现远距离传播。飞沫核传播即是气溶胶传播。经空气传播的传染病由于传播途径简单，一般传播范围广且发病率高；人口拥挤时或冬春季节高发；如果发生在未免疫预防的人群中，则发病呈周期性。

（2）水传播（water-borne transmission）。该种方式一般是肠道传染病和某些寄生虫病实现传播的途径，如霍乱、血吸虫病等，包括经饮用水和疫水接触传播。

（3）食物传播（food-borne transmission）。该种方式是肠道传染病、某些寄生虫病和个别呼吸道传染病的传播方式，如甲型肝炎。

（4）接触传播（contact transmission）。该种方式包括直接接触传播（如性传播疾病）和间接接触传播。直接接触传播，如艾滋病病毒可通过体液传播。间接接触传播的关键是易感者接触了被污染的物品，除了一般物品如毛巾、餐具、公共设施等之外，最重要的是手的污染。卫生条件影响发病情况。

（5）虫媒传播（vector-borne transmission）。该种方式指经蚊、蝇、蜱、螨、跳蚤等节肢动物的机械携带或吸血叮咬来传播疾病的传播方式，如疟疾、登革热等。

（6）土壤传播（soil-borne transmission）。由于传染源的排泄物、分泌物、尸体可直接或间接污染土壤，从而易感者可在接触被污染的土壤后造成传染病流行。常见的有一些肠道寄生虫病，如蛔虫病、钩虫病等，以及有芽孢的细菌性疾病，如炭疽、破伤风等。

（7）医源性传播（iatrogenic transmission）。该种方式指在医疗或预防工作中，由于操作不严谨或管理不规范，人为造成传染病的传播，包括：①医疗器械污染引起易感者感染并传播；②输血、药品或生物制剂污染引起的传播。

（8）垂直传播（vertical transmission）。该种方式指发生在妊娠期和分娩过程中，由母体将病原体向子代传播的方式，包括：①经胎盘传播，如艾滋病病毒、风疹病毒、乙型肝炎病毒等病原体可经胎盘血液感染胎儿；②上行性感染，如单纯疱疹病毒、白色念珠菌等病原体可通过妊娠母体阴道上行到达胎盘感染胎儿；③分娩时传播，如产道严重感染了淋球菌、疱疹病毒等病原体的情况下，可在分娩时感染通过产道的胎儿。

3. 易感人群

对某种传染病缺乏免疫力的确定人群，即为易感人群。以人群为一个整体时，人群的易感程度即为人群易感性（herd susceptibility）。一般按某人群中易感个体所占的比例来衡量人群易感性。在人群中易感者所占比例越高，人群易感性越高，则疾病更容易发生或传播。人群易感性可由一些特定因素的变化而变化，如新生儿增加、易感人口迁入、免疫人口减少、新型病原体出现及病原体变异都可使人群易感性增高，传染病防疫难度加大；而预防接种和传染病的流

行可降低人群易感性。传染病流行为人群带来的病后或感染后免疫力的强弱和持续时间因病种而异。

人群易感性对传染病流行的影响十分重要，当传染病流行的其他影响因素不变的前提下，人群易感性越高则传染病更容易发生和流行；相反，若人群中具有免疫力的个体足够多时，这些个体不易感染或不参与病原体的传播，潜在地中断病原体的传播链，对该群体中的易感人群起到“免疫屏障”的保护作用，对人群健康是有利的。

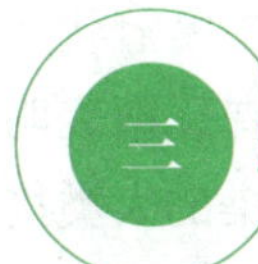

三 影响传染病流行过程的因素

传染源、传播途径和易感人群是传染病流行的 3 个必备环节，缺一不可。而这 3 个环节又受到自然和社会诸多因素的影响。

（一）自然因素

在各种自然因素中，气候和地理因素是影响传染病流行的最主要自然因素。例如，由于全球气候变暖带来的“厄尔尼诺”现象引起地球气候带转移，进而导致局限于不同气候带的传染病蔓延。伊蚊作为登革热的传播媒介，由于全球气候变暖，其生活环境突破海拔 1 000 m，这意味着登革热病毒也可能向海拔 1 000 m 以上的范围扩散。自然因素不仅通过影响动物传染源而使一些传染病呈现地方性和季节性的特点，还通过影响人类的生活习惯和机体抵抗力等而改变传染病的流行特征。例如，炎热天气使人们更多地进食生冷食物，从而肠道传染病发生机会增加。

（二）社会因素

社会因素泛指人类的一切活动，包括人的居住环境、生活方式、卫生条件和习惯、生产和生活条件、医疗卫生供应、人口流动、风俗习惯、宗教信仰和社会环境动荡等。相对来说，社会因素对传染病过程的影响比自然因素产生的影响更大。①由于抗生素和杀虫剂的滥用使病原体和媒介动物产生耐药性，致使生活环境中的蚊虫耐药性提高，灭虫效果变差导致疟疾、登革热、黄热病等传染病控制难度加大；②城市化的社会进程中，伴随人口的高度集中，人口拥挤伴随资源分配、卫生设施、医疗储力等多方面的巨大挑战，在饮食卫生和免疫力缺乏保障时，各种传染病都伺机而动；③战争、社会动乱、难民潮、经济危机都在不同环节加速了传染病的传播和蔓延，有些国家和公众对待疫情的观念缺乏科学性，有的国家甚至出现日增超 30 万例确诊病例的严峻形势；④全球旅游业发展、航运增速也加快了传染病的全球蔓延；⑤环境污染、生态破坏、森林砍伐等影响生态平衡的行为导致了传染病的发生和传播；⑥人们的饮食陋习近年来频频诱发传染病的暴发流行，如捕食野生动物、生食习惯等。

第二节　认识新型冠状病毒肺炎

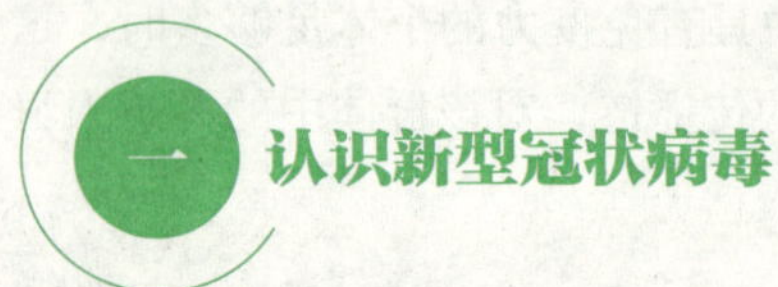

一　认识新型冠状病毒

新型冠状病毒（2019 novel coronavirus, 2019-nCoV, 以下简称新冠病毒）属于 β 属冠状病毒，是一类具有包膜的线性单股正链RNA病毒。主要通过人际传播途径传播，但有证据表明人与动物之间也有传播。某些动物，如水貂、狗、家猫、狮子、老虎和狸在与受感染的人类接触后，新冠病毒检测呈阳性。

新冠病毒在不同介质上的存活能力不同（见图4-1），对紫外线和热敏感，56 ℃加热30 min可灭活，乙醚、75%乙醇、含氯消毒剂、过氧乙酸和氯仿等脂溶剂均可有效灭活病毒。

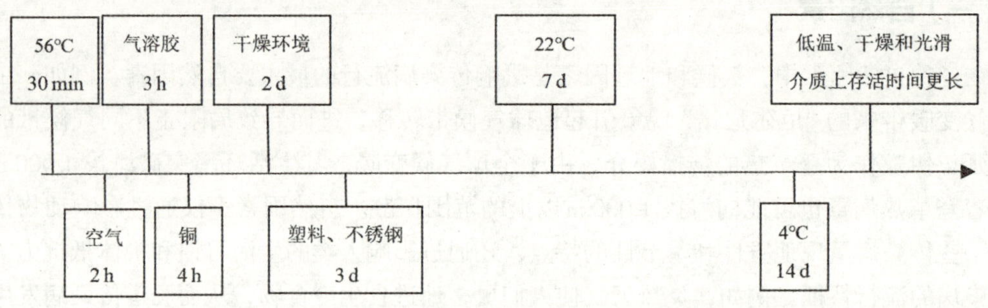

图4-1　新冠病毒在不同介质上的存活时长

目前，新冠病毒出现大量变异株，引起流行的主要包括英国的B.1.1.7变体、南非的B.1.351变体、巴西的P.1变体和印度的B.1.617变体、印度“德尔塔+”（Delta-plus）变异株、南非的奥密克戎变异株等。

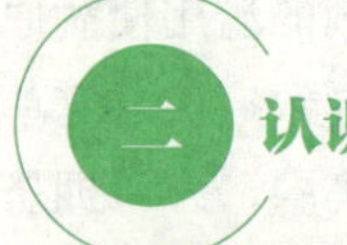

二　认识新型冠状病毒肺炎

新型冠状病毒肺炎（corona virus disease 2019, COVID-19，以下简称新冠肺炎）指机体感染新型冠状病毒后引起的以肺炎病理特征为主的传染性疾病，属于乙类传染病，实行甲类管理（见本章第五节）。新冠肺炎的确诊以新冠病毒核酸检测阳性为依据，结合临床表现及流行病学史进行综合诊断。

新冠肺炎最常见的症状有发热、干咳、疲劳；不典型症状有嗅觉受损、鼻塞、结膜炎、咽痛、头痛、肌肉或关节疼痛、不同类型的皮疹、恶心或呕吐、腹泻、寒战或头晕；重症患者会出现呼吸急促或呼吸困难、食欲不振、持续疼痛或胸部压力、高热（高于38 ℃）；偶发症状包括神经兴奋症状、意识混乱、意识下降（有时与癫痫发作有关）、焦虑、抑郁、睡眠障碍。若患者合并有其他慢性疾病如高血压、慢性阻塞性肺疾病等则更容易出现严重症状。

新冠肺炎大多数患者具有胸部CT呈毛玻璃样阴影等肺炎影像学病理改变，并发症包括急性呼吸窘迫综合征、急性心脏损伤和继发感染。

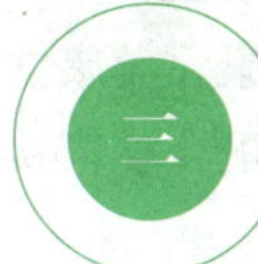

三 新型冠状病毒肺炎流行过程

（一）传染源

目前，新冠病毒已在全球多种动物身上检测到，包括养殖动物，如水貂、猫、狗、雪貂，以及动物园的老虎、狮子、大猩猩、美洲狮、水獭等，也有国家在鼠类以及野生白尾鹿身上检测到新冠病毒。动物间可能发生传播，风险尚不可知，人畜间的传播及机制目前尚无定论。引起人间新冠肺炎流行的传染源确定的有人的确诊病例和无症状感染者。

（二）传播途径

根据《新型冠状病毒肺炎防控方案（第八版）》，新冠肺炎的主要传播途径为经呼吸道飞沫和密切接触传播，接触病毒污染的物品也可造成感染，在相对封闭的环境中暴露于高浓度气溶胶情况下存在经气溶胶传播的可能；由于在粪便、尿液中可分离到新冠病毒，应当注意新冠病毒对环境污染可能造成接触传播或气溶胶传播。

（三）易感性

新冠肺炎是一种新发传染病，人群没有免疫力，普遍易感。

1. 普遍易感人群

从全国患者的年龄分布来看，各年龄段人群均对新冠病毒没有抵抗性，只要满足传播条件就可能感染，老年人和患有哮喘、糖尿病、心脏病等基础疾病的人感染的风险可能增加。

2. 高危人群

新冠肺炎患者或无症状感染者的密切接触者是新冠病毒感染的高危人群。医护人员和患者家属在治疗、护理、陪护、探望患者时，同患者近距离接触次数多，感染风险高。

（四）流行特征

基于目前的流行病学调查和研究结果，《新型冠状病毒肺炎防控方案（第八版）》提出新冠肺炎潜伏期为1~14天，多为3~7天；发病前1~2天和发病初期的传染性相对较强。

新冠病毒在流行过程中基因组不断发生变异，目前研究提示部分变异病毒传播力增高，其潜在致病力和对疫苗效果的影响有待进一步研究。

（五）生活防疫措施

减少暴露风险，降低疾病传播，最重要的是公民在生活中要遵守相应的行为准则：①勤洗手。②科学戴口罩。③注意咳嗽礼仪，咳嗽和打喷嚏时，用纸巾捂住口鼻，无纸巾时用手肘代替，注意纸巾不要乱丢。④少聚集。⑤文明用餐，不混用餐具，夹菜用公筷，敬酒不闹酒，尽量分餐食，食堂就餐时，尽量自备餐具。⑥遵守 1 m线，排队、付款、交谈、运动、参观时，要保持 1 m以上社交距离。⑦室内常通风。⑧做好环境和物品的清洁消毒，保持厕所卫生。⑨养成健康的生活方式，如加强身体锻炼、坚持作息规律、保证睡眠充足、保持心态健康、健康饮食、戒烟限酒等。⑩有症状时及时就医。⑪响应国家新冠病毒疫苗接种政策，积极配合疫苗接种，保护个人健康。

（六）新冠病毒疫苗种类及安全性

根据技术路线分类，新冠病毒疫苗现阶段包括 3 种：①灭活疫苗，其原理是使用非洲绿猴肾（Vero）细胞进行病毒培养扩增，经 β 丙内酯灭活病毒，保留抗原成分以诱导机体产生免疫应答，并加用氢氧化铝佐剂以提高免疫原性；②腺病毒载体疫苗，其原理是将新冠病毒的刺突糖蛋白（S蛋白）基因重组到复制缺陷型的人 5 型腺病毒基因内，基因重组腺病毒在体内表达新冠病毒S蛋白抗原，诱导机体产生免疫应答；③重组亚单位疫苗，其原理是将新冠病毒S蛋白受体结合区（receptor-binding domain，RBD）基因重组到中国仓鼠卵巢（Chinese hamsters ovary，CHO）细胞基因内，在体外表达形成RBD二聚体，并加用氢氧化铝佐剂以提高免疫原性。

此次全国大规模接种新冠病毒疫苗过程中，由新冠病毒疫苗引起的疫苗不良反应主要包括因疫苗本身特性引起的接种后一般反应及异常反应。一般反应主要指一过性、轻微的机体反应，如注射部位疼痛、红肿、硬结以及发热、乏力、倦怠、食欲不振或轻微皮疹等，一般注射后 2~3 天可自愈，或对症处理后可痊愈；异常反应主要指合格的疫苗在实施规范接种过程中或接种后造成机体组织器官、功能损害，相关各方均无过错的药品不良反应，如严重过敏反应。

第三节　艾滋病

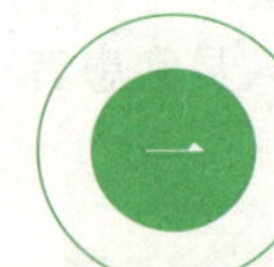

一　认识人类免疫缺陷病毒

人类免疫缺陷病毒（human immunodeficiency virus，HIV）于 1983 年首次被法国病毒学家分离并命名，为反转录病毒科慢病毒属中的人类慢病毒组的单链RNA病毒，是艾滋病的病原体。HIV分为 2 个类型：HIV-1 型和HIV-2 型。在全球流行的类型为HIV-1 型，有 13 种亚型。HIV-2 型有 7 种亚型，传播范围局限于西非和西欧地区，少量出现在北美地区。我国主要流行的病毒株为HIV-1 型。

HIV抵抗力弱。常用消毒剂基本可以灭活HIV，如 0.5%次氯酸钠溶液、5%甲醛溶液、2%戊二醛溶液、0.5%过氧乙酸溶液、70%乙醇等，含氯石灰也可灭活HIV。HIV对热敏感，加热至 56 ℃维持 30 min可使HIV失去体外感染性，煮沸 100 ℃作用 20 min可完全灭活。冷冻血制品须加热至 68 ℃作用 72 h才能将其灭活。0.1%甲醛溶液、紫外线、γ 射线不能灭活HIV。

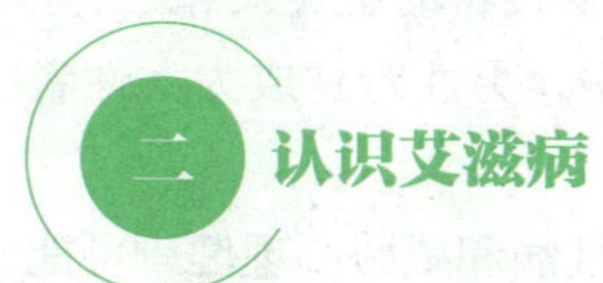

二　认识艾滋病

艾滋病，又称获得性免疫缺陷综合征（acquired immunodeficiency syndrome，AIDS），是由HIV感染引起的机体免疫细胞和（或）功能受损、缺陷，导致并发各种致死性机会性感染或恶性肿瘤的一种慢性传染病。HIV主要损害$CD4^+$细胞（T淋巴细胞、单核-巨噬细胞、树突状细胞等），使机体的免疫机制逐步衰退。AIDS传播迅速，病程缓慢、病死率高。经过医学界长期努力，艾滋病防治领域有了巨大的突破，艾滋病患者不仅可以有效延长寿命，提高生活质量，部分患者还可以在严谨的措施下结婚生子；而意外暴露于感染风险下时，也有十分高效的暴露后预防（post-exposure prophylaxis, PEP）技术，有助于减少艾滋病的感染与传播。

（一）临床分期

艾滋病潜伏期在几个月到15年之间，平均9年，我国将艾滋病分为急性期、无症状期和艾滋病期（见表4-4）。艾滋病病死率高，患者平均存活12~18个月。合并卡波西肉瘤和肺孢子菌肺炎病死率最高，病程1年者病死率为50%，病程3年者为80%，病程5年者几乎可达100%。

表4-4　艾滋病临床分期及特点

临床分期	特点
急性期（初次感染的2~4周）	主要症状：HIV病毒血症+免疫系统急性损伤+$CD4^+$细胞一过性减少+HIV-RNA和P24抗原阳性 发热最常见，伴有头痛、盗汗、恶心、呕吐、腹泻、咽痛、淋巴结肿大、神经症状等；2~3周后症状可自行消退，转入无症状期
无症状期	HIV-1型感染者此期可长达数年。急性感染后3~6个月$CD4^+$细胞数量慢慢回升，以后逐渐减少 HIV抗体阳性，症状轻微，伴无痛性淋巴结肿大，有传染性
艾滋病期	AIDS相关综合征期（ARC期）：HIV大量复制，持续1个月以上的发热、盗汗、腹泻、全身淋巴结肿大；体重减轻10%以上；出现神经精神症状，包括记忆力减退、精神淡漠、性格改变、头痛、癫痫、痴呆
	免疫缺损期：机会性感染+恶性肿瘤 ①机会性感染：真菌感染——肺孢子菌、新型隐球菌、白色念珠菌等；细菌感染——结核杆菌、李斯特菌等；病毒感染——巨细胞病毒、单纯疱疹病毒、带状疱疹病毒等；原虫感染——隐孢子虫、弓形虫等 ②恶性肿瘤：卡波西肉瘤、恶性淋巴瘤、Burkitt淋巴瘤、HPV所致生殖道恶性肿瘤等

（二）相关名词说明

男男性行为者（men who have sex with men，MSM）指与同性发生性行为的男性。可分为男性同性恋者、双性恋者和异性恋者。其中，男性同性恋者是艾滋病高风险人群，双性恋MSM通常与男性和女性都发生性行为，在艾滋病传播中起到桥梁作用。男男性行为者每100人中约有 8 人感染艾滋病病毒，具有很高的感染风险。我国MSM人群是艾滋病侵害的主要人群之一。

跨性别人群指生理性别和心理性别认同或表现不一致的人。其中，男性跨越成为女性者（transwomen）具有男性生理特征且可能发生肛交性行为。

不安全性行为指在没有采取安全措施的情况下发生的、存在感染性病和威胁心理健康可能性的性行为。艾滋病感染风险较大的不安全性行为包括没有保护的男性同性性行为、非固定性伴性行为、有偿性行为、多性伴性行为、群交等。不安全性行为是导致艾滋病性传播的主要原因。

窗口期指感染者在感染初期出现HIV抗体阴性的阶段，此时无法检测出HIV抗体，需要过一段时间才能检测到HIV抗体，一般维持 2~12 周。一般要求在高危行为发生后的第四周、第八周、第十二周和第六个月时，对HIV抗体进行检测。若第六个月后抗体初筛检测仍为阴性，基本可排除艾滋病病毒感染。

（三）流行状况

根据联合国艾滋病规划署公布的数据，截至 2019 年，全世界艾滋病病毒感染者的数量高达 3 800 万人，其中，170 万人为新发感染者，69 万人死于与艾滋病有关的疾病。

根据国家卫生健康委员会报告，2019 年我国艾滋病死亡人数达到 20 999 人，发病率为 5.098 6/10 万，死亡率为 1.503 6/10 万，艾滋病死亡人数占传染病总死亡人数的比例约为 83%。2018 年我国存活艾滋病感染者约 125 万人。截至 2018 年 9 月底，全国报告存活感染者 85 万人，死亡 26.2 万人。每年新发感染者 8 万人左右。全人群感染率约为 9/1 万，参照国际标准，与其他国家相比，我国艾滋病疫情处于低流行水平，但疫情分布不平衡。性传播是主要传播途径，2017 年报告感染者中异性性传播为 69.6%，男性同性性传播为 25.5%。

在不同人群中，每年新报告 HIV 感染者中，经异性性传播的比例从 2011 年的 46.5% 上升到 2015 年的 66.5%；男性同性性传播占HIV感染比例不断增加，我国MSM人群HIV感染率从 2006 年的 3%上升到 2015 年的 8%。

低档女性性服务者HIV 感染率高达 4.7%，安全套使用率仅为 50%。由于该人群文化程度低、经济状况差、自我防护意识低、人群活动隐蔽性强，具有难发现、难接近、难干预等诸多难点，针对该人群的干预实施难度大。

另外，我国 15~24 岁青年人群和老年人的HIV感染率存在上升趋势。

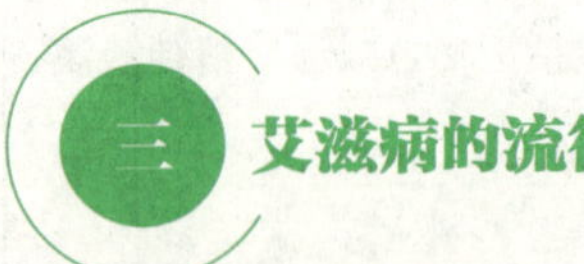

三 艾滋病的流行过程

（一）传染源

艾滋病的传染源是HIV感染者和AIDS患者。HIV抗体或抗原阳性的无症状感染者及窗口期患者也是重要的传染源。

（二）传播途径

艾滋病的传播途径主要是性接触传播、血液传播和母婴传播。HIV存在于血液、精液、阴道分泌物、乳汁等体液中。HIV不会通过日常生活接触、水、食物和昆虫叮咬传播。

1. 性接触传播

性接触传播是最主要的传播途径，包括无保护性交、多性伴、男男性行为等高危性行为，主要发生于包括同性恋和异性恋的性行为活跃人群。近年来，我国新诊断报告艾滋病感染者中95%以上通过性途径感染，异性传播约占70%。精液含病毒量远高于阴道分泌物，合并其他感染或有皮肤黏膜破损更容易被感染。

2. 血液传播

通过含有HIV的血液或血制品、骨髓或器官移植，或使用被污染的注射器、针头、手术器械等均可能传播HIV；静脉吸毒人群更容易发生HIV感染。

3. 母婴传播

携带HIV或已患有AIDS的孕妇可通过胎盘、产道、哺乳等途径传播。HIV阳性的孕妇可采取抗逆转录治疗降低母婴传播。

4. 其他传播途径

其他传播途径包括理发、美容、文身、打耳洞、修脚等器具未消毒，共用剃须刀及牙刷、意外暴露、外伤导致血液交叉感染等。

（三）易感人群

HIV对人群普遍易感，出现高危性行为时更容易发生。高危人群包括男男性行为者、性关系混乱人群、静脉药瘾人群、性工作者、医务工作岗位高暴露风险人群等。在患有梅毒、淋病等性传染性疾病及吸毒等危险前提下，艾滋病感染的风险增加。

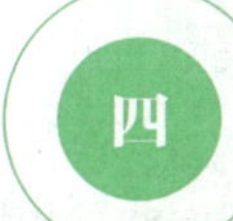

四 艾滋病的预防与治疗

近年来，尽管疫苗研发有着不同进展，但尚无有效的HIV疫苗投入应用。艾滋病的预防与治疗着重于以下几个方面。

（一）开展预防艾滋病的宣传教育，积极参与同伴教育

艾滋病宣传教育核心知识要点见表4-5。

表4-5 艾滋病宣传教育核心知识要点

	核心知识	主要内容
1	艾滋病是一种危害大、死亡率高的传染病，不可治愈	感染艾滋病病毒后，人体的免疫系统会遭受严重破坏，导致一些机会性致病菌侵入人体引发严重疾病。甚至引起死亡，对人身健康危害巨大且病死率很高。艾滋病是一种传染性疾病，目前为止，还没有发现治愈艾滋病的方法
2	性传播是我国艾滋病流行的主要传播途径之一	近年来，经性途径感染艾滋病的比例逐年增高，性传播已成为艾滋病流行的主要途径

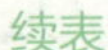

续表

	核心知识	主要内容
3	艾滋病目前仍无疫苗可以预防，坚持使用安全套是预防经性接触感染艾滋病的重要措施	目前为止，全世界仍无预防艾滋病病毒感染的疫苗问世，只能通过行为控制来预防。经性接触感染的风险只能通过采取安全性行为等方法来避免
4	艾滋病需要终生治疗，会给家庭和个人带来一定负担	一旦感染艾滋病病毒，患者需要终生进行治疗，终生服药会对肝、肾等代谢器官产生一定影响，药物也会产生一些不良反应。另外，由于社会对感染者的歧视，也常常给感染者带来沉重的精神压力。晚期并发症的治疗可能给家庭和社会带来沉重的经济负担和社会问题
5	不能通过生殖器外观判断一个人是否感染了艾滋病病毒	在艾滋病病毒感染的窗口期和潜伏期，如未合并其他性病感染，无法通过生殖器外观是否有病变来判断对方是否感染
6	坚持每次正确使用安全套，可有效减少感染、传播艾滋病和性病的危险	目前为止，坚持在每次发生性行为时全程、正确地使用安全套仍然是预防经性途径感染艾滋病和性病的最有效方法
7	与他人共用注射器吸毒的人感染 HIV 的危险特别大	吸毒是一种违法行为，不仅严重危害吸毒者自己的健康和生命，也危害家庭和社会。不共用注射器、使用清洁注射器或经过严格消毒的注射器，可有效地减少吸毒传播 HIV 的风险。与注射吸毒的人发生性行为时不使用安全套，很容易感染 HIV 和性病

资料来源：中国性病艾滋病预防控制中心《异性性传播高危人群预防艾滋病干预工作指南》附件 5。

（二）洁身自好，提倡安全性生活

ABC 原则：A（abstinence）禁欲——自我调节冲动、延迟发生性行为的年龄；B（befaithful）忠诚——遵守性道德，忠于配偶，固定性伴侣，避免多性伴行为；C（condom）使用安全套。

（三）养成良好的生活习惯

不共用私人物品，如剃须刀、牙刷及美容文身工具。

（四）远离毒品

拒绝、不尝试、不吸食毒品，避免毒品残害生理健康、摧毁个人意志、促发犯罪和性乱行为，降低疾病传播机会。

（五）自愿参与艾滋病咨询检测与治疗

艾滋病咨询检测治疗流程图，如图 4-2 所示。

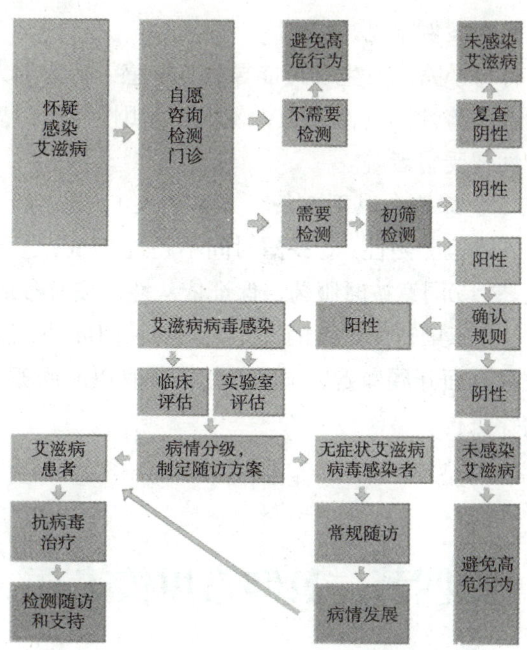

图 4-2 艾滋病咨询检测治疗流程

（资料来源:《艾滋病咨询检测指南》）

高危人群和有可能暴露于HIV的人群应积极自愿参与艾滋病咨询检测，高危人群应定期检测。各省、市、区（县级市）疾病预防控制中心都设有艾滋病自愿咨询检测点，提供免费的咨询、检测服务。无论在疾病预防控制中心或其他免费自愿咨询检测（VCT）门诊，还是在医疗机构等进行咨询或检测都是严格保密的。

（六）树立科学的观念和态度

做自己健康的第一责任人，采取安全性行为，远离艾滋病侵害。消除对艾滋病感染者的歧视，关心关爱受艾滋病影响的人群是社会进步的体现。感染艾滋病后要避免传播他人，故意传播艾滋病将受到法律制裁。

（七）艾滋病治疗的经典方案

高效抗逆转录病毒治疗（highly active antiretroviral therapy，HAART），又叫作“鸡尾酒”疗法，即联合使用 2 种核苷类药物+1 种非核苷类药物或蛋白酶抑制剂。

（八）HIV 暴露后预防技术

HIV暴露后预防（post exposure prophylaxis，PEP）指尚未感染 HIV 的人员，在暴露于高感染风险后（如与HIV感染者或感染状态不明者发生体液交换行为）及早（不超过 72 小时）服用特定的抗病毒药物，降低HIV感染风险的方法。PEP为处于HIV高暴露风险的人群提供了紧急阻断的机会，有助于减少艾滋病的感染和传播。目前已经在全球广泛推广应用。国际上很多观察性研究证实，如果坚持正确使用PEP，可以将艾滋病经性传播感染的风险降低 80%以上，在预防男男性行为人群、暗娼人群、吸毒者等人群的暴露后HIV感染方面已有很多成功案例。

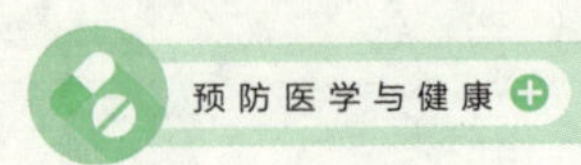

及时全程服用PEP药物，失败案例罕见。

PEP适用人群包括所有与暴露源发生了可能导致HIV感染行为的人，对该类人群推荐尽早使用PEP。如男男性行为者及跨性别女性、HIV感染者的阴性性伴、静脉注射吸毒者、其他有高风险的异性性行为者、性侵受害者等。

PEP使用的纳入标准（全部符合以下5条者方可纳入）：①年龄18周岁及以上，不足18岁需监护人同意；②HIV抗体检测阴性；③暴露时间不超过72 h；④暴露源及行为评估分析提示求询者HIV感染风险较高；⑤同意按时服药、保证依从性、按时参加随访检测。

PEP应当在发生疑似HIV感染行为之后的72 h之内服用阻断药，服药越早，阻断效果越好。需坚持服用28 d。我国正在全面开展暴露后预防工作，获取PEP服务可以咨询当地疾病预防控制中心或艾滋病抗病毒治疗机构。

第四节　其他常见传染病

其他常见传染病基本知识见表4-6。

表4-6　其他常见传染病基本知识

疾病	病原体	传染源	传播途径	易感者	预防措施
流行性感冒	流感病毒	患者、隐性感染者	飞沫经呼吸道传播	人群普遍易感	患者隔离，避免聚集，环境通风，勤洗手，戴口罩，疫苗接种
麻疹	麻疹病毒	麻疹患者	飞沫传播，污染病毒的手	人群普遍易感	对患者要早发现、早报告、早隔离、早治疗，少聚集，戴口罩，疫苗接种
结核病	结核分枝杆菌	排菌的患者和动物	空气传播，痰液，消化道，皮肤少见	普遍易感，婴幼儿、青春后期、老年人、抵抗力差者	加强疾病健康教育，早发现、早诊断、早治疗，管理痰液（消毒、暴晒），新生儿卡介苗接种
霍乱	霍乱弧菌	患者、带菌者	带菌排泄物污染水源、食物，污染的水产品，苍蝇，接触传播	普遍易感，隐性感染较多	患者隔离，疫源检索，食品、饮水卫生管理，高危人群口服霍乱疫苗
甲型肝炎	甲型肝炎病毒（HAV）	急性期患者、隐性感染者	粪—口传播	抗HAV阴性者	患者隔离治疗；注意各方面卫生，加强粪便、水源管理，食具消毒，防止“病从口入”；甲型肝炎疫苗接种

续表

疾病	病原体	传染源	传播途径	易感者	预防措施
伤寒	伤寒沙门菌	带菌者、患者	粪—口传播，水源、食物	无伤寒免疫力人群	按肠道传染病隔离，做好水源、饮食、粪便管理，消灭苍蝇，避免生食，避免饮用生水，疫苗接种
鼠疫	鼠疫杆菌	鼠类和其他啮齿动物	啮齿动物—鼠蚤—人传播，皮肤、飞沫传播	人群普遍易感	灭鼠、灭蚤，患者和疑似患者分别隔离，彻底消毒、焚烧患者排泄物和分泌物及尸体，个人防护，预防性服药，鼠疫疫苗接种
疟疾	疟原虫	患者、带疟原虫者	雌性按蚊叮咬，少数血液或母婴传播	人群普遍易感	根治患者和带虫者，消灭按蚊，避免被叮咬，消除室内积水，疫苗和药物预防
登革热	登革病毒	患者、隐性感染者	埃及伊蚊，白纹伊蚊	人群普遍易感，新流行区以成人为主，地方性流行区以儿童为主	早发现、早诊断，及时隔离治疗，防蚊灭蚊
梅毒	梅毒螺旋体	显性、隐性患者	性接触传染，垂直传播，少数经医源性或接触传播	人群普遍易感	杜绝不当性行为，早发现、早治疗，隔离治疗
狂犬病	狂犬病毒	带狂犬病毒的所有动物	动物咬伤，宰杀动物，接触带病毒动物的分泌物，蝙蝠洞穴的气溶胶传播	人群普遍易感	避免接触带病毒动物；伤口处理（肥皂水、新洁尔灭），挤出污血；接种狂犬疫苗（暴露前、暴露后预防）；免疫球蛋白注射
手足口病	肠道病毒、柯萨奇病毒	患者、隐性感染者	粪—口传播，飞沫传播	人群普遍易感，婴幼儿、儿童易发病	做好儿童个人、家庭、托幼机构的卫生措施

第五节 传染病的预防控制策略

了解病原微生物的生物学特性和传染病的发展与转归，目的在于采取更好的策略与方法控制传染病的传播，提高人群的生命质量。传染病的预防和控制需要从个体和人群、政策和措施、病原体和环境因素等多维角度综合考虑，主要包括宏观策略、流行过程防控和学校传染病防护（以新冠肺炎为例）3个维度。

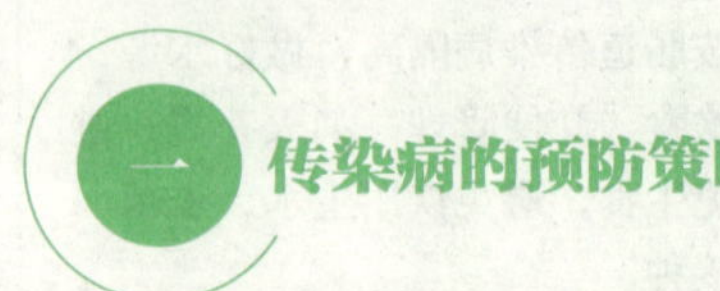

一 传染病的预防策略和监测

传染病的预防并非简单的个体预防，需要宏观的人群策略，通过综合疾病、病原体、危害、影响因素、资源等多方面因素，从传染病的流行过程和人群管理等途径，采取有针对性的措施实现有效防控。

传染病预防一般采取全人群策略（population strategy）和高危人群策略（high-risk strategy）两种。全人群策略是以整个人群为对象，采取预防措施，以降低人群对疾病危险因素的暴露水平，如青少年儿童的规划免疫措施、天花疫苗的全人群接种；高危人群策略是通过再分配有限的卫生资源，用于重点人群，更具备成本效益特征，如对传染病防控一线的医务人员和人群中传染源的密切接触者的紧急预防接种。在一定情况下也会采用两种策略联动的双向策略。

为更好地实现对传染病早发现、早控制的目的，传染病监测制度早在1989年就被纳入法律。我国传染病的监测内容涵盖了人口、病原体、人群免疫、宿主动物和媒介、传染病的流行过程等范畴，也推出了全面的传染病报告制度。根据《中华人民共和国传染病防治法》（以下简称《传染病防治法》）和《突发公共卫生应急事件与传染病疫情监测信息报告管理办法》，目前我国法定报告传染病有3类40种（见表4-7）。

表4-7 我国法定传染病分类

分类	病种	报告时限
甲类（2种）	鼠疫、霍乱	发现后2 h内上报
乙类（27种）	新型冠状病毒肺炎、传染性非典型肺炎、艾滋病、病毒性肝炎、脊髓灰质炎、人感染高致病性禽流感、麻疹、流行性出血热、狂犬病、流行性乙型脑炎、登革热、炭疽、细菌性和阿米巴性痢疾、肺结核、伤寒和副伤寒、流行性脑脊髓膜炎、百日咳、白喉、新生儿破伤风、猩红热、布鲁氏菌病、淋病、梅毒、钩端螺旋体病、血吸虫病、疟疾、人感染H_7N_9禽流感	发现后24 h内上报，新冠肺炎、传染性非典型肺炎、炭疽中的肺炭疽、脊髓灰质炎、人感染高致病性禽流感采用甲类传染病的报告和防控措施（甲类管理）
丙类（11种）	流行性感冒（含甲型H_1N_1流感）、流行性腮腺炎、风疹、急性出血性结膜炎、麻风病、流行性和地方性斑疹伤寒、黑热病、包虫病、丝虫病、除霍乱、细菌性和阿米巴性痢疾、伤寒和副伤寒以外的感染性腹泻、手足口病	发现后24 h内上报

除建立传染病预警制度外，如果发生传染病的暴发和流行，国家根据《传染病防治法》应快速做出反应，采取一系列紧急措施抑制传染病的传播。必要时，地方报经上一级人民政府决策后，可采取下列紧急措施并公告：①限制或停止集市、影剧院演出或其他人群聚集的活动；

②停工、停业、停课；③临时征用房屋、交通工具及相关设施、设备；④封闭或封存被传染病病原体污染的公共饮用水源、食品或相关物品；⑤控制或扑杀染疫野生动物、家畜家禽；⑥封闭可能造成传染病扩散的场所。

面对传染病的全球化趋势，传染病的全球化控制策略势在必行。继 1980 年世卫组织宣布消灭天花后，对脊髓灰质炎、结核病、艾滋病、疟疾、麻风、传染性非典型肺炎、新冠肺炎等传染病的全球性策略都显示出强大的预防干预成效。

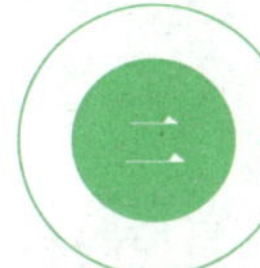

二 传染病流行过程的预防控制

在传染病预防工作中，除了做好传染病监测，控制传染源、切断传播途径、保护易感人群是抑制传染病发生与扩散的 3 项基本措施，缺一不可。

（一）针对传染源的措施

控制传染源是为了消除或减少病原体传播，根据不同传染源采取不同措施。

对传染病患者的主要原则是早发现、早诊断、早隔离、早治疗的“四早”原则。隔离是将传染病患者或疑似患者和易感人员分隔开，控制病原体的扩散。必须隔离的有甲类传染病患者和甲类管理的乙类传染病患者，隔离期根据医学检查结果确定；乙类传染病和丙类传染病的确诊患者和各种传染病的疑似患者根据实际病情采取相应的隔离和治疗手段；有些传染病患者传染性不强，可不采取隔离措施，如流行性出血热、钩端螺旋体患者等。

甲类传染病和甲类管理的乙类传染病的病原携带者需隔离治疗，其他类型的病原携带者应做好登记、管理和随访。有些社会岗位对病原携带者不应予以录用，如饮食行业不聘用久治不愈的伤寒或病毒性肝炎的病原携带者；艾滋病和乙型病毒性肝炎病原携带者严禁献血。

对所有可能途径接触过传染源的密切接触者，存在感染可能性的人员应接受相关的预防措施，包括留验、医学观察、应急接种和药物预防。

依据动物的危害程度和经济价值，对动物传染源采取隔离治疗、扑杀、焚烧、深埋等应对措施；对家畜和宠物做好预防接种和检疫工作。

（二）针对传染途径的措施

由于传染病的传播途径多种多样，针对其传播途径的防控措施各有特点。一般来说，肠道传染病如伤寒存在“粪—口传播”的共性，则应注重饮食条件和环境卫生，对可能污染的物品、环境和食物进行消毒；呼吸道传染病通常以空气传播，在场所的通风、空气消毒和个人呼吸道排泄物等方面应加强管理；通过体液或血液传播的传染病如艾滋病，应提倡安全套的使用、不共用注射器和宣扬禁毒；许多传染病如登革热、疟疾以节肢动物为媒介传播，可通过预防性杀虫和疫源地杀虫来切断传播途径。

另外，在切断传播途径这方面的一个重要措施，即对环境的消毒。消毒（disinfection）指使用物理、化学、生物等不同方法消除或杀灭环境中病原体的具体措施，主要有预防性消毒和疫源地消毒两种。预防性消毒是对未明确发现传染源但可能被污染的环境和物品进行消毒的措施，常见的有奶制品消毒、餐具或饮用水的消毒等。疫源地消毒指对传染源现在分布的区域或曾经分布的区域进行消毒，旨在通过消灭传染源排出的病原体以切断传播。疫源地消毒包括①随时消毒，即疫源地中仍存在传染源时所进行的消毒；②终末消毒，即传染源消除后（包括传染源痊愈、死亡或离开）对疫源地进行彻底消除，如对外界环境抵抗力较强的鼠疫、霍乱、伤寒、炭疽等疾病的病原体。

（三）针对易感者的措施

1. 疫苗接种预防

疫苗接种预防指对没有免疫力的易感人群通过疫苗接种使易感者获得免疫力，这是控制和预防传染病流行的重要措施。

2. 药物紧急预防

药物紧急预防主要在传染病流行时作为一种应急措施向易感人群提供有特效防治的药物来避免疾病态势扩大。但因时效短、效果不稳固和易引起耐药性等问题，药物紧急预防并不是常用措施。

3. 个体防护

在传染病流行过程中，易感人群的易感性是决定传染病流行的最后环节，如果易感者通过合理的措施主动防护，减低被感染和致病的机会，即可中断传播。例如，使用安全套预防性传播疾病和艾滋病、佩戴口罩预防呼吸道传播疾病等。

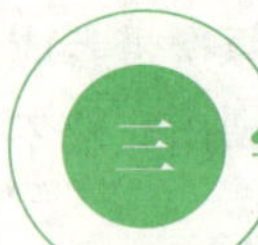

三 学校传染病防护（以新冠肺炎为例）

学校属于人群密集的地方，出现呼吸道传染病的机会比较高，学校做好传染病防控是维持正常教学秩序、保障广大师生健康的必要措施，对全社会突发公共卫生事件的防控也是非常重要的一部分。

（一）学生及教职人员个人行为管理

在个人行为管理上可遵循本项目第二节中第五点提及的生活防护措施作为行为原则。停课居家期间少聚集，关注自身症状变化，有需要时及时寻求医学帮助；开学返校时，若有高危险地区停留经历则遵守观察隔离措施，出行期间注意口罩防护和手部清洁；到校后遵守学校防控制度章程，配合防疫。

（二）学校方面防控措施

防控准备：根据教育部、各省教育厅和当地疫情应对政策的要求，调整工作规划，减少聚集性活动，规划学校区域，按卫生健康部门要求设置防疫设施和隔离区域，准备好防控物资如口罩、消毒剂等，做好返校师生健康情况和相关信息收集，保障教室、自习室、图书馆及其他

可能需要人员聚集场所的防疫措施。为师生提供适用性高的线上教学、考核方案和技术支持，做到“停课不停学”。

做好疫情防控后勤保障：严格物资管理、申报纪律，加强生活保障和人员管理。

食堂防疫：加强食堂卫生管理和人员防疫培训，加设防疫设施如洗手台，安排学生错峰用餐，拉开用餐距离，降低食堂内人员密集度，做好食堂温度和空气流通管理。

防疫宣传教育：增设健康知识宣传栏，执行中国疾病预防控制中心编写的《新型冠状病毒感染的肺炎公众防护指南》中的防疫要求，通过学生活动或新媒体，积极推广防疫健康知识，提升师生健康素养。

课外实践练习

1. 结合当前新冠肺炎防控形势，思考大学生如何应用预防医学知识进行校园新冠肺炎防控。

2. 传染病流行的3个环节是什么？

3. 针对传染源应采取哪些预防控制措施？

4. 新冠肺炎的传播途径有哪些？

第五章

健康行为干预及健康管理

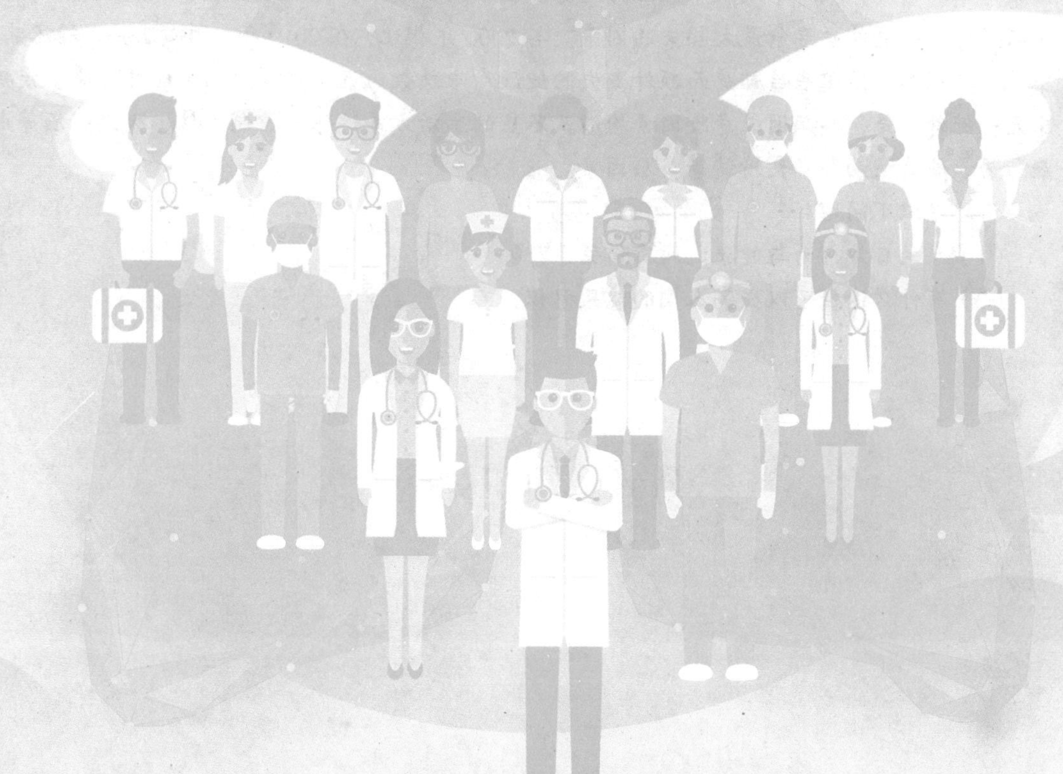

学习目标

知识目标

（1）掌握健康行为、健康管理概念、健康行为影响因素。

（2）掌握健康行为、不健康行为与疾病的关系。

（3）了解健康管理与健康教育基本原理。

能力目标

（1）学会并应用健康行为干预措施。

（2）做健康管理和健康教育的实践者。

思政目标

（1）增强大学生对健康行为的认识，提高自我健康管理能力和健康水平。

（2）培养大学生健康行为意识，储备国民身体健康素质。

思政导学

根据世卫组织发布的《2019年全球卫生估计报告》，在当前全球十大死因中，有7个是非传染性疾病，非传染性疾病病死因占比较2000年多了3成。2019年，人类寿命比2000年延长了6年多。2019年全球平均寿命超过73岁，但在增寿的6年期间，平均只有5年为健康寿命。另外，人群中残疾率呈上升趋势。在很大程度上，造成死亡最多的疾病和不良健康状况也是造成健康寿命最大损失的因素。与2000年相比，在2019年，因心脏病、糖尿病、中风、肺癌和慢性阻塞性肺病而额外丧失的健康寿命总数为近1亿岁。而上述非传染性疾病中无一例外的是，其病因或危险因素均涉及不良的生活方式、体重控制不佳、吸烟酗酒等成瘾行为、缺乏运动和不良情绪等多层因素。

请思考以下问题。

（1）人的日常行为与健康之间有何关系？

（2）有什么途径可以提高人们的健康意识？

第一节　初识健康行为

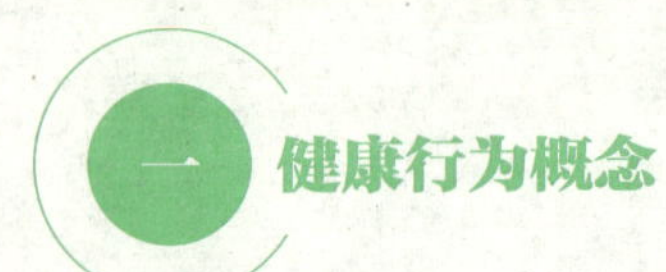

一　健康行为概念

随着医学的发展，我们找到越来越多的证据证明了人群或个体的行为和健康之间的关联性，尽管许多慢性非传染性疾病显示出其多基因遗传倾向，比如慢性病的家族聚集性特点，但最终的发病依然与人群或个体的生活方式、行为习惯等环境因素有着密不可分的联系。也就是

说，个体有慢性非传染性疾病致病基因不一定会发病，但个体若有足够的行为变量积累，即使没有家族史也有很强的发病倾向。

健康行为（health behavior）指有利于促进、维护或恢复健康的行为模式和心理模式。那么，一系列损害健康质量的行为和心理，或促成疾病发生的危险行为模式即可看作不健康行为。

一般来说，健康行为有利于自身与他人的健康，与环境所处协调，有一定的规律性而不是偶然行为，并在机体耐受强度范围内与心理情绪相适宜。相对地，不健康行为对个体和人群往往不利且重复发生，大多不健康行为都是后天习得的。

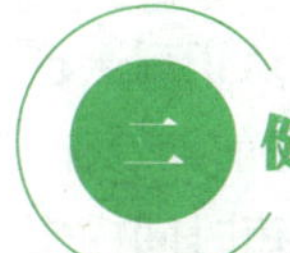

二 健康行为影响因素

健康行为的形成和体现受到许多因素的激发和牵制，按层次划分依次有：从个体水平到人际关系水平，以及组织群组水平和社区社会水平（见图5-1）。

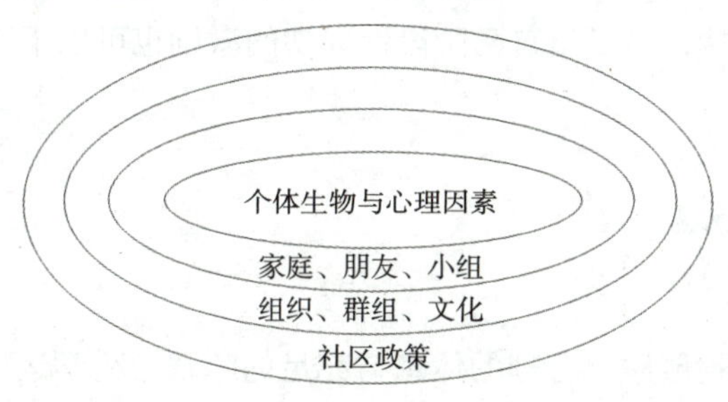

图5-1 健康行为的生态学模型

根据对健康行为发生的影响可分为倾向因素、促成因素和强化因素。

（一）倾向因素

倾向因素（predisposing factors）是产生某种行为的动机或愿望，或是诱发产生某种行为的因素。倾向因素通常先于健康行为出现，能激发某种对健康行为的需求，主要包括健康知识、态度、信念、价值观、对健康行为实施的自信，也可以是具体的技能或所处的境况，如对睡眠与健康的认识或立场。

（二）促成因素

促成因素（enabling factors）指允许需求得以满足或动机得以实现的先行因素，即当下执行相关行为所需的条件。包括行为干预所需资源、技能等。如戒毒需要的减轻戒断症状的替代疗法、监管设施和机构、健康教育、社会适应、法律政策等。

（三）强化因素

强化因素（reinforcing factors）指激励行为维持、发展或减弱的因素。往往来自家人、亲友或同伴。强化因素首先是执行者的直接社会关系，包括共同生活的人和社交关系涉及的人，还有执行者自身对行为改变后的体会，包括：①生理体验，如运动后的欣快感或戒烟初期的不适；②社会体验，如行为改变后受到的社会认可；③经济效益，如体力和精神改善以后的劳动力增加从而改善收入状态；④心理状态，如戒毒后的重拾自尊，减肥后的形象自信。

在实际工作中，真正影响一个人改变本身的不良习惯不是单一维度上的调整，健康行为的生态学模型是一种宏观的思维模式，有层次地、多维地把握健康行为的改善方法。简单来说，帮助一个人建立某个健康行为的关键在于：①提高认识。“心动然后行动”的意思是我们的行为受意识形态导向，对危害健康的行为或有利健康的行为有客观认知是采取改变的第一步。而所做的工作是否被受用的根本点又在于是否改变了一个人不切实际的观念，如对吸烟有害健康的警告不以为然或过度恐惧所导致停止吸烟后的戒断症状。②分析决定因素。在提高认识后会产生改变健康行为的打算，此时可详细分析上述的健康行为影响因素，为后续策略做好前期工作。③制定可行的目标。“化大为小”是有必要的。比如超重的人理想是减重 20 kg，但短时间内实现不科学也难实现。可以先以“1 个月内减重 1～2 kg并维持”作为目标，再将这个目标量化为每周 3～5 次 60 min的有氧运动和饮食上在保证营养能量供应下不摄入高脂高糖食物。④自我激励。无论环境条件是宽容的还是严苛的，主体的坚定和愿望强度也是很重要的。例如，除了身边的人对戒烟的鼓励支持，自己给自己阶段性成功的激励也可以不断强化自信心。

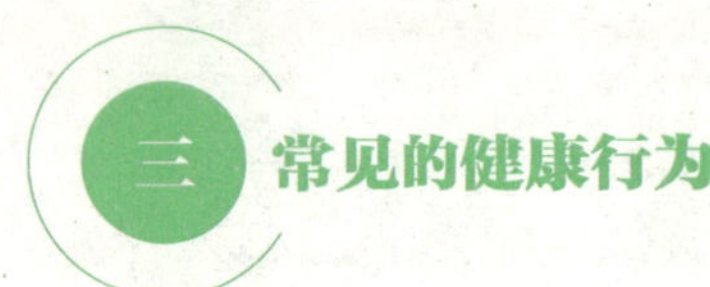

三 常见的健康行为

健康行为通常包括饮食健康、合理的休息与充足的睡眠、科学运动、掌握危害预警、避险和自救知识、自我保健行为、克服不良嗜好、心理调适、安全性行为等。

（一）合理营养和平衡膳食

合理营养（rational nutrition）指人体的能量与营养素摄入的数量与结构符合个体在当下生理阶段和体力负荷下的需求，可保证机体的良好适应，即全面而平衡的营养。基本要求：①营养素的种类齐全，数量充足；②营养素比例适宜；③能量供应合理，不造成能量过剩或缺乏。

平衡膳食（balanced diet）指能满足合理营养要求的膳食。基本要求：①食物种类齐全、数量充足、比例合适；②食物安全有保障；③科学的烹调加工；④合理的进餐制度和良好的饮食习惯；⑤遵循《中国居民膳食指南》为膳食原则。

（二）科学的运动

案例 1

2020 年中国人每日人均步行数

根据《2020 年中国人健康状况报告》显示，因受到新冠肺炎疫情影响，2020 年每日人均步行 5 927 步，相较 2019 年，每日人均步行降幅 22%。女性群体在 2020 年的平均步数少于男性群体，而仅 2%的人每天运动功能指数为理想状态，在对自己的身材自信方面，24%的女性对自己身材满意，男性群体中对自己身材满意的占 34%，目前男性对自己的身材满意

度高于女性，并且男性比女性每周运动次数也更多。但从身材管理效果角度看，62%的女性BMI指数处于标准范围内，而男性BMI指数处于标准范围内的只占46%。结果显示女性的身材管理好于男性。

自2016年国务院发布《"健康中国2030"规划纲要》以来，全民运动达到了前所未有的高潮，运动与健康的观念深入人心。大量的研究已经提供了充分的证据，经常参加体育健身活动的影响包括以下几个方面。

1. 增强体质，提高健康水平

合理的体育健身运动可以有效改善心肺功能；改善肌肉和脂肪的比例与分布，如合理有氧运动可使腹型肥胖的人腹部脂肪厚度减小，增加力量型肌肉的活性，降低体脂含量，改善代谢；增加肌肉力量和强健骨骼，合理的力量练习可以提高肌肉力量和肌肉抗疲劳能力，长期运动的人对钙元素保持有较好的敏感性，组织和骨骼吸收良好，降低骨质疏松的风险；提高柔韧性，有规律的牵拉练习可提高肌肉、韧带弹性，增加青少年身体活动范围，预防和治疗中老年人关节性疾病，提高幸福指数；调节心理情绪，在进行有效的健身体育锻炼后，机体会产生内啡肽等兴奋性化学物质，增加人体愉悦感，使人精神放松，缓解压力，形成良好的心理状态，获得生理和心理满足感，提高幸福指数；提高睡眠质量。

2. 防治疾病，提高生活质量

体育活动可以提高人体各器官功能水平，增强机体免疫力，防治疾病，特别是对防治慢性非传染性疾病效果明显，包括心血管疾病、糖尿病、骨质疏松、超重和肥胖、癌症和抑郁症。南方医科大学的一项小鼠实验结果显示，通过21天游泳训练的小鼠（实验组）与静坐小鼠（对照组）对比，实验组小鼠在基因表达上建立相关信号通路提升心肌抗肥大作用，增强了心肌对病理性应激的抵抗力。

3. 提高学习和工作效率

有规律的体育健身活动可减少抑制性神经递质的释放，延缓中枢疲劳，对神经系统产生良好影响，使认知和集中精神有明显的改善，青少年学习效率提升，成年人有效工作时间延长，提高工作效率。

值得注意的是，短暂的、没有计划、不科学的运动并不能达到上述的效果。科学的运动和健身应当包括安排足够的运动时间、科学机动的运动计划、选择合理的运动方式和项目（见表5-1和表5-2）、合理的运动强度保证不损害关节和机体功能、做好准备活动和放松活动。

表5-1 体育活动方式与健身效果

体育活动类别	体育活动方式	健身效果
有氧运动（中等强度）	健身走、慢跑（6~8 km/h）、骑自行车（12~16 km/h)、登山、爬楼梯、游泳等	改善心血管功能、提高呼吸功能、控制与降低体重、增强抗疾病能力、改善血脂、调节血压、改善糖代谢
有氧运动(大强度)	快跑(8 km/h以上)、骑自行车（16 km/h以上）、舞蹈等	提高心肌收缩力量和心脏功能，进一步改善免疫功能

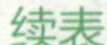

体育活动类别	体育活动方式	健身效果
球类运动	篮球、足球、排球、乒乓球、羽毛球、网球、橄榄球、曲棍球、冰球、门球、柔力球等	提高心肺功能、提高肌肉力量、提高反应能力、调节心理状态
中国传统运动	太极拳（剑）、木兰拳（剑）、武术套路、五禽戏、八段锦、易筋经、六字诀等	提高心肺功能、增强免疫功能、提高呼吸功能、提高平衡能力、提高柔韧性、调节心理状态
力量练习	非器械练习：俯卧撑、原地纵跳、仰卧起坐等 器械练习：各类综合力量练习器械、杠铃、哑铃等	增加肌肉体积、提高肌肉力量、提高平衡能力、保持骨健康、预防骨质疏松
牵拉练习	动力性牵拉：正踢腿、甩腰等 静力性牵拉：正压腿、压肩等	提高关节活动幅度和平衡能力，预防运动损伤

资料来源：2018 年国家体育总局发布的新版《全民健身指南》。

表 5-2　根据健身目的推荐体育活动方式

健身目的	推荐体育活动方式
增强体质，强壮身体	有氧运动、球类运动和中国传统运动等
提高心肺功能	有氧运动、球类运动等
减控体重	长时间有氧运动
调节心理状态	球类运动、中国传统运动方式
增加肌肉力量	各种力量练习
提高柔韧性	各种牵拉练习
提高平衡能力	中国传统运动方式、球类运动、力量练习
提高反应能力	各种球类运动

资料来源：2018 年国家体育总局发布的新版《全民健身指南》。

要使体育健身运动达到理想的效果，首先要有足够的运动强度和时长。一般来说，建议普通人每周 150 min 以上中等运动强度（心率每分钟 100~140 次），每周运动 3~7 d，单次运动 30~90 min；对于经常锻炼的、体力较好的人可增加 20~25 min 的大强度运动（心率大于等于每分钟 140 次）；如果运动能力较优或长期有规律高质量锻炼的人，可每周进行 300 min 中等强度运动，或 150 min 大强度运动。

其次，不同的人群采用科学合理的运动计划，如果是长期未运动人群，在进行规律运动初期应从小强度开始，循序渐进，在机体适应一定的强度后适当提高强度；运动时长也由短时长开始逐步增加；在运动项目上，根据自身特点选择兴趣较高或能保持较长时间坚持的项目。

（三）健康的睡眠

案例 2

中国不同年代出生人群的睡眠习惯

《2020 年中国人健康状况报告》报告了不同年代出生人群的睡眠习惯。1970 年前出生人群睡眠习惯最好，但早睡早起的人群也仅占 46%，平均每天睡眠时间最久，达到 7 h 22 min。1970 年前出生和 1980 年后出生人群睡眠时间超过了 7 h，2000 年后出生人群的睡眠时间最少，平均每晚只睡了 6 h 45 min。而 1990 年后出生人群夜生活丰富，入睡时间最晚。

“人的一生中有三分之一的时间是在睡眠中度过”这句话你一定不陌生，那么，怎样的睡眠是有利于健康的呢？从上述材料中你是否有答案？

1．睡眠生理

睡眠指高等脊椎动物周期性出现的一种自发的和可逆的静息状态，表现为机体对外界的反应性降低和意识暂时中断。生理学上将睡眠时相分为慢波睡眠和快波睡眠。慢波睡眠又叫非快动眼睡眠（non-rapid eye movement sleep，NREM），在这个睡眠时相中我们睡眠由浅及深，意识逐步丧失，多数生命活动随着睡眠加深而减弱（包括感觉冲动、反射、循环、呼吸、体温、代谢、尿量），此时内分泌活动旺盛（包括胃液、唾液、发汗），生长激素分泌增加，说梦话、翻身或梦游均发生在这个时相中，这个睡眠时相主要恢复体力，消除疲劳。快波睡眠又叫快动眼睡眠（rapid eye novement sleep，REM），典型的表现是双眼出现快速地来回运动，感觉和肌紧张性进一步减弱，进入更深层睡眠，但脑电波处于睡眠状态中的活跃状态，梦境发生。脑内蛋白质合成、耗氧量、血流量等生理活动旺盛，但生长激素合成减少。在快动眼睡眠阶段，人的运动中枢脊髓深度抑制，一般没有行动能力，这个睡眠时相主要恢复脑力。一次自然完整的睡眠，是 2 个时相经过 5~6 次交替出现的过程。新生儿和未成年时期的睡眠对大脑的发育有重要的意义。

2．中断睡眠的影响

慢波睡眠又可分为浅睡眠和深睡眠 2 个阶段，若在浅睡眠阶段被唤醒会影响下一个睡眠期的进行；若长期干扰深睡眠阶段，易导致自杀倾向、白天有恐惧等反应。另外，夜惊和梦游也大多发生在深睡眠阶段。若在快波睡眠阶段被唤醒，容易导致焦虑不安、暴饮暴食、学习能力降低与精神不集中，且易导致癫痫发作。

3．健康睡眠

衡量睡眠的健康标准主要包括足够的睡眠时长和良好的睡眠质量 2 个方面，但也应兼顾睡眠规律性。①足够的睡眠时长：一般成人睡眠时间为 6~9 h，老年人可减少 1~3 h/d，未成年人应增加 1~3 h/d。②良好的睡眠质量：这里指的是有足够的深睡眠及自然的睡眠周期。③睡眠规律：在当代的生活节奏下，大多人群很难保证晚上 11 点前睡觉和早上 7 点起床。但实际上，如果一个人每天保证 6 h 的有效睡眠，并每天作息规律的话，其健康状况是比时而早睡、时而晚睡、时而长睡、时而短睡会更理想；另外，某次的睡眠剥夺（如熬夜）通过补觉的方式也难以达到规律作息的作用；而单次过长时间的睡眠也并没有积极意义。总结起来说，每日在相近的时间段入睡、保证至少 6 h 的睡眠是有利于健康的。

4．睡眠的影响因素和良好睡眠计划

人的生物钟、饮食、使用的药物、健康状况、环境和精神状态都会影响睡眠状况，一个良好的睡眠是在上述因素的综合促进下发生的（见图 5-2）。

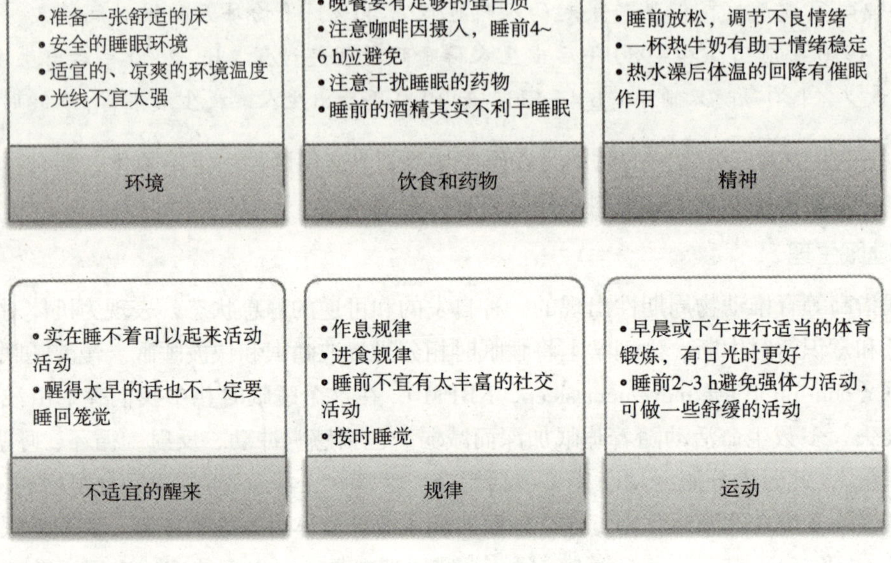

图 5-2　良好睡眠计划

（四）其他健康行为

危害预警、避险和自救指对于可能的危害采取预防措施和发生危害后的避险和自救行为。如驾车或乘车使用安全带、雷雨天气避免引雷、消除噪声等属于预警和避险行为；自救包括受伤后的止血、脱离危险环境等。

自我保健行为指正确合理利用社会卫生保健服务，如定期体检、接种疫苗、及时就医、配合治疗等。

克服不良嗜好。不良嗜好主要指的是有害心理和生理健康的成瘾性行为。包括化学药物滥用（吸毒）、软性毒品（如槟榔、摇头丸、大麻烟、笑气等）成瘾、吸烟、酗酒、赌博等。对于不良嗜好应端正立场，勇敢面对，不抱有侥幸心理，坚决拒绝。如果已经沾染应果断戒除，个体在克服过程中必然面对极大的挑战，如药物成瘾的戒断症状确实会带来极大的痛苦，但这只是短暂的，只要足够坚定，就可以远离。任何成瘾性行为带来的快乐都是虚假的。

（五）心理调适

健康不仅是没有生理上的疾病，也包括轻松愉快的心理适应。在面对负面事件和压力时，既要有一定的承受能力，又应合理地解读和化解冲突。丰富精神世界，多阅读、参加适宜的社交活动、运动、参与劳动、接触大自然、学习新技能等都是调适心理状态的途径。

（六）安全性行为

性行为是自然界中正常而合理的一部分生物活动，人类社会中的性行为又与当时的文明、人与人之间的感情和责任紧密联系。危险性行为指的是未做保护措施的容易引起性传播疾病的性行为。相对地，安全性行为指的是合理的、不引起身心损害的、对行为人有愉悦的性行为。安全性行为应注意两方面：①性的心理和生理卫生：科学的性观念（正视欲望、不羞耻但有道德、互相尊重）、科学的性行为知识、注意性器官的卫生；②性安全：鼓励使用避孕套等安全措施、熟悉性传播疾病的传播条件和防范、拒绝非常规性行为（如同性恋、多性伴）等。

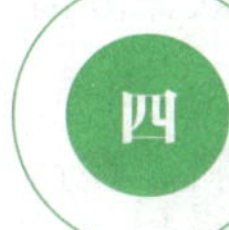

四 常见的不健康行为

不健康的行为通常指不利于个体、人群和社会关系的良性发展的行为。不健康行为并非偶然发生即危害健康，通常存在一定强度下重复或维持相关行为，并持续足够长的时间。而不健康行为的起始和存续与环境条件密切相关，是后天习得的来源。举个例子，许多国人在社交中烟酒往来并讲究排面，大多数人认为拒绝递烟或敬酒显得没有格局和不尊重他人，那么在这样的氛围和社交圈中，一个人则很难维持好戒烟戒酒的行为，或者为了融入群体很快习得了相关的“饭桌礼仪”并难以在个人生活中割裂相关不健康的行为。当下青少年吸毒现象往往就是在无知的前提下认为“很酷”或怕被群体排斥而误入歧途。

不健康行为包括：①不健康的生活方式，如不良的饮食习惯、缺乏体力运动、成瘾行为、缺乏保健观念等。②致病行为，泛指引起疾病的心理和行为模式，如美国学者提出的A型行为提高了冠心病的发病率，其行为特征是行为有过度的竞争性、自负、敌对他人、易怒且冲动；另一种普遍被接受的致病行为是C型行为，C型行为与癌症心理共同构成癌症的促发因素，其行为特征是过度压抑不良情绪，不能正确处理内心体验与环境的冲突。

不健康行为如果没有合理地规范和引导，进一步恶化或扩大影响，不仅会损害个体的生命健康，更会引起一系列的社会问题。根据世卫组织发表在《2019年全球自杀状况》中的最新估计，自杀仍然是全世界的主要死因之一。每年死于自杀的人数比艾滋病、疟疾、乳腺癌、战争和凶杀的人数还要多。2019年，超过70万人死于自杀，这意味着每100人中就有1人死于自杀。在15~29岁的年轻人中，自杀是继道路伤害、肺结核和人际暴力之后的第四大死因。死于自杀的男性人数是女性的2倍多（每10万男性12.6人，而女性每10万人中5.4人）。在高收入国家，男性的自杀率普遍较高（每10万人中有16.5人自杀）。对于女性来说，中低收入国家的自杀率最高（每10万人有7.1人自杀）。

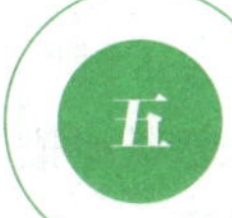

五 青少年与健康行为

世卫组织将青少年界定在10~19岁范围内，这是人的特殊生命阶段。青少年的身体、认知和心理会快速成长。这会影响他们的感受、思考、决策和与周围世界的互动，也是打好健康基础的重要时期。

当今全球青少年人口估计有12亿之多，占全球人口的1/6。预计到2050年，全球青少年人口数量将继续上升，而近90%的10~19岁青少年生活在低收入和中等收入国家。据估计，每年有110万名青少年死亡，主要死因是道路交通伤害、暴力伤害和自杀。

儿童期和青春期面临包括不良饮食、体力活动缺乏和性虐待等各种具体问题，年龄较大的少女还面临同龄人的暴力伤害。对于10~14岁的青少年来说，健康的主要危险因素包括水卫生、保健卫生和环境卫生；15~19岁青少年的风险往往与行为有关，如饮酒和不安全性行为；意外妊娠并发症和不安全堕胎是15~19岁女孩死亡的主要原因。

青少年时期重大的死亡、疾病和伤害大部分是可以预防或治疗的。但青少年在获取保健信息和服务方面存在较多障碍，如限制性的法律和政策、父母或伴侣的控制、有限的知识、距离、成本、缺乏保密性和信息提供者的偏见都会限制青少年获得健康成长和发展所需的照料。在这一阶段，我们应注重帮助青少年建立健康的行为模式，这样可以保护他们及其周围人的健康及安全。

为了青少年的健康成长和发展，青少年需要足够的信息认知，可以向他们提供：适龄的全面性教育；发展生活技能的机会；可接受、公平、适当和有效的保健服务；安全和支持性的环境；参与有意义的干预措施的设计和实施的机会，以改善和维持其健康，扩大这种机会是满足青少年具体需要和权利的关键。

第二节　认知健康管理

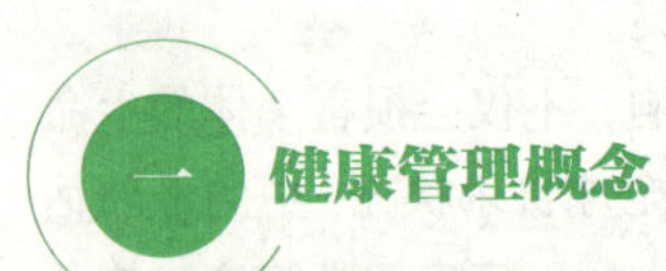

一　健康管理概念

人类十大死因和影响健康寿命的十大因素中，冠心病、糖尿病等慢性病和超重、不良嗜好、抑郁症等危险因素为人群健康成本带来了巨大的负担。科学合理地维护生命质量成为减轻生命负担的有效渠道，这个渠道的专有名词即是健康管理。

依据各个国家的定义及我国《健康管理师国家职业标准》中的定义，健康管理（health management）指对个体或群体的健康进行全面监测、分析、评估，提供健康咨询、指导及对健康危险因素进行干预的全过程。健康管理起源于20世纪的美国保险业，通过系统的健康管理工作，大大降低了医疗保险的支出。虽然健康管理是新生的概念，但传统医学中也包含了健康管理的思想，如中医的“上医治未病，中医治欲病，下医治已病”和古罗马医生盖伦宏观地描述了与健康相关的空气、作息、饮食和心态等相关因素。

健康管理在西方的一些国家中发展比较完善，已经成为医疗体系的有机构成之一。在国内，健康管理尚处在疾病管理的层次，有着巨大的发展空间。健康管理的目的在于充分调动个人与

群体及社会的认知与配合积极性，有机整合有限的资源，创造所需的条件并采取有效行动来维护最大的健康效益。

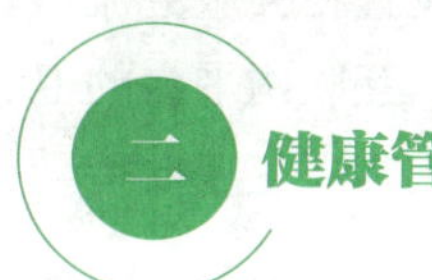

二 健康管理的基本策略

为了达到维护健康的理想效果，采用评估和控制健康风险是健康管理的基本策略。在不同的健康阶段中，健康管理策略的基本形式有 6 种：生活方式管理、需求管理、疾病管理、灾难性病伤管理、残疾管理、综合的群体健康管理。

（一）生活方式管理

生活方式管理（lifestyle management）是涉及几乎所有的健康人群、亚健康人群和疾病人群的基本策略。生活方式管理主要是通过健康教育和健康促进措施来保护个体健康，降低疾病风险的卫生保健活动，其有以下几个特点。

一是生活方式管理策略以个体为核心，担负健康的责任主体是个体本身。这意味着，生活方式管理并不是强制某种生活方式，而是个体可被提供相关有利健康的和值得坚持的生活方式和建议，具体的选择和执行不仅要个性化，也应尊重个人意愿。如长期的高龄高血压患者的血压值控制目标不需要达到 140 mmHg，而应视个体的耐受程度确定。长期的运动是被推荐的生活方式，但个体往往只能在一段时间保持较理想的运动状态，不代表一定要控制和维持理论上的标准运动量。

二是生活方式管理的主要原则是以预防为主，特别是一级预防，并有效整合三级预防，也即达到预防疾病、逆转或延后疾病发展。如通过良好的膳食习惯、作息和运动改善糖耐量异常人群的血糖代谢，使糖尿病的发生可避免、延后或减轻病损。

三是生活方式管理是健康管理的基本策略，常与其他策略联合执行。生活方式的干预依赖教育、激励、训练和营销 4 种途径达到引导建立有利健康的行为习惯和生活方式。①教育：根本目的在于提高一般人群的疾病认知，扩展健康常识，有助于人们在主观上倾向于有利健康的行为模式，从而促使改变态度和改善行为的实现。②激励：有效的生活管理并不是仅仅偶然地认同某个立场，而在于不断重复实践值得坚持的行为，适时有效的激励有助于强化或反面强化行为效果和行为矫正。③训练：不少行为的矫正技术需要一定的训练和练习才能科学地掌握，如练习准确的动作改善骨盆前倾或肩颈疼痛，或者一些急救技术。④营销：利用营销的原理和技术，使专业的健康知识更好地被特定人群吸收接纳，从而提高健康管理的效益，如通过名人的倡议广告去扩大人们对乳腺癌、艾滋病的关注和理解，或者利用新媒体制作科普短片来呼吁和推广戒烟。

（二）需求管理

在个体为了满足一些日常的卫生保健需求时往往由于各种因素而采用了不必要的、昂贵的医疗服务，从而浪费了医疗资源和自身的支出成本。那么，需求管理（demand management）则旨在提高健康消费者对自己医疗保健的参与度，寻求恰当的卫生服务并控制成本，更好地利用卫生资源。需求管理的开展对于提高人群健康管理效益也有积极意义，使人群卫生成本得到更有效的投放，减少浪费。需求管理涉及的内容包括寻找手术的替代疗法、帮助患者减少特定的危险因素并采纳健康的生活方式、鼓励自我保健等。医疗卫生服务机制可设置相关服务流程来实现需求管理，如 24 h 电话就诊分流服务、转诊服务、网络平台服务预约、互联网平台的卫生信息数据库、健康讲堂等。

（三）疾病管理

疾病管理（disease management）指面向特定的疾病人群提供的综合性的、一体化的医疗保健体系，也包含费用支付体系。包含人群识别、循证医学的指导、医生与服务提供者协调工作、患者的自我管理教育、过程和结果的预测与管理、定期的报告和反馈等。从个人角度来说，这个环节的健康管理侧重于患者的自我管理和保健行为，如及时就医、诚实告知病史和接触史、遵医嘱执行治疗计划、生活方式管理、症状管理、积极学习疾病知识、调适疾病医治的应对心态。

疾病管理的目标人群是特定疾病的患者人群，关注包括疾病个体和群体连续性的健康事件，而不是单纯的个体的病例管理，并且综合协调有关的医疗卫生服务和干预措施对疾病管理的影响极为关键。比如，性传播疾病患者的疾病管理，不仅要普及对患者性卫生教育和治疗措施，更应从社会层次规范高危人群的行为和健康教育从而降低危险暴露；在暴露后的就诊途径应兼顾保护患者隐私和就诊便利，如艾滋病病毒高危暴露后的危险评价和阻断服务。

（四）灾难性病伤管理

灾难性病伤管理（disaster illness-injury management）属于疾病管理的特殊分支，关注的疾病或伤害通常危害程度十分严重或花费巨大，如脑损伤、肿瘤、严重烧伤、器官移植、危急新生儿等。除了上述疾病管理的特征之外，灾难性病伤管理又具有其本身的复杂性，如预见性低、发生率低，往往不是短期内可治愈，并存在家庭、经济等多种复杂因素的制约。做好灾难性病伤管理的标准有：①能及时转诊；②适宜的、兼顾多方面因素的医疗服务计划；③医疗队伍涵盖较多专业领域，有能力应对多种需求；④最大限度地实现患者自我管理；⑤合理沟通，促进医患关系的良性循环。

（五）残疾管理

残疾管理（disability management）面向的是因工伤残的职业人群，通过伤残评估、机体功能与心理干预促进干预对象康复、改善生活质量、恢复劳动能力、减少治疗和康复成本的过程。影响残疾管理效益的因素包括：①医学相关，如伤残损害的严重程度、所选的治疗方案、治疗与康复过程、开始干预时所处疾病阶段、治疗方式、康复时长、并发症及药物不良反应等；②非医学相关，社会心理、职业、工作人际关系、职业压力、对工作的不满意程度、政策和程序等。

残疾管理应达到：①预防和阻止伤残的损害进一步恶化；②治疗疼痛，并兼顾功能恢复如劳动能力的恢复；③评估并设定康复和复工期望值；④详细说明限制事项和可行事项；⑤评估医学和社会心理因素；⑥在用人单位与患者间建立有效沟通；⑦必要时评估复职的可行性；⑧实行循环管理。

（六）综合的群体健康管理

综合的群体健康管理（comprehensive health management for population）是实践中普遍采用的策略，即综合客观因素协调多种健康管理策略，从而为个体建立有效的健康管理（见图5-3）。以不同社会机制分管为例，美国的常见模式是用人单位提供需求管理，医疗相关服务和保险机构提供疾病管理，人寿保险企业及社会福利机构分管灾难性病伤管理，部分企业也包含残疾管理。

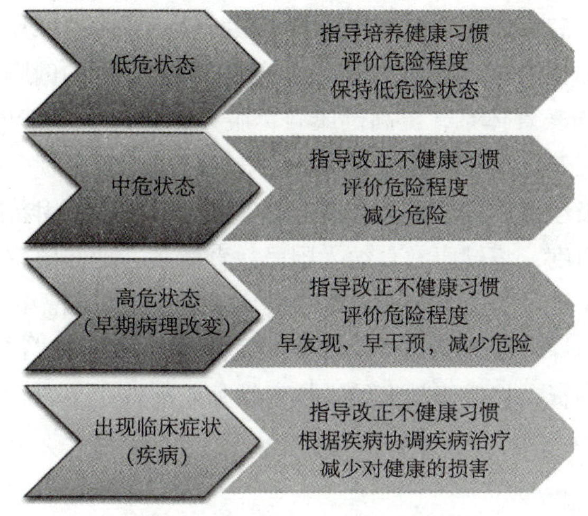

图5-3　健康管理基本策略

（资料来源：科学出版社《预防医学：案例版》（第3版））

第三节　践行健康行为干预措施

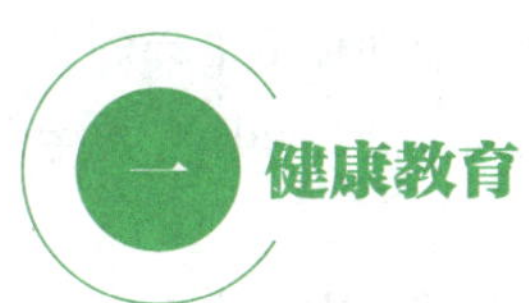

一　健康教育

（一）健康教育概念

在三级预防的理论下，健康教育（health education）贯穿了全过程，在预防医学领域起着至关重要的作用。健康教育是通过不同途径开展信息推广和行为干预，使个体或人群从传播健康信息、提升卫生意识开始，到树立科学的健康观念，进而自觉地采取健康行为模式和生活方式，降低危险暴露，达到疾病预防、治疗和康复及提高自身健康水平目的的相关活动及过程。

影响个体和群体的行为模式和意识观念是长期且复杂的过程。健康教育最早出现在20世纪50年代社区场所的结核病筛检工作中，从最早的社区、学校和卫生保健场所发展到几乎任何常见场景，如学校、医院、各种职业场景、社区和家庭等。健康教育普及的内容广泛，涉及危险因素的防范、筛检、疾病诊断、各类疾病治疗和康复。健康教育的展现形式从传统媒介逐步扩展到新兴媒体，表达方式也多种多样，紧跟时代，使受众更容易接触和接纳，最终内化成意识指导行为。

（二）加强健康教育

提高全民健康素养，推进全民健康生活方式行动，强化家庭和高危个体健康生活方式指导及干预，开展健康体重、健康口腔、健康骨骼等专项行动，开发推广促进健康生活的适宜技术和用品。建立健康知识和技能核心信息发布制度，健全覆盖全国的健康素养和生活方式监测体系。建立健全健康促进与教育体系，提高健康教育服务能力，从小抓起，普及健康科学知识。加强精神文明建设，发展健康文化，移风易俗，培养良好的生活习惯。各级各类媒体加大健康科学知识宣传力度，积极建设和规范各类广播电视等健康栏目，利用新媒体拓展健康教育。

加大学校健康教育力度，将健康教育纳入国民教育体系，把健康教育作为所有教育阶段素质教育的重要内容。以中小学为重点，建立学校健康教育推进机制。构建相关学科教学与教育活动相结合、课堂教育与课外实践相结合、经常性宣传教育与集中式宣传教育相结合的健康教育模式。培养健康教育师资，将健康教育纳入体育教师职前教育和职后培训内容。

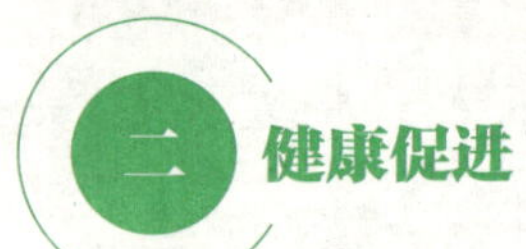

二 健康促进

长期吸烟的人为什么戒烟困难，回答总会包括一个类似的内容：我的朋友、家人、社交场合中，人情往来无法避免点燃一根烟。一个无法戒烟的人往往对吸烟的危害了然于胸，反反复复拿起放下香烟不仅因为烟瘾或意志力不够坚定，缺乏足够的戒烟环境的支持也是重要因素。生活中的例子比比皆是，在缺乏相应环境支持下进行和维持行为的改变是十分困难的。据此，继健康教育之后的健康促进（healthpromotion）则势在必行。根据世卫组织的定义，健康促进是促使个体维护和提高自身健康的过程。健康促进超越了对个人行为的关注，全面多维度延展到社会和环境层面的干预。在健康教育的基础上，通过政策、立法、经济手段和环境工程创造足够的社会和物质环境支持，以创造更深远的人群健康福祉。健康促进是人类健康和医疗卫生的战略性举措。

健康促进的实践依据是1986年首届国际健康促进大会通过的《渥太华宪章》中提出的5个行动策略：①建立促进健康的公共政策；②创造环境支持；③加强社区行动；④发展个人技能；⑤调整卫生服务方向。同时，《渥太华宪章》也提到健康促进的3条途径：①倡导，即通过一定的社会行动，为健康促进的主题获取广泛的社会认同和接纳以及政策支持；②增权，即在个体、社会关系、组织和社区等层面提高人们的参与度，使人们的自我决策、排除障碍和行动力等方面都得到强化；③协调，在推动健康促进时，往往牵动个人、社区、卫生机构、经济部门、政府和非政府组织等多方面的利益冲突，需有效协调并保证各方联合力量实现健康目标。

2021年，世卫组织在关于健康促进的主题中提到，新冠肺炎大流行期间，因抗疫需要世界各地约有3.5亿小学生无法继续学校课程，他们面临的压力、焦虑和其他心理问题都不断加

剧，早婚、早孕、家庭暴力等社会问题也会随之增加。据此，2021年6月世卫组织在官网上线了“使每座学校都成为健康促进学校”系列的刊物，并提出了8个实施标准（见表5-3）。应用这些全球标准可改善全世界19亿学龄儿童、青少年和工作人员的健康和福祉，为今天的学生、明天的成年人和未来的一代儿童带来3倍的红利。推进健康促进学校在全球的建立，以达到以下的人群健康效益：①使人们可以关心自己和他人；②做出健康的决定并控制生活环境；③创造有利于健康的条件（通过政策、服务、身体、社会条件）；④建设和平、住房、教育、粮食、收入、稳定的生态系统及公平、社会正义、可持续发展的能力；⑤造成死亡、疾病和残疾的主要原因，如寄生虫感染、烟草使用、性传播疾病、久坐的生活方式、毒品和酒精、暴力和伤害、不健康的营养；⑥影响与健康相关的行为，如知识、信仰、技能、态度、价值观。世卫组织促进学校卫生方案，将其作为防止青年面临重大健康风险的战略手段，并让教育部门参与，努力改变影响存在风险的教育、社会、经济和政治状况。

表5-3 全球健康促进学校标准

标准1	标准2	标准3	标准4
政府政策和资源	学校政策和资源	学校治理和领导力	学校和社区伙伴关系
整个政府致力于并投资使每所学校都成为一所促进健康学校	学校致力于并投资全校合作，成为一所促进健康学校	学校治理和领导力的全校模式支持一所健康促进学校	学校与当地社区合作，致力于健康促进学校
标准5	标准6	标准7	标准8
学校课程	学校社会—情感环境	学校物质环境	学校健康服务
学校课程支持学生健康和福祉的生理、社会、情感和心理方面	学校有一个安全、支持的社会—情感环境	学校拥有健康、安全、私密、包容的物质环境	所有学生都可获得全面的学校支持与相关的保健服务，以满足其身体、情感、心理和教育保健需求

注：表中内容译自世卫组织《Making every school a health-promoting school——global standards and indicators》。

课外实践练习

1. 结合不健康生活行为方式比较普遍的情况，开展大学校园调研，分析大学生存在哪些不健康行为，如何提高自我健康管理能力和健康水平。

2. 通过本次学习及案例，思考如何塑造自主自律健康行为。（讨论或角色扮演）

3. 你认为哪些行为是健康行为，哪些行为是不健康行为？

第六章 食品安全与合理膳食

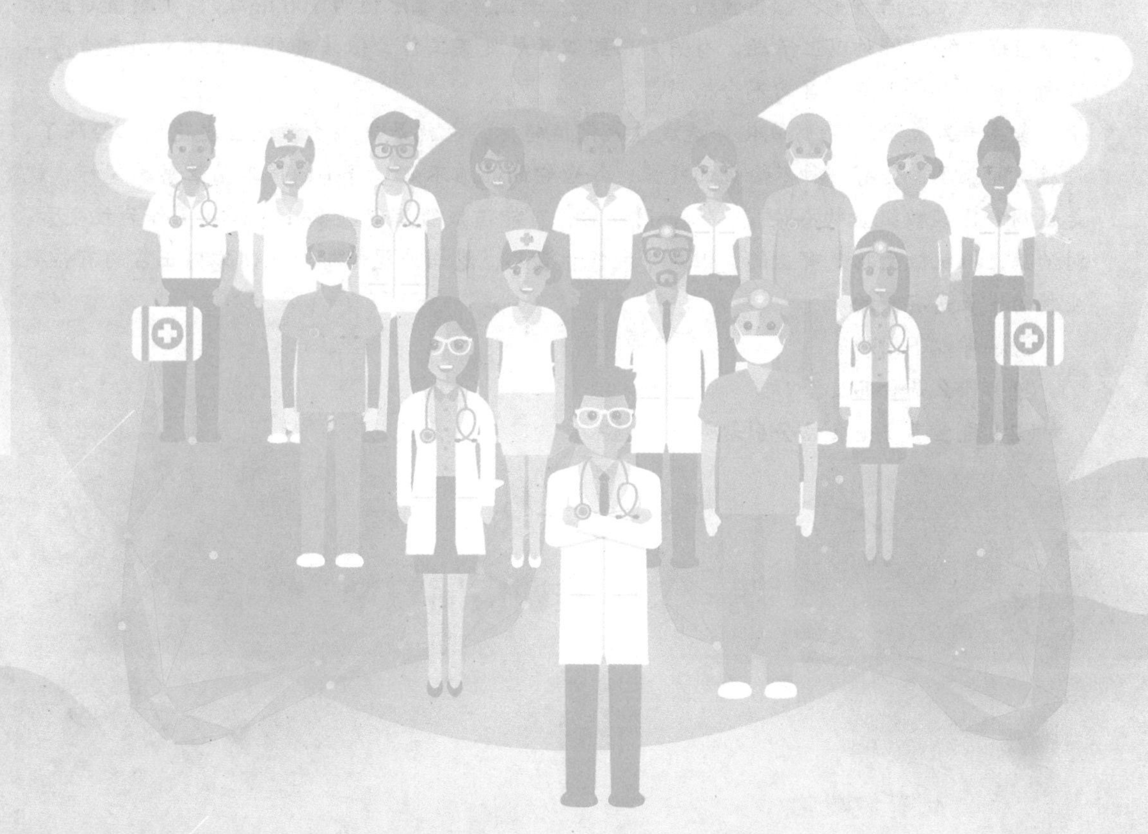

学习目标

知识目标

（1）掌握食品安全概念，食源性疾病种类，营养素概念、种类及对健康的影响。

（2）掌握膳食结构的概念和类型。

（3）掌握膳食指南的主要内容。

能力目标

（1）学会并应用合理膳食干预措施。

（2）能根据膳食指南调整自身膳食结构。

思政目标

（1）增强大学生对食品安全和合理膳食的认识，提高自我保护和合理膳食素养。

（2）培养大学生科学的饮食观念并积极传播合理膳食科学思想。

思政导学

江苏省市场监管局在食品安全监督抽检任务中检出不合格样品 6 批次。不合格样品包括鱼皮花生、野山椒凤爪、梭子蟹、沼虾和牛蛙。其中，一批次鱼皮花生过氧化值超标，标准要求过氧化值应小于等于 0.5 g/ 100 g，实际检出值为 0.68 g/ 100 g；一批次牛蛙不合格项目为含抗生素恩诺沙星，检出值为 454 μg/kg，而国家标准限值为 100 μg/kg，实测值超出标准限值近 4 倍。针对以上情况，有关部门组织开展处置工作，依法查处违法行为，查清产品流向，督促企业下架、召回不合格产品。

食品专家表示："脂肪氧化会造成过氧化值超标，也就是说上述涉案鱼皮花生已经陈了，存放时间长了，会有一种不愉悦的气味，导致它的品质不好。野山椒凤爪菌落总数超标，就是说明它已经被微生物感染了，人食用以后，可能造成腹泻等疾病。恩诺沙星作为抗生素，对治病、抵抗微生物是有益的，但是牛蛙作为食品，恩诺沙星超标对人体体内正常的有益微生物的生长是有害的。"

请思考以下问题。

（1）什么是食品安全？

（2）进食不安全食品会引起哪些问题？

第一节　初识食品安全

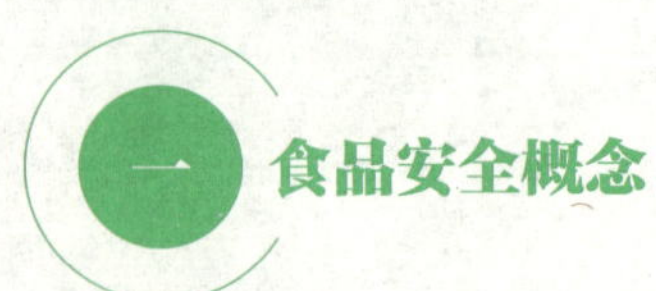

一　食品安全概念

食品安全牵系着所有人的生命质量和社会的稳定发展。在食品的生产（包括种植和养殖）、

加工、储存、运输、流通、烹制到食用等环节中，随时都有可能发生影响食品安全的事故，从而危害人体健康。自 1979 年以来，我国不断修订和颁布实施有关食品安全的法律政策，规范食品相关行业，保障国民饮食安全。自 2015 年 10 月 1 日起实施修订后的《中华人民共和国食品安全法》（以下简称《食品安全法》）。

世卫组织对食品安全的描述是对食品按其原定用途进行制作和食用时不会使消费者受害的一种担保，可以理解为食品的种植、养殖、加工、包装、储存、运输、销售、消费等活动符合国家强制标准和要求，不存在可能危害或威胁人体健康的有毒有害物质而导致消费者发生疾病或死亡的隐患，不危及消费者及其后代的健康。我国《食品安全法》对食品安全的定义为：无毒、无害，符合应当有的营养要求，对人体健康不造成任何急性、亚急性或慢性危害。

食品安全涵盖了食品卫生、质量安全、数量安全、营养安全、生物安全和可持续安全等广泛内容，本项目主要论述与食品安全相关的疾病与健康问题，涉及食品污染、食源性疾病、食物中毒的基础常识。

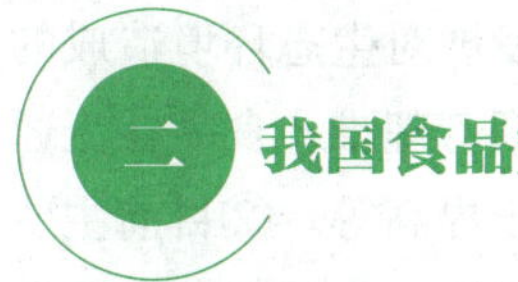

二 我国食品安全现状

根据《党的十八大以来中国食品安全状况的研究报告》显示：①党的十八大以来，我国主要食用农产品的生产与市场供应总体上较为充足，尤其是大众化的食用农产品供应量基本保持相对稳定，较好地满足了人民群众的生活需要。②我国已成为世界蔬菜生产和消费的第一大国，蔬菜成为种植业中仅次于粮食的第二大农作物。2018 年全国水果总产量约 2.61 亿吨、猪牛羊禽肉产量 8 517 万吨、禽蛋产量 3 128 万吨、牛奶产量 3 075 万吨、水产品产量 6 469 万吨。③新时代的中国农业发展已步入由数量型扩张向质量型保障发展的历史新阶段，2013 年以来，除个别年份外，我国主要食用农产品总体抽检合格率均保持在 97% 以上的高水平。2018 年我国主要食用农产品总体抽检合格率达到了 98.2%，蔬菜和水产品的检测合格率分别达到 97.2% 和 97.1%，均比上年有所提高；畜禽产品、水果和茶叶的检测合格率分别为 98.6%、96.00% 和 97.20%。④ 2013 年以来，我国食品工业始终坚持“稳中求进”的总基调，贯彻新发展理念，努力推进结构调整，食品工业基本平稳，市场供应较为充足。⑤ 2013 年以来，除个别年份外，食品监督抽检合格率均在 96% 以上，保持了“总体稳定、趋势向好”的基本格局。2018 年，国家市场监督管理总局共完成食品安全监督抽检 24.9 万批次，覆盖 33 大类食品，总体合格率为 97.6%。其中，乳制品、蛋制品、食用油和油脂及其制品、粮食加工品、水产制品等 5 类日常消费大宗食品的抽检合格率分别为 99.7%、99.3%、98.8%、98.5%、97.6%（见图 6-1）。⑥中国消费者协会受理的食品消费投诉量总体上呈下降趋势，由 2013 年的 42 937 件下降到 2018 年的 30 101 件，年均下降 6.86%。

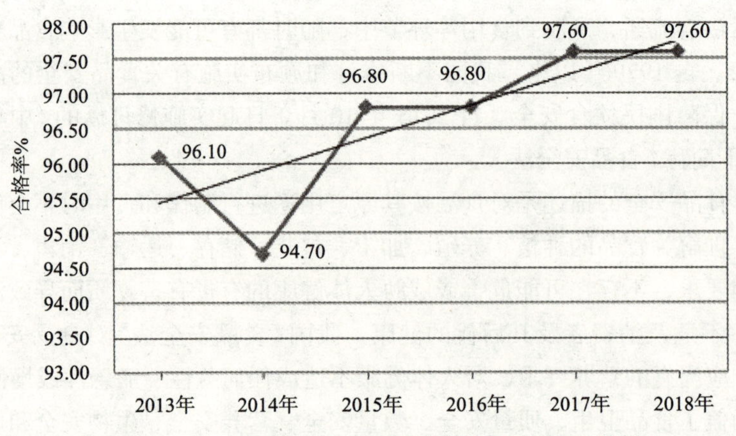

图 6-1　2013—2018 年食品监督抽检合格率及其变化

（资料来源：中国食品安全网）

我国食品安全现存的问题主要包括：①食用农产品质量安全风险。现阶段我国食用农产品质量安全风险仍较为突出，风险隐患仍将长期存在。包括长期的工业化发展对生态环境造成的破坏、农药残留、农产品生产经营主体组织化程度相对较低、农产品追溯管理难、食品在流通与储存环节的腐损率相对比较高、冷链运输和储藏等技术水平有待进一步提高等。②目前主要的食品安全风险是微生物污染、违规使用食品添加剂、质量指标不符合标准、农药兽药残留不符合标准和重金属污染。2018 年的监督抽检数据显示，微生物污染、超范围与超限量使用食品添加剂、质量指标不符合标准、农兽药残留不符合标准、重金属污染分别占不合格样品总量的 29.6%、25.0%、16.8%、15.4%、7.6%。③进口食品的安全风险。进口食品不合格的最主要原因有滥用食品添加剂、品质不合格、标签不合格、证书不合格、微生物污染等。2018 年，由于不符合我国食品安全国家标准和法律法规要求而拒绝入境的食品共 1 351 批次，创 2008 年以来的新低。被拒绝入境的不合格食品批次最多的前十位来源地依次分别为中国台湾、美国、意大利、日本、越南、法国、澳大利亚、泰国、德国、韩国。上述 10 个国家和地区被拒绝入境的不合格进口食品合计为 926 批次，占全部不合格批次的 68.55%。

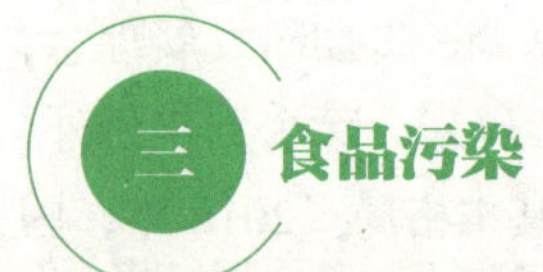

三　食品污染

食品污染（food contamination）指在各种条件下，引起外源性有毒、有害成分侵染食物，或食物自身的化学变化产生有毒、有害成分，从而导致食品的安全性、营养性和（或）感官性状发生改变的过程，主要包括生物性污染、化学性污染和物理性污染 3 类。食品污染不仅破坏食品的感官性状和营养价值，影响食品质量，也会引起急慢性中毒和危害，还会导致致癌、致畸、致突变的长远危害。

（一）生物性污染

生物性污染包括微生物污染、寄生虫污染和昆虫污染。微生物污染又分为细菌及细菌毒素污染、病毒污染和真菌及真菌毒素污染。

常见的食品细菌包括：①假单胞菌属，可污染大多数食品，比如蔬菜、肉、家禽和海产品，是新鲜的冷冻食物的重要腐败菌；②黄单胞杆菌属，主要引起水果和蔬菜的腐败，是植物致病菌；③微球菌属和葡萄球菌属，各类食品中均常见，可产生色素；④芽孢杆菌属和梭状芽孢杆菌属，多引起肉类和罐头食品腐败；⑤肠菌群，包括大肠埃希菌、柠檬酸杆菌属、克雷伯菌属、志贺菌属、沙门菌、变形杆菌等，与水产品、肉、蛋的腐败相关，大肠菌群是食品的粪便污染指示菌和肠道菌群致病菌污染的指示菌，但不太适用于冷冻食品的粪便污染指标；⑥弧菌属和黄杆菌属，鱼类、水产品的常见腐败菌；⑦嗜盐杆菌属和嗜盐球菌属，可产生橙红色色素，是盐腌制食品的常见腐败菌；⑧乳杆菌属，可用于生产乳酸或发酵食品，但污染食品后则引起食品变质，主要见于乳品食物。

食品常见的产毒真菌主要有曲霉菌属、青霉菌属、镰刀菌属及绿色木霉、漆斑菌属、黑色葡萄状穗霉等。食品中已知的真菌毒素约有200种，主要有黄曲霉毒素、赭菌霉素、杂色曲霉菌素、岛青霉素、黄天精、环氯素、展青霉素、桔青霉素、皱褶青霉素、青霉酸、单端孢霉烯族化合物、玉米赤霉烯酮和伏马菌素。这里主要阐述黄曲霉毒素的危害和预防措施。

黄曲霉毒素（aflatoxin，AF）主要产自黄曲霉和寄生菌霉。根据其化学结构不同分为B_1、B_2、G_1、G_2、M_1、M_2等分型，毒性大小为$B_1>M_1>G_1>B_2>M_2>G_2$。黄曲霉毒素主要污染粮油食品及其制品，最容易受到污染的包括玉米、花生、棉籽油，其次为稻谷、小麦、大麦、豆类，在动物性食品、干果类和干辣椒中也可见，家庭自制发酵食品可能发生黄曲霉毒素污染。在食品卫生监测中主要以黄曲霉毒素B_1为污染指标，因黄曲霉毒素B_1毒性和致癌危害性最大。

进入机体的黄曲霉毒素主要浓集在肝脏，产生较强的肝脏毒性和致癌性。①黄曲霉毒素可引起急性毒性，多种敏感动物在摄入黄曲霉毒素后3天内死亡，人黄曲霉毒素急性中毒者主要表现为黄疸、发热、呕吐和厌食，严重者还会出现腹水、下肢水肿、肝脾肿大、肝硬化甚至死亡；②黄曲霉毒素的慢性毒性表现有动物生长障碍、肝脏不同程度损伤或肝硬化、体重减轻、母畜不孕或产仔减少等；③黄曲霉毒素具有强致癌性，是目前公认的最强化学致癌物，主要引起肝癌，也会诱发其他部位的肿瘤病变，包括胃、肾、直肠、乳腺、卵巢、气管、小肠等。

控制和预防黄曲霉毒素污染是食品卫生的重要内容，主要的预防措施有：①食物防霉，这是最根本的措施，田间既要对作物防虫防倒伏，收作物时排除霉变作物，收后控制作物水分（一般水分低于13%，玉米低于12.5%，花生仁低于8%），保持粮仓干燥通风，也可以选育抗霉作物品种；②去除毒素，常用方法包括挑选霉粒法、碾压加工法、植物油加减去毒法、物理去毒法（加白陶土、活性炭等吸附剂吸附毒素）、紫外光照射（日晒粮粒）、氨气处理法等；③国家也制定了严格的黄曲霉毒素限量标准以控制黄曲霉毒素的危害。

（二）化学性污染

化学性污染包括：①农药、兽药残留；②工业“三废”（废水、废气、废渣）导致的重金属污染；③食品接触材料、运输工具等有毒有害成分迁移到食品中导致污染；④滥用食品添加剂；⑤食品加工、储存过程中产生有毒有害物质引起污染；⑥食品生产过程中的掺假、制假，加入了非法添加物质。本项目主要阐述有毒重金属、N-亚硝基化合物、多环芳烃、杂环胺类的污染及预防。

有毒重金属主要来自农药使用和工业“三废”，也可受污染于食品加工、储存、运输与销售等环节，部分地区环境中元素含量不均也可造成食用动植物重金属含量偏高。较常见的有毒重金属主要有汞、镉、铅、砷等。有毒重金属可对人体多系统产生多种急慢性毒性，有较高的致伤、致残、致死、致畸、致突变概率，有蓄积性，可通过食物链发生生物富集作用。对有毒重金属污染的管控措施包括：①严控工业“三废”的排放；②从源头治理土壤与水源，减少污染扩散；③合理使用农药，禁止使用含有毒重金属成分的农药；④通过规范食品生产企业的食品加工设备、管道、食品接触材料及制品，减少镉、铅污染；⑤制定食品重金属限量标准并监督执行。

N-亚硝基化合物（N-nitroso compounds，NOCs）包括N-亚硝胺和N-亚硝酰胺两大类，往往具有遗传毒性和动物致癌性，主要损害肝脏、骨髓和淋巴系统，并可引发多种致癌、致畸、致突变效应。通过职业暴露、饮食、化妆品和吸烟等多种途径接触的为外源性NOCs，通过人体利用胺类物质经亚硝化基反应合成的为内源性NOCs，合成场所主要是胃。食品中的NOCs来源主要分为NOCs前体物和NOCs。①NOCs前体物：这类物质在一定条件下通过亚硝基化反应即可转变成NOCs，主要有硝酸盐、亚硝酸盐和胺类物质；硝酸盐还原菌、腌制、蔬菜不新鲜等因素可使蔬菜中的亚硝酸盐含量增加，使用硝酸盐、亚硝酸盐作为食品防腐剂和护色剂（允许使用但应在国家限量标准内）是动物性食品中硝酸盐和亚硝酸盐的来源；肉、鱼等动物性食品因腌制、烘烤、煎炸、晒干、烟熏、装罐等加工过程会产生大量的胺类。②食品中的NOCs：食品中的胺类物质与亚硝酸盐反应即可生成亚硝胺，即亚硝基化反应。

NOCs污染的预防措施主要有：①防止微生物污染食物，防霉变；②改善食品加工工艺，减少NOCs前体物和NOCs的产生；③农业用肥选用钼肥，有利于降低蔬菜中硝酸盐和亚硝酸盐含量；④阻断亚硝基化反应，具有较强阻断作用的物质包括维生素C、维生素E、酚类和黄酮类化合物，茶叶、猕猴桃、沙棘果汁、大蒜均含有有利成分抑制亚硝胺的产生，注意口腔卫生，减少硝酸盐在唾液中的转化；⑤制定食品NOCs的限量标准并监测，避免食用NOCs含量超标的食品。

多环芳烃化合物（PAH）是一类强致癌物，以苯并（a）芘［B(a)P］最重要。主要由有机物不完全燃烧产生，如煤、汽油、柴油、木材、脂肪和香烟。主要来源：①烘烤或熏制食品时直接污染；②高温烹调加工时食物成分发生转化，炭火烤、柴炉加工、自制熏肉、烧烤油滴燃烧等均使食物含大量的B(a)P，B(a)P水溶性低，水洗不能清除；③植物性食物可吸收环境中的多环芳烃，水产品吸收受污染的水中的多环芳烃；④机油和食品接触材料污染；⑤在柏油路上晾晒粮食谷物，沥青中含有B(a)P使之污染；⑥植物和微生物可微量合成多环芳烃。

多环芳烃化合物污染的预防措施包括：①防止污染，减少环境B(a)P污染，改进烘、熏、烤等加工过程中的燃烧，避免食物直接接触炭火、烟，使用熏烟洗净器或冷熏液，不在柏油路上晾晒作物；②去毒，使用活性炭吸附油脂中的B(a)P；③制定食品B(a)P限量标准。

杂环胺类化合物主要来自高温（200~300 ℃或以上）加工食物。加热温度越高、时间越长、食物中含水量越少，则越易产生杂环胺。杂环胺需经过机体代谢活化后才具有致突变和致癌作用。对杂环胺类化合物的预防主要有：①改变不良的烹调方式和饮食习惯，少采用烧、烤、煎、炸的烹调方式，不宜烧焦食物，煎炸食物时，在鱼、肉表面涂抹淀粉糊及烹调前微波预热可减少杂环胺类化合物生成；②增加水果、蔬菜的摄入。膳食纤维可吸附杂环胺类化合物，蔬果中的酚类和黄酮类可抑制杂环胺类化合物的致癌、致突变作用；③制定杂环胺类化合物限量标准。

（三）物理性污染

物理性污染主要包括杂物污染和放射性污染。

杂物污染主要来自食品的生产、储存、运输、销售、仓储等不同环节中污染物和掺杂掺假物，其发生比较偶然，不易防护。虽然杂物污染对人类健康不一定产生直接威胁，但影响了食品的感官性状和营养价值，防护上主要是食品从生产到使用全过程改善工艺和监督管理，制定食品安全标准并严格执行。

放射性污染物主要分为天然辐射源和人工辐射源。自然环境中的辐射源通过植物的根系吸收或动物进食可向食品转移，而人类医药卫生、工农业生产、国防、能源、食品保鲜储存等实践活动是人工辐射源的来源，而当出现事故性核泄漏时，核辐射则对环境和食品产生巨大的影响。

食品中的放射性核素电离辐射对人体或动物产生的生物学效应按剂量阈值可分为确定性效应和随机性效应。确定性效应是电离辐射达到一定的剂量阈值引发的特定的效应，通常危害严重，包括辐射性白内障、高色素性贫血、白细胞血小板减少、再生障碍性贫血、放射性不育症、全身放射性损伤、皮肤电离损伤（红斑、脱毛、脱屑、溃疡、皮肤癌）及寿命缩短等，年幼人群产生的效应更严重。随机性效应则与辐射阈值无关，而是呈现剂量—效应正相关关系，随着辐射剂量的增加，引发体细胞和生殖细胞危害增加，表现为基因突变、癌变和遗传性疾病。人体对电离辐射最敏感的组织为甲状腺和骨髓，常见的辐射癌症有白血病、甲状腺癌、乳腺癌、肺癌等。食品的放射防护主要从加强放射源监管和食品卫生监测着手。

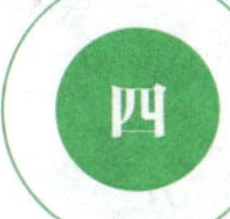

四 食物腐败和预防

食物腐败变质（food spoilage）指食物在以微生物（主要是细菌、酵母菌、真菌）为主的各类因素作用下引起的食物原有物理化学性质发生变化，使食物的营养价值受损的过程。常见的有鱼肉蛋禽等的腐臭败坏、谷物霉变、蔬果溃烂发酵、油脂酸败等。

做好食物保藏是重要的腐败预防措施。食物的保藏主要通过改变食物的温度、水分、渗透压等物理化学条件，达到杀灭或抑制微生物滋长的效果。主要方法包括：①化学保藏包括盐腌法、糖渍法、酸渍法和防腐剂、抗氧化剂保藏。盐腌法（盐浓度大于10%）和糖渍法（含糖量60%~65%）都是通过提高渗透压使微生物脱水死亡，需密封防潮；酸渍法则是使保藏条件的pH低于4.5，抑制微生物繁殖，常用于蔬菜保藏，如泡菜、酸菜等；防腐剂可抑制或杀灭微生物，抗氧化剂主要用于防止油脂酸败，添加量均应符合我国食品添加剂使用标准的规定。②低温保藏，原理是低温可降低细胞酶的活性，使食物细胞代谢减慢，同时也抑制微生物的代谢，从而延缓或防止食物变质。分为冷藏（-1~10 ℃）和冷冻（低于-18 ℃），冷冻保藏的食品无论是冷冻还是解冻都不宜缓慢，快速冷冻和解冻有利于保护食物的风味，故而合理使用微波炉解冻比自然解冻或泡水解冻更好，对防护微生物污染效果更好。③加热杀菌保藏，包括常压杀菌、加压杀菌、超高温瞬时杀菌和微波杀菌（见表6-1）。④干燥脱水保藏，有日晒、阴干、喷雾干燥、减压蒸发、冷冻干燥等方法，其中冷冻干燥是将食物速冻后在高真空下水分升华挥发，可保持食物中的营养成分，食用前加水即可复原。生鲜食物干燥脱水前应热烫、硫黄熏蒸或添加抗坏血酸和食盐来破坏食物内酶的活性，肉鱼蛋类干燥前可加酵母菌或葡萄糖氧化酶防止褐变。⑤辐照保藏，用于食物的杀菌、灭虫、抑制蔬菜发芽、延迟果实后熟等，辐照穿透力强、节能、效率高、保护食物的感官和营养，属于“冷加工”，仅轻微升温。常用 ^{60}Co、^{137}Cs 产生的 γ 射线和电子加速器产生的低于 10 MeV 的电子束，使用时需符合有关食品辐照的安全标准。

表 6-1　食品的加热杀菌保藏方法

加热方法	条件	适用食物	优点
常压杀菌	大气压条件下，≤ 100 ℃ 牛奶巴氏消毒法：63 ℃ 30 min 或 72 ℃ 15 s	液态食物消毒 巴氏消毒适用于牛奶、pH＜4的蔬果汁、啤酒、醋、葡萄酒等	最大限度地保持食品原有性质
加压杀菌	高于大气压，0.2 MPa 100～120 ℃	肉类、中低酸性的罐头食品	高效，可杀灭繁殖型和芽孢型细菌
超高温瞬时杀菌	封闭系统中＞120 ℃，杀菌几秒后迅速冷却	对热敏感的食品	高效，同时保护食物的品质
微波杀菌	电磁波频率 300～30 000 MHz，广泛应用的为 915 MHz 和 2 450 MHz	915 MHz：含水量高、厚度大、体积较大的食物。 2 450 MHz：含水量低的食物	快速、节能、对食物品质影响小

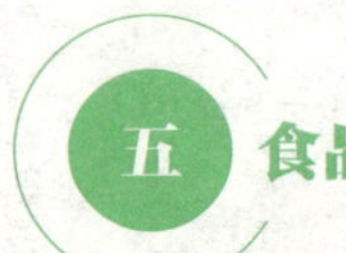

五　食品添加剂

我国《食品安全法》和《食品安全国家标准 食品添加剂使用标准》（GB 2760—2011）对食品添加剂的定义是为改善食品品质和色、香、味及为防腐、保鲜和加工工艺的需要而加入食品中的人工合成或天然物质。主要包括酸度调节剂、抗氧化剂、漂白剂、着色剂、护色剂、酶制剂、增味剂、防腐剂、甜味剂等，以及食用香料、胶基糖果中的基础物质、食品工业用加工助剂等，共有 22 种。常用食品添加剂及非法添加物的类型见表 6-2。

表 6-2　常用食品添加剂及非法添加物的类型

添加剂类型	作用	常见品类
酸度调节剂	维持或改变食品酸碱度，增加食欲	柠檬酸、乳酸、酒石酸、苹果酸、柠檬酸钠、柠檬酸钾
抗氧化剂	防止或延缓油脂或食物成分氧化分解、变质	丁基羟基茴香醚（BHA）、二丁基羟基甲苯（BHT）、没食子酸丙酯（PG）、特丁基对苯二酚（TBHQ）、抗坏血酸

续表

添加剂类型	作用	常见品类
漂白剂	使食物褪色或免于褐变，兼具防腐作用	二氧化硫、焦亚硫酸钾、焦亚硫酸钠、亚硫酸钠、亚硫酸氢钠、低亚硫酸钠、硫黄
着色剂（色素）	赋予食品色泽和改善色泽	天然色素：辣椒红、红曲红、姜黄素、紫胶红、胭脂虫红、焦糖色、甜菜红、番茄红素、β-胡萝卜素 合成色素：柠檬黄、苋菜红、赤藓红、亮蓝、胭脂红、靛蓝、日落黄等
护色剂	使肉及肉制品色泽稳定	（亚）硝酸钠/钾、葡萄糖酸亚铁、D-异抗坏血酸及其钠盐
酶制剂	加速食品加工过程和提高食品产品质量，来源于生物体	谷氨酰胺转氨酶、木瓜蛋白酶、α-淀粉酶
增味剂	补充、增强食品原有风味	氨基乙酸（甘氨酸）、L-丙氨酸、琥珀酸二钠、辣椒油树脂、谷氨酸钠、糖精钠
防腐剂	防止食品腐败变质	苯甲酸（钠）、山梨酸（钾）、脱氢乙酸（钠）、丙酸（钠）、钙盐、单辛酸甘油酯
甜味剂	赋予食物甜味	糖精钠、蔗糖、果糖、木糖醇、阿斯巴甜、安赛蜜、甜菊糖苷、罗汉果甜苷

我国食品添加剂的使用必须符合现行的《食品安全国家标准 食品添加剂使用标准》（GB 2760—2011）、《复配食品添加剂通则》（GB 26687—2011）、《食品安全法》及其他卫生部门规定的范围和剂量。食品添加剂使用的基本要求包括：①不应对人体产生任何健康危害；②不应掩盖食品腐败变质；③不应掩盖食品本身或加工过程中的质量缺陷或以掺杂、掺假、伪造为目的而使用食品添加剂；④不应降低食品本身的营养价值；⑤在达到预期效果的前提下尽可能减少用量。常见的食品非法添加物主要包括吊白块（有漂白、增色、防腐作用）、苏丹红（增色、增光）、瘦肉精（促进动物瘦肉生长）及三聚氰胺（造成蛋白质含量高的假象）。

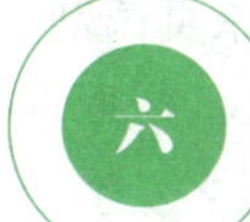

六 食源性疾病和食物中毒

食源性疾病按我国《食品安全法》的描述是食品中的致病因素进入人体引起的感染性、中毒性等疾病，包括因食物感染的肠道传染病、食源性寄生虫病、人兽共患传染病、食物过敏和食物中毒。食源性疾病具备 3 个基本要素：①食物是携带和传播病原物质的媒介；②导致人体罹患疾病的病原物质是食物中所含有的各种致病因子；③临床特征为急性、亚急性中毒或感染。

食物中毒（food poisoning）指因食用了含生物性、化学性有毒有害物质的食物或误食有毒有害物质而发生的急性、亚急性非传染性疾病。食物中毒是食源性疾病最常见的一类疾病，不包括以下类型疾病：因暴饮暴食导致的急性胃肠炎、食源性肠道传染病（如伤寒）、食源性寄生虫病（如旋毛虫感染）、因一次大量或长期少量多次摄入一些有毒有害物质而引发的慢性疾病（如致癌、致畸、致突变）。根据发病原因食物中毒可分为细菌性食物中毒、真菌及其毒素食物中毒、有毒动物中毒、有毒植物中毒和化学性食物中毒。

食物中毒的特点：①潜伏期短、发病骤急、常呈暴发状态；②发病与食物有关，患者有食用同一有毒食物史，涉及范围与有毒食物供应范围一致，停止供应相关食物后流行可终止；③患者临床反应基本相似，以胃肠道症状为主；④一般不发生人与人之间的直接传染。

（一）细菌性食物中毒

细菌性食物中毒是最常见的食物中毒，病原体多为沙门菌、副溶血性弧菌、蜡样芽孢杆菌、金黄色葡萄球菌及其所合成的肠毒素、引起腹泻的大肠埃希菌、肉毒梭菌、变形杆菌等。其特点是：①发病率高，病死率不一。沙门菌、葡萄球菌和变形杆菌等常见细菌所致食物中毒通常病程短、康复快速、预后良好、病死率低；而李斯特菌、结肠炎耶尔森菌、肉毒梭菌、耶毒假单胞菌所致食物中毒则病程较长、病情严重、康复缓慢、病死率高。②一般全年可发病，夏秋季节（5~10月）是细菌性食物中毒的高发季节。③畜肉类食物储存不当最易引起细菌滋生，是引起细菌性食物中毒的主要食物来源，其次为禽、鱼、乳、蛋等食物；植物类型的食物（剩米饭、糕、粉）较容易导致金黄色葡萄球菌、蜡样芽孢杆菌感染。

预防细菌性食物中毒须注意以下几点：①食物生产、加工、烹煮、储存、运输等各环节严格按有关要求执行，严防细菌感染，相关从业人员严格执行就业前体检和就业后定期体检；②养成良好的饮食习惯，注意卫生，不生食；③注意家庭饮食卫生，充分加热食物破坏致病菌和毒素，低温冷藏食品（低于10 ℃），保证冰箱、烹调器具和厨房环境的清洁，案板生熟分开，及时处理厨余垃圾。

（二）真菌及毒素食物中毒

真菌及毒素食物中毒主要有赤霉病麦中毒和霉变甘蔗中毒，均有发病率高、死亡率高的特点。农作物如麦类、玉米因感染镰刀菌而产生赤霉病变，不仅粮食减产，而且食用了病变作物的人畜都会发生食物中毒。雨水多且潮湿的地区作物和粮食较易感染赤霉病，主要的预防措施是防止谷物真菌感染和产生毒素，如选育抗霉品系，改善田间小气候，使用安全的杀真菌剂，收获谷物后及时脱粒并晾晒，储存时应通风干燥，勤翻晒。甘蔗节菱孢霉是霉变甘蔗的产毒真菌，甘蔗长期储存或不成熟的甘蔗更容易发生霉变，误食霉变甘蔗会引起食物中毒，多发生于我国初春季节（2~3月）的北方地区，儿童、青少年发病较多。霉变甘蔗中毒起病急，重者2小时内发病，除了消化道症状，加重后有阵发性抽搐，可死于呼吸衰竭，若幸存也可能伴随严重的神经系统后遗症，终身残疾。最重要的预防措施是不消费、不食用霉变甘蔗，收割成熟后的甘蔗，储存时间不宜太长且要防捂防冻，定期检查排除霉变甘蔗。

（三）有毒动植物性食物中毒

比较多见的有河豚中毒、不新鲜鱼类的组胺中毒、麻痹性贝类中毒、毒蘑菇中毒、含氰苷类植物性食品（苦杏仁、果仁、木薯）中毒、粗制棉籽油中的棉酚中毒等（见表6-3）。

表6-3 常见有毒动植物性食物中毒

中毒类型	毒性成分	临床特点	急救处理	预防措施
河豚中毒	河豚毒素（TTX）	发病急，潜伏10 min~3 h，手指、口唇舌刺痛、胃肠刺激、重者角膜反射消失、肌肉麻痹、言语不清，常死于呼吸麻痹、循环衰竭	无特效解毒药；催吐、洗胃、导泻、补液利尿；给予大剂量肾上腺皮质激素和莨菪碱类药物	不食用河豚。食用河豚时去毒，断头、放净血液、去除内脏、扒皮、反复冲洗 废弃物加碱密封发酵处理后作肥料，冲洗后的液体加碱去毒后方可排放
不新鲜鱼类的组胺中毒	组胺	发病急、症状轻、恢复快。全身皮肤潮红、荨麻疹、发热、结膜充血、头痛头晕、腹痛腹泻、血压下降甚至心脏骤停	抗组胺药物+对症治疗；常用口服盐酸苯海拉明或静脉注射10%葡萄糖酸钙注射液，口服维生素C	不食用腐败变质的鱼类；鱼类运输和储藏须冷冻；青皮红肉鱼类食用时应去毒，去除鱼头、内脏、血块，洗净冷泡，烹煮时加醋或红果等，以减少组胺摄入
麻痹性贝类中毒	石房哈毒素、新石房哈毒素、漆沟藻毒素、脱氨甲酰基石房哈毒素	潜伏期短，唇、牙龈、舌周刺痛，指尖、脚趾麻木，扩散至手臂、腿和颈部，呼吸困难。24 h内死于呼吸麻痹，病程超过24 h者预后良好	无特效解毒药；催吐、洗胃、导泻；对症治疗	海水富营养化时（赤潮）不应捕捞食用贝类
毒蘑菇中毒	胃肠毒素、神经毒素、溶血毒素、肝肾毒素、类光过敏毒素	胃肠道炎症、流涎。流泪、大汗、瞳孔缩小、脉搏缓慢、谵妄、幻觉、呼吸抑制、黄疸、肝脾肿大、日光性皮炎等	及时催吐、洗胃、导泻、灌肠；注射阿托品、氢化可的松等；对症治疗	不食用毒蘑菇。毒蘑菇常生长于阴暗肮脏环境，颜色艳丽、形状奇特、分泌物浓稠、色异、气味怪异等
含氰苷类植物性食品中毒	氰苷	口苦、恶心呕吐、头痛头晕、心悸、四肢乏力、胸闷、呼气有苦杏仁味、意识错乱、惊厥，死于呼吸麻痹或心脏骤停	5%硫代硫酸钠洗胃；解毒治疗加对症治疗	不食用苦杏仁、水果仁、木薯等；加水煮沸苦杏仁等食物，以挥发氢氰酸，木薯去皮蒸煮
棉酚中毒	棉酚、棉酚紫、棉酚绿	急性症状：恶心呕吐、腹胀腹痛、便秘头晕、麻木乏力、死于呼吸衰竭 慢性症状：烧热病、生殖功能障碍、低血钾	无特效解毒药；催吐、口服大量糖水或淡盐水，服用大量维生素C和B族维生素；对症处理，保持呼吸道通畅	不食用粗制生棉籽油；棉籽蒸炒加热后榨油，再加碱处理

（四）化学性食物中毒

化学性食物中毒病死率高，常见的致病因子包括有毒重金属、亚硝酸盐、农药（有机磷农药、毒鼠强、甲醇、克百威和氟乙酰胺）。

第二节　认知营养与合理膳食

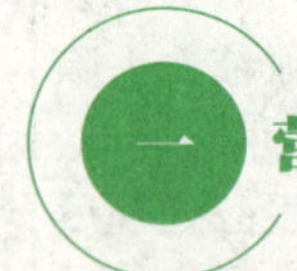

一　营养和营养素概念

通过食物获取人体必需的营养素是人类谋求生存的基础。营养(nutrition)指人体摄取、消化、吸收、利用食物中各种营养素，满足人体各种生命活动需要的过程。营养对健康的影响贯穿了整个生命过程，从生开始到死结束。

营养素（micronutrients）指食物中可给人体提供能量、机体构成成分和组织修复及生理调节功能的化学成分。人体需要的营养素种类包括蛋白质、脂类、碳水化合物（包括膳食纤维）、矿物质 、维生素和水。根据人体内含量或需要量可分为宏量营养素（包括蛋白质、脂类和碳水化合物，又叫产能营养素）和微量营养素（包括矿物质和维生素）；根据机体是否可自身合成供给分为必需氨基酸/脂肪酸（指自身无法合成而必须从外界获取的不可缺少的氨基酸或脂肪酸）和非必需氨基酸/脂肪酸（指可经过机体代谢产生或满足机体需求的氨基酸或脂肪酸）；维生素通常根据溶解性分为脂溶性维生素（包括维生素A、维生素D、维生素E、维生素K）和水溶性维生素（B族维生素、维生素C）。矿物质和维生素对人体来说，都是需要量微小但必不可少的。

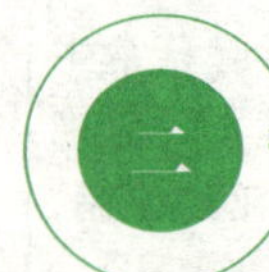

二　营养素来源及其功能

（一）蛋白质

蛋白质（protein）生理功能包括：①构成和修复组织。构成肌肉、内脏、骨骼以及细胞支架等；参与皮肤破损的修复、血管内皮的修复。②构成酶和激素。绝大多数酶的化学本质是蛋白质。蛋白质类或多肽类激素包括胰岛素、甲状腺素等。③构成抗体。抗体的化学本质是免疫球蛋白。④调节渗透压。血浆蛋白构成血浆胶体渗透压，维持细胞内外水的正常流动。⑤供给能量。供能是蛋白质的次要作用，可由糖类或脂类代替，糖和脂肪具有节约蛋白质的作用。摄入的蛋白质不符合需要或数量过多，将用作供能。体内旧的、已经破损的组织细胞中的蛋白质也分解供能。热能不足时，机体消耗肌肉蛋白质供能。

蛋白质是人体中除水分外含量最多的物质，约占体重的1/5。其需要量因人而异，因健康状态、年龄、体重等各种因素也会有所不同。身材越高大或年龄越小的人，需要的蛋白质越多。人体组织蛋白质每天约有3%进行更新。正常人每天每千克体重需蛋白质0.8~1.2 g，而运动员需要2.5 g左右。蛋白质-热能营养不良（PEM）有2类，包括：①加西卡病（kwashiorker），主要表现为水肿，是热能摄入基本满足而蛋白质严重不足的儿童营养性疾病；②消瘦病（marasmus），主要表现为消瘦，属于蛋白质—能量摄入均严重不足的儿童营养性疾病。蛋白质摄入过多会导致肾负担过重，因蛋白质分解为氨由尿液排出时，需要大量水分，从而增加肾脏负担；导致钙流失，若过多含硫氨基酸（动物蛋白）摄入，可加速骨钙丢失，易致骨质疏松。急性肾炎、肾功能不全、肝硬化时应限制蛋白质的摄入。

几乎所有的动植物性食物中均有蛋白质存在。但含量和质量相差很大。肉、蛋、奶等动物性食物中的蛋白质，其必需氨基酸的种类和数量接近人体需要，机体利用率高，其营养价值高；米、面等植物蛋白，氨基酸的种类不全或数量太少，利用率低，营养价值不高。根据食物中蛋白质所含氨基酸种类和比例是否符合人体需求可分为：①完全蛋白，这类蛋白质所含必需氨基酸种类齐全，数量充足，比例适宜，单独食用能保证人体正常需要，促进儿童生长发育，主要包括奶类的乳清蛋白和酪蛋白、蛋类的卵白蛋白、鱼和肉的肌蛋白、大豆中的大豆球蛋白。②半完全蛋白，指必需氨基酸种类基本齐全，但比例不适宜的蛋白质，半完全蛋白不能满足人体需要，若作为唯一蛋白质来源，只能维持生命，不能促进生长发育，如小麦中的麦胶蛋白。③不完全蛋白，所含必需氨基酸种类不全，质量差，既不能促进生长发育，也不能维持生命，长期作为蛋白质唯一来源将损害健康，甚至危及生命，如肉皮中的胶原蛋白。

如果单一食物的氨基酸种类和比例（氨基酸模式）不理想，膳食可依据蛋白质互补原理，将 2 种或 2 种以上食物蛋白质混合食用，其中所含有的必需氨基酸取长补短，各自的限制氨基酸得到了互相补充，达到较好的比例，从而使混合蛋白质中的必需氨基酸比例更接近人体蛋白质的氨基酸模式，提高了蛋白质的利用率。为充分发挥蛋白质的互补作用，应遵循以下 3 个原则：①食物生物学种属越远越好；②搭配的种类越多越好；③食用时间越近越好。

（二）脂类

脂类（lipids）是一大类疏水性生物物质的总称，包括脂肪（fats）和类脂（lipids）。类脂主要有磷脂和固醇两大类物质。

脂肪的化学本质是由一分子甘油与三分子脂肪酸化合而成。其生理作用包括：①贮存和提供能量。从食物中获取的过剩能量一般以脂肪的形式储存，能量的贮存尚未有上限，1 g脂肪完全燃烧可释放 39.7 kJ 能量；有些细胞组织不能利用脂肪供能，如大脑、神经细胞、红细胞只能利用葡萄糖来获取能量。②保温及润滑作用。皮下脂肪有隔热保温作用，对内脏有缓冲和保护作用。③节约蛋白质作用。足够的脂肪存量可避免机体由于能量匮乏而分解蛋白质用于供能。④机体构成成分。维持细胞正常的结构和功能。⑤内分泌作用。可合成瘦素、肿瘤坏死因子 α、雌激素、胰岛素样生长因子-1 等多种因子，参与机体代谢、免疫和生长发育等过程。食物中的脂肪有增加饱腹感、改善食物感官、促进食欲及提供脂溶性维生素的作用。

脂肪的营养学价值主要来自构成脂肪分子的脂肪酸，脂肪酸的类型与膳食能量利用及人体健康息息相关。脂肪酸的分类方法有很多种，必需脂肪酸的定义和内容在前文已阐述。若根据脂肪酸分子的饱和度划分，可将脂肪酸分为饱和脂肪酸（SFA，分子内不含双键，如棕榈油）和不饱和脂肪酸（USFA，含有 1 个以上的不饱和键），不饱和脂肪酸又可分为单不饱和脂肪酸（MUFA，含 1 个双键，如油酸）和多不饱和脂肪酸（PUFA，含 2~6 个双键，如亚油酸、α-亚麻酸、DHA、EPA）。按脂肪酸第一个双键位置分为：ω-3 系脂肪酸（甲基端第三个碳原子）、ω-6 系脂肪酸（甲基端第六个碳原子）、ω-9 系脂肪酸（甲基端第九个碳原子）、ω-3 和 ω-6 脂肪酸具有重要的营养学意义。按空间结构脂肪酸可分为顺式脂肪酸和反式脂肪酸。顺式脂肪酸是不饱和脂肪酸的一种，食用的植物油的脂肪酸基本上都是顺式脂肪酸，如核桃油、花生油、大豆油。天然动植物中的不饱和脂肪酸大多是顺式构型，有的顺式脂肪酸能降低心血管疾病的风险。反式脂肪酸被誉为“餐桌上的定时炸弹”，有天然存在和人工制造2种情况。人乳和牛乳中都天然存在反式脂肪酸，牛奶中反式脂肪酸约占脂肪酸总量的4%~9%，人乳约占2%~6%。人工制造主要来源是部分氢化处理的植物油，由不饱和脂肪酸转变为饱和脂肪酸，具有耐高温、不易变质、存放久等优点。反式脂肪酸不具备必需脂肪酸的生物活性，会增加心血管疾病的发病风险，增加机体自由基的水平，可能诱发肿瘤、2型糖尿病等，饮食中应尽量避免摄入反式脂肪酸。

磷脂主要有稳定脂蛋白、维持细胞和细胞器正常形态和功能的作用。大众意识对胆固醇印象较差，认为对健康有害，实际上胆固醇的危害是在不良的饮食习惯和生活方式下，过多摄入后产生的。而胆固醇的生理功能是不可替代的，其功能包括：①构成细胞膜和细胞器膜的重要成分；②合成维生素D_3和胆汁酸的原料（胆汁酸在脂肪的消化吸收方面起重要作用）；③合成性激素与肾上腺皮质激素的原料（类固醇激素前体），能增强人体的免疫力；④近年来研究发现，肠道胆固醇过低，罹患癌症的概率增高。若胆固醇代谢异常或摄入过多则影响体内胆固醇水平，造成高脂血症、动脉粥样硬化、心脏病、胆结石等。

脂肪摄入量应占摄入总能量的20%~30%，必需脂肪酸应不少于总能量的3%。

脂类每天吸收量为甘油三酯50~100 g，磷脂4~8 g，胆固醇300~450 mg。虽然不饱和脂肪酸对现代人来说有健康意义，但完全不摄入饱和脂肪酸也是不健康的。另外，多不饱和脂肪酸摄入过多会使体内有害的氧化物、过氧化物等增加，产生多种慢性危害。目前较被推荐的脂肪酸摄入比例是饱和脂肪酸∶单不饱和脂肪酸∶多不饱和脂肪酸≈1∶1∶1；成人胆固醇摄入每天不超过300 mg。

脂类的食物来源包括：①饱和脂肪酸。动物的脂肪组织和肉类，但鱼油含不饱和脂肪酸较多。②不饱和脂肪酸。植物种子，但是可可油、黄油、椰子油和棕榈油则属于饱和脂肪酸。③ω-3系列不饱和脂肪酸。深海鱼油。④ω-6系列不饱和脂肪酸。植物油。⑤EPA、DHA。如海产品、深海鱼油。⑥磷脂。蛋黄、肝脏、大豆、花生。⑦胆固醇。只存在于动物性食物中，较丰富的有脑、肝、肾、蛋、肉，脑的胆固醇含量最高，然后依次为内脏、肥肉、瘦肉，鱼肉内的胆固醇含量与瘦肉差不多。此外，胆固醇含量较高的食物还有鹅蛋、鸡蛋（集中在蛋黄中，蛋清不含胆固醇）、墨鱼、凤尾鱼。⑧反式脂肪酸。反刍动物（牛、羊等）的脂肪组织及乳汁中有一定含量；奶酪、蛋糕、人造黄油、快餐如炸薯条及洋葱圈、饼干等都可能含有反式脂肪酸；高温烹调如油炸食品、烘烤食品等含有大量的反式脂肪酸。2015年6月16日，美国食品和药物管理局宣布，3年内禁止在食品中使用人造反式脂肪酸，以降低心脏疾病发病率。

（三）碳水化合物

碳水化合物（carbohydrate）是由碳、氢、氧3种元素组成的有机化合物，分子式$C_n(H_2O)_m$，又称糖类。因其分子式中H和O的比例恰好与水相同（2∶1）而得名。根据化学结构可分为单糖、双糖、寡糖和多糖。①单糖：不能再水解的糖。根据分子中碳原子数目（3~7个），可依次称为丙糖、丁糖、戊糖、己糖、庚糖，食物中最常见的单糖主要有葡萄糖（己醛糖）、果糖（己酮糖）、半乳糖。②双糖：主要由 2 分子单糖组成，食物中常见的有蔗糖（1 分子葡萄糖+1 分子果糖）、乳糖（1 分子葡萄糖+1 分子半乳糖）、麦芽糖（2 分子葡萄糖）。③寡糖又叫低聚糖，由 3~9 个单糖组成，如棉籽糖、水苏糖、低聚果糖、麦芽糊精等。④多糖通常带有 10 个以上的单糖分子，其中可利用多糖可被机体消化吸收，有淀粉、糊精、糖原；而不可利用多糖以 β-糖苷键连接，机体不消化、不吸收，如膳食纤维。但膳食纤维有促进肠道蠕动、粪便形成的作用，对维护肠道健康、预防结肠癌有重要意义，饮食中也应合理摄入。

碳水化合物的生理功能包括：①提供能量。1 g 葡萄糖氧化可供能 16.7 kJ（4 kcal），是人类获取能量最经济和最主要的来源。糖原是糖的储存形式，在肝脏和肌肉中含量最多，而葡萄糖是碳水化合物的运输形式。在正常情况下，神经组织主要靠葡萄糖氧化供给能量，若血液中葡萄糖水平下降（低血糖），神经组织供能不足，易出现昏迷、四肢麻木、烦躁易怒等症状。②构成细胞和组织成分。膜外糖蛋白作为细胞识别的标志，具有抗原作用（ABO 血型）。③节约蛋白质作用。原理同脂肪的节约蛋白质作用。④保证脂肪的充分氧化（抗生酮作用）。当饮食中碳水化合物不足时，体内脂肪中储存的甘油三酯被分解为脂肪酸以供给能量。在这一代谢过程中，可产生过多的酮体（乙酰乙酸、丙酮和 β-羟基丁酸），酮体若不能及时被氧化而在体内聚集，从而导致酮血症和酮尿症。只有当膳食中碳水化合物供应充足时，机体就不会过多动用脂肪，也不至于会产生过量的酮体，也就不会发生酸中毒症状。所以，碳水化合物有抗生酮的作用。

膳食纤维是存在于食物中的各类纤维，不能被人体消化吸收，包括非淀粉多糖和木质素。膳食纤维在体内基本以原形通过消化道到达结肠，其中，50% 以上可被细菌分解为低级脂肪酸、水、二氧化碳、氢气和甲烷。膳食纤维的生理功能如下：①降低血脂和胆固醇，减少动脉粥样硬化。②减少胆石症的发生。③促进结肠功能，预防结肠癌，纤维素因具有促进肠道蠕动和吸水膨胀的特性，可使肠道肌肉保持健康和张力，以及粪便因含水分较多而体积增加和变软，有利于粪便的排出。65 岁以上老年人中 20%~30% 有便秘现象，女性高于男性。膳食中缺乏膳食纤维是导致便秘的重要原因。④减少热量摄入，控制体重增加。

碳水化合物主要来源于植物性食物如谷类（大米、小米、面粉、玉米面等）、薯类和根茎类（山芋、山药、土豆等）食物中，它们都含有丰富的淀粉；纯糖（低分子糖，如红糖、白糖、蜂蜜等）含量为 80%~90%；各种单糖和双糖除一部分存在于果蔬等天然食物中外，绝大部分是以加工食物如食糖和糖果等形式直接食用。碳水化合物在动物性食物中含量很少，如奶中含有的乳糖、肝脏和肌肉中的肝糖原和肌糖原、血液中的葡萄糖等，均含量不多。碳水化合物应提供 55%~65% 的膳食总能量（2 岁以下婴幼儿除外），相当于每天摄入 300~400 g 碳水化合物，至少也要达到 275 g。

膳食纤维的食物来源有谷物、薯类、豆类及蔬菜、水果等植物性食品，小麦、黑麦、大米、蔬菜、柑橘类、燕麦制品和豆类中膳食纤维含量丰富。此外，一些植物中含有的植物胶、藻类多糖、低聚糖等，也是膳食纤维的良好来源。

（四）矿物质和维生素

部分矿物质的功能和食物来源见表 6-4。

表6-4 部分矿物质的功能和食物来源

名称	主要生理功能	缺乏症/过多症	食物来源
钙	构成骨骼和牙齿	缺乏：佝偻病、龋齿、骨质疏松 过多：高钙血症、软组织钙化、肾结石	奶类、奶酪、酸奶、豆类及其制品、虾皮、虾米
磷	构成骨骼和牙齿	比较少见缺乏	几乎所有食物中均含有磷
铁	构成血红蛋白	缺乏：缺铁性贫血 过多：损害肝脏，增加心血管风险，诱发多器官癌变	干黑木耳、紫菜、鸭肝、芝麻酱、蘑菇、河蚌
硒	抗氧化作用，保护心血管，重金属解毒作用和抗肿瘤作用	缺乏：克山病、大骨节病 过多：硒中毒	海产品，如鱼子酱、海参、牡蛎、蛤蛎；动物内脏，如猪肾
锌	提高免疫力，促进生长发育，促进性器官和性功能发育，合成味觉素	缺乏：食欲减退、异食癖、发育停滞、性功能减退 过多：锌中毒	贝壳类、红肉、内脏、蛋类、豆类、燕麦、花生
碘	合成甲状腺素	缺乏：克汀病、甲状腺肿大，胎儿发育不全 过多：高碘性甲状腺肿、甲状腺功能亢进	海带、海藻、鱼、虾、贝类、加碘食盐

部分维生素的功能和食物来源见表6-5。

表6-5 部分维生素的功能和食物来源

名称	主要生理功能	缺乏症/过多症	食物来源
维生素A	影响视力、骨骼、上皮组织健康	缺乏症：暗适应能力下降、夜盲症；毛囊角化、皮肤粗糙干燥；生长发育受阻；味觉、嗅觉减弱，食欲下降；头发枯干、记忆力减退、心情烦躁及失眠 过多症：急性中毒、慢性中毒、致畸作用、高胡萝卜素血症，出现类似黄疸的皮肤症状，停食可恢复	只存在于动物性食品中，如肝脏、肾、蛋和奶（不脱脂）。有色果蔬（菠菜、胡萝卜、红心红薯、辣椒、杏、柿子）中所含的β－胡萝卜素可在体内转化为维生素A
维生素D	促进钙、磷吸收，影响骨骼健康，促进牙齿健全	缺乏的原因：膳食缺乏与日照不足 缺乏症：佝偻病、骨软化症、骨质疏松症（老人多发）、手足痉挛症（肌肉痉挛、小腿抽筋、惊厥） 过多症：维生素D中毒，多见于长期大量给儿童服用浓缩维生素D（鱼肝油丸） 预防：避免滥用	海鱼肝、畜禽肝脏、瘦肉、蛋黄和奶类；常晒太阳

续表

名称	主要生理功能	缺乏症/过多症	食物来源
维生素E	抗氧化作用；影响脂类代谢；抗衰老；调节生殖功能；调节血小板功能	一般不发生缺乏，最常见的缺乏症是囊性纤维变性。缺乏可增加某些癌症、动脉粥样硬化、白内障及老年退行性病变的危险性 大剂量（每天800 mg~3.2 g）可能出现中毒症状，每天补充不宜超过400 mg	各种植物油，小麦胚芽油含量最高，其次是玉米油、大豆油、葵花籽油。动物脂肪中维生素E含量较低，鱼油中含量丰富
维生素B_1（硫胺素）	参与糖代谢、支链氨基酸代谢；维持神经、肌肉正常功能及维护消化功能	缺乏：各种类型的脚气病	广泛存在于天然食物中，含量较丰富的有动物内脏（肝、心及肾）、肉类、豆类、花生及种子外皮和胚芽、米糠、麦麸和酵母
维生素B_2（核黄素）	参与体内生物氧化、能量代谢以及铁、维生素B_6和烟酸等的代谢；具有利尿、防癌、降血脂等作用	缺乏：发生"口腔—生殖综合征"，影响体内解毒，易导致慢性食管炎或食管癌	肝脏、肾脏、心脏、牛奶、鸡蛋、酵母、瘦肉、新鲜绿叶蔬菜和大豆；谷类加工过度时维生素B_2损失严重
维生素B_6	作为辅酶参与约100种酶反应	缺乏：可致皮肤脂溢性皮炎，少数人有精神异常症状，引起色氨酸代谢失调 毒性较低，长期大量服用可能产生神经毒性及光敏感性反应	肉类（白肉）、肝、全谷类食品、豆类、蔬菜和坚果类
烟酸	参与细胞内生物氧化还原的全过程、固醇类合成，在维生素B_6、泛酸和生物素存在下，参与脂肪、蛋白质和DNA的合成	缺乏：癞皮病（"黑藓病"），典型症状是皮炎（dermatitis）、腹泻（diarrhea）及痴呆（dermentia）的"3D"症状	广泛存在于食物中，肝脏、酵母、肉类、蛋类、全谷类及豆类中含量较多
叶酸	参与DNA、RNA合成和氨基酸代谢；参与肾上腺素、胆碱、肌酸的合成	缺乏：巨幼红细胞贫血，胎儿神经管畸形（妊娠早期缺乏）、孕妇先兆子痫、胎盘早剥发生率增加、自发性流产、胎儿宫内发育迟缓、早产、低出生体重、高同型半胱氨酸血症，与多种癌症（结肠癌、前列腺癌、宫颈癌）的发病有关	广泛存在于动植物食物中，最丰富的来源是肝、肾、鸡蛋、豆类、绿叶蔬菜、酵母、坚果类

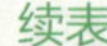

续表

名称	主要生理功能	缺乏症/过多症	食物来源
维生素B_{12}	参与机体生物化学反应；促进蛋白质的生物合成；维持造血系统的正常功能状态	缺乏：巨幼红细胞性贫血，恶性贫血，神经系统的损害，同型半肌氨酸血症，可促使心脏病发作、栓塞性脑卒中和周围血管阻塞	广泛存在于动物性食品中，如动物肝脏、肾脏、牛肉、猪肉、鸡肉、鱼类、蛤类、蛋类、牛奶、乳酪、乳制品，腐乳中也有存在，其他植物性食品中含量极少
维生素C	促进胶原组织合成；参与机体造血功能；抗氧化作用；解毒作用；抗癌作用；可阻断亚硝胺在体内的合成；维持心肌功能，预防心血管疾病	缺乏：坏血病（scurvy） 过量：形成肾结石，干扰酸碱平衡，干扰维生素E的作用，加重铁过量者的症状	人类和其他灵长类动物体内不能合成维生素C，必须靠食物供应 蔬菜、鲜果、带酸味的水果中维生素C含量较高 含量较高的前四种水果为：酸枣>枣>沙棘>猕猴桃

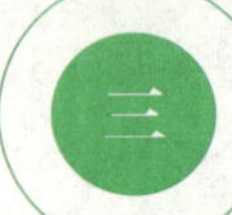

三 合理膳食及膳食结构

合理膳食（rational diet）指为满足合理营养需求而提供的科学膳食。合理膳食旨在优化能量和营养素摄入的量及模式，避免造成营养素的缺乏或过多，使机体对营养素的利用达到平衡，这是一个动态的过程。

合理膳食要求：①食物种类齐全、数量充足、比例合适；②保证食物安全；③烹调加工的方法科学合理；④合理的进餐制度和良好的饮食习惯；⑤遵循《中国居民膳食指南》中的原则。

合理膳食需要通过适当的膳食结构来实现。膳食结构（dietary pattern）指在长期进食过程中形成的，任何一个国家、地区或个体的日常膳食中所包含的食物种类、数量和各食物所占的比例。膳食结构也叫作膳食模式，世界上的膳食模式带有非常明显的地域性，目前主要有4种典型的膳食模式：日本膳食模式、东方膳食模式、发达国家膳食模式和地中海膳食模式，各有其不同的结构特点和优缺点（见表6-6）。我国长江中下游居民长期形成的饮食结构有利于肥胖及各种慢性非传染性疾病的防控，类比西方的“地中海饮食”，这种饮食方式称为“中国江南膳食模式”。

表6-6 当今世界典型的膳食结构类型和特点

膳食结构	特点	存在问题
日本膳食模式 动植食物平衡（如日本、韩国）	①动植食物比例适当； ②膳食能量能满足需要； ③宏量营养素供能比较合理	目前这种膳食结构已经受到西方膳食模式的影响

续表

膳食结构	特点	存在问题
东方膳食模式 植物性食物为主（发展中国家）	①谷类食物多，动物食物少； ②膳食能量基本满足需要； ③膳食纤维充足，动物脂肪低	①钙、铁、维生素A不足； ②易发生能量缺乏病
发达国家膳食模式 动物性食物为主（欧美大多数国家）	①动物食物多，植物食物少； ②高脂肪、高能量、高蛋白质、低纤维	①能量过剩、营养过剩； ②易发生慢性疾病
地中海膳食模式（意大利、希腊、法国、西班牙、葡萄牙等地中海沿岸国家）	①富含植物性食物； ②食物加工程度低，新鲜度高； ③橄榄油为主要食用油； ④每餐后吃新鲜水果； ⑤每天都有适量的奶制品； ⑥每周食用适量鱼和禽； ⑦每月食适量红肉（畜肉）； ⑧习惯饮用葡萄酒； ⑨低饱和脂肪、高碳水化合物、蔬菜和水果充足	虽然是一种值得推崇的膳食结构，但普通家庭一般不容易做到
中国江南膳食模式	①提倡增加粗粮，减少精米、精面； ②推荐植物油，低温烹饪； ③增加鸡、鸭、鹅、鱼等白肉，减少红肉，推荐豆制品； ④蔬菜多多益善，保证适量水果； ⑤适量坚果、奶类； ⑥蒸、煮、涮的烹饪方式	高糖,油、盐使用量超过《中国居民膳食指南》中的相关推荐摄入量。精米、精面所占比例越来越高

中国近年来经济飞速发展，融合世界各地文化，中国人的膳食结构也广受影响。根据传统来说，中国居民膳食有高碳水化合物、高膳食纤维、低动物脂肪摄入的特点。随着其他文化的影响，我国居民 3 种膳食模式并存：偏远地区仍保持传统的东方膳食模式，大城市居民偏向西方发达国家膳食模式，部分地区则处于传统模式向发达国家膳食模式的过渡阶段。

中国人膳食结构现在面临的问题包括营养不良与营养过剩的双重挑战，微量营养素（钙、铁、维生素A）缺乏仍普遍；城乡居民贫血患病率达 15.2%；高血压、糖尿病、超重、肥胖患病率增加；不少居民存在膳食高能量、高脂肪和少体力活动的问题，从而超重、肥胖、糖尿病、血脂异常等健康问题高发。

有观点认为，根据亚洲人的特点，我们应该学习日本饮食模式，其是目前最科学、最合理的膳食结构模式，可以避免代谢病如高血压、高血脂、高尿酸、高胆固醇、高血糖等的危害；另外，地中海膳食模式由于诱发心血管疾病的风险低也比较被推荐。

针对高血压成为慢性病高发疾病的问题，美国国立卫生研究院和美国心脏、肺和血液研究所制定了高血压治疗膳食模式（dietary approaches to stop hypertension，又叫DASH膳食），其特点是食物选择水果、蔬菜，包括了全谷物、家禽、鱼和坚果，该模式所包含的营养素有丰富的蛋白质和钾、镁、钙及膳食纤维，总脂肪、饱和脂肪酸、胆固醇含量低。

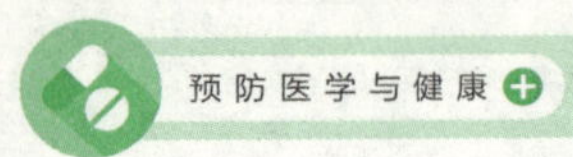

四 中国居民膳食指南

膳食指南指一个国家或一个地区在一定时期内对所有居民或特殊人群的总指导原则，是依据营养学理论，结合社区人群实际情况制定的，是教育社区人群采取平衡膳食，摄取合理营养促进健康的指导性意见。

《中国居民膳食指南》是根据营养学原理，紧密结合我国居民膳食消费和营养状况的实际情况制定的，是指导广大居民实践平衡膳食，获得合理营养的科学文件。其目的是帮助我国居民合理选择食物，并进行适量的身体活动，以改善人们的营养和健康状况，减少或预防慢性疾病的发生，提高国民的健康素质。自1989年首次发布《中国居民膳食指南》以来，我国已先后于1997年、2007年、2016年、2022年进行了4次修订并发布，现行版为《中国居民膳食指南（2022）》。

根据《中国居民膳食指南（2022）》提出一般人群平衡膳食八准则：①食物多样，合理搭配；②吃动平衡，健康体重；③多吃蔬果、奶类、全谷、大豆；④适量吃鱼、禽、蛋、瘦肉；⑤少盐少油，控糖限酒；⑥规律进餐，足量饮水；⑦会烹会选，会看标签；⑧公筷分餐，杜绝浪费。

根据《中国居民膳食指南（2022）》的核心内容和推荐，国家卫生部门推出了中国居民平衡膳食宝塔（Chinese Food Guide Pagoda，以下称膳食宝塔）和中国居民平衡膳食餐盘（Food Guide Plate，以下称膳食餐盘），细化了膳食食物的种类和比例，有更简明的指导作用（见图6-2和图6-3）。

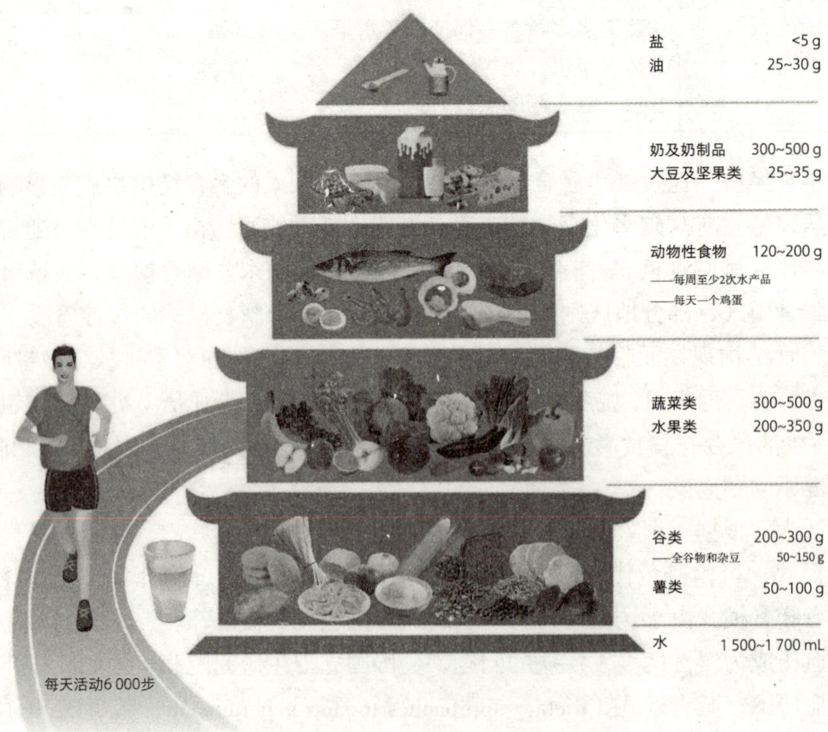

图6-2 中国居民平衡膳食宝塔（2022）

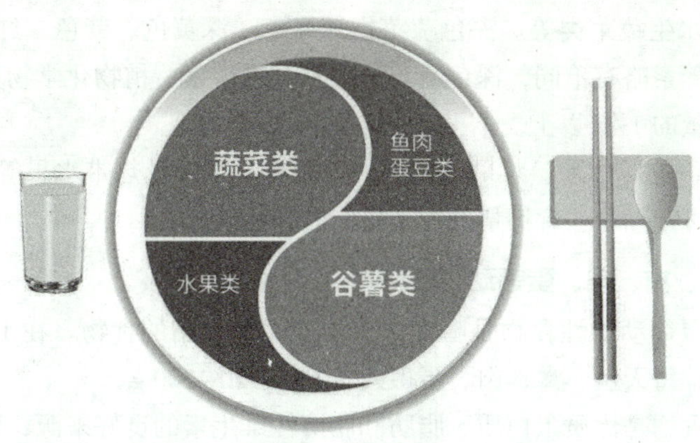

图 6-3 中国居民平衡膳食餐盘（2022）

（一）中国居民平衡膳食宝塔

膳食宝塔把平衡膳食原则转化为各类食物的数量和所占比例的图形化表示。其宝塔形象化的组合，遵循了平衡膳食的原则，体现了在营养上比较理想的基本食物构成。宝塔共分 5 层，各层面积大小不同，体现了 5 大类食物和食物量的多少。5 大类食物包括谷薯类、蔬菜水果、畜禽鱼蛋奶类、大豆和坚果类以及烹调用油盐。食物量是根据不同能量需要量水平设计，宝塔旁边的文字注释，标明了在 1 600~2 400 kcal 能量需要量水平时，一段时间内成年人每人每天各类食物摄入量的建议值范围。

1. 第一层：谷薯类食物

谷薯类是膳食能量的主要来源（碳水化合物提供总能量的 50%~65%），也是多种微量营养素和膳食纤维的良好来源。膳食指南中推荐 2 岁以上健康人群的膳食应做到食物多样、合理搭配。谷类为主是合理膳食的重要特征。在 1 600~2 400 kcal 能量需要量水平下的一段时间内，建议成年人每人每天摄入谷类 200~300 g，其中包含全谷物和杂豆类 50~150 g；另外，薯类 50~100 g，从能量角度，相当于 15~35 g 大米。

谷类、薯类和杂豆类是碳水化合物的主要来源。谷类包括小麦、稻米、玉米、高粱等及其制品，如米饭、馒头、烙饼、面包、饼干、麦片等。全谷物保留了天然谷物的全部成分，是理想膳食模式的重要组成，也是膳食纤维和其他营养素的来源。杂豆包括大豆以外的其他干豆类，如红小豆、绿豆、芸豆等。我国传统膳食中整粒的食物常见的有小米、玉米、绿豆、红豆、荞麦等，现代加工产品有燕麦片等，因此把杂豆与全谷物归为一类。2 岁以上人群都应保证全谷物的摄入量，以此获得更多营养素、膳食纤维和健康益处。薯类包括马铃薯、红薯等，可替代部分主食。

2. 第二层：蔬菜水果

蔬菜水果是膳食指南中鼓励多摄入的两类食物。在 1 600~2 400 kcal 能量需要量水平下，推荐成年人每天蔬菜摄入量至少达到 300 g，水果 200~350 g。蔬菜水果是膳食纤维、微量营养素和植物化学物的良好来源。蔬菜包括嫩茎、叶、花菜类、根菜类、鲜豆类、茄果瓜菜类、葱蒜类、菌藻类及水生蔬菜类等。深色蔬菜指深绿色、深黄色、紫色、红色等有颜色的蔬菜，每类蔬菜提供的营养素略有不同，深色蔬菜一般富含维生素、植物化学物和膳食纤维，推荐每天占总体蔬菜摄入量的1/2以上。

水果多种多样，包括仁果、浆果、核果、柑橘类、瓜果及热带水果等。推荐吃新鲜水果，在鲜果供应不足时可选择一些含糖量低的干果制品和纯果汁。

3. 第三层：鱼、禽、肉、蛋等动物性食物

鱼、禽、肉、蛋等动物性食物是膳食指南推荐适量食用的食物。在1 600~2 400 kcal能量需要量水平下，推荐每天鱼、禽、肉、蛋摄入量共计120~200 g。

新鲜的动物性食物是优质蛋白质、脂肪和脂溶性维生素的良好来源，建议每天畜禽肉的摄入量为40~75 g，少吃加工类肉制品。目前我国汉族居民的肉类摄入以猪肉为主，且增长趋势明显。猪肉含脂肪较高，应尽量选择瘦肉或禽肉。常见的水产品包括鱼、虾、蟹和贝类，此类食物富含优质蛋白质、脂类、维生素和矿物质，推荐每天摄入量为40~75 g，有条件可以优先选择。蛋类包括鸡蛋、鸭蛋、鹅蛋、鹌鹑蛋、鸽子蛋及其加工制品，蛋类的营养价值较高，推荐每天1个鸡蛋（相当于50 g左右），吃鸡蛋不能丢弃蛋黄，蛋黄含有丰富的营养成分，如胆碱、卵磷脂、胆固醇、维生素A、叶黄素、锌、B族维生素等，无论对多大年龄人群都具有健康益处。

4. 第四层：奶类、大豆和坚果

奶类和豆类是鼓励多摄入的食物。奶类、大豆和坚果是蛋白质和钙的良好来源，营养素密度高。在1 600~2 400 kcal能量需要量水平下，推荐每天应摄入至少相当于鲜奶300 g的奶类及奶制品。在全球奶制品消费中，我国居民摄入量一直很低，多吃各种各样的乳制品，有利于提高乳类摄入量。

大豆包括黄豆、黑豆、青豆，其常见的制品如豆腐、豆浆、豆腐干及千张等。坚果包括花生、葵花子、核桃、杏仁、榛子等，部分坚果的营养价值与大豆相似，富含必需脂肪酸和必需氨基酸。推荐大豆和坚果摄入量共为25~35 g，其他豆制品摄入量需按蛋白质含量与大豆进行折算。坚果无论作为菜肴还是零食，都是食物多样化的良好选择，建议每周摄入70 g左右（相当于每天10 g左右）。

5. 第五层：烹调油和盐

油盐作为烹饪调料必不可少，但建议尽量少用。推荐成年人平均每天烹调油不超过25~30 g，食盐摄入量不超过5 g。按照膳食营养素参考摄入量（DRIs）的建议，1~3岁人群膳食脂肪供能比应占膳食总能量35%；4岁以上人群占20%~30%。在1 600~2 400 kcal能量需要量水平下脂肪的摄入量为36~80 g。其他食物中也含有脂肪，在满足平衡膳食模式中其他食物建议量的前提下，烹调油需要限量。按照25~30 g计算，烹调油提供10%左右的膳食能量。烹调油包括各种动植物油，植物油如花生油、大豆油、菜籽油、葵花籽油等，动物油如猪油、牛油、黄油等。烹调油也要多样化，应经常更换种类，以满足人体对各种脂肪酸的需要。

我国居民食盐用量普遍较高，盐与高血压关系密切，限制食盐摄入量是我国长期行动目标。除了少用食盐外，也需要控制隐形高盐食品的摄入量。

酒和添加糖不是膳食组成的基本食物，烹饪使用和单独食用时也都应尽量避免。

6．身体活动和饮水

身体活动和饮水的图示仍包含在可视化图形中，强调增加身体活动和足量饮水的重要性。水是膳食的重要组成部分，是一切生命活动必需的物质，其需要量主要受年龄、身体活动、环境温度等因素的影响。低身体活动水平的成年人每天至少饮水 1 500~1 700 mL（7~8 杯）。在高温或高身体活动水平的条件下，应适当增加饮水量。饮水过少或过多都会对人体健康带来危害。来自食物中水分和膳食汤水大约占 1/2，推荐一天中饮水和整体膳食中的水（食物中的水，汤、粥、奶等）摄入共计 2 700~3 000 mL。

身体活动是能量平衡和保持身体健康的重要手段。运动或身体活动能有效地消耗能量，保持精神和机体代谢的活跃性。鼓励养成天天运动的习惯，坚持每天多做一些消耗能量的活动。推荐成年人每天进行至少相当于快步走 6 000 步以上的身体活动，每周最好进行 150 min 中等强度的运动，如骑车、跑步、庭院或农田的劳动等。一般而言，低身体活动水平的能量消耗通常占总能量消耗的 1/3 左右，而高身体活动水平者可高达 1/2。加强和保持能量平衡，需要通过不断摸索，关注体重变化，找到食物摄入量和运动消耗量之间的平衡点。

（二）中国居民平衡膳食餐盘

膳食餐盘是按照平衡膳食原则，描述了一个人一餐中膳食的食物组成和大致比例。餐盘更加直观，一餐膳食的食物组合搭配轮廓清晰明了。

餐盘分成 4 部分，分别是谷薯类、鱼肉蛋豆类和蔬菜类及水果类，餐盘旁的一杯牛奶提示其重要性。此餐盘适用于 2 岁以上人群，是一餐中食物基本构成的描述。

与膳食平衡宝塔相比，平衡膳食餐盘更加简明，给大家一个框架性认识，用传统文化中的基本符号，表达阴阳形态和万物演变过程中的最基本平衡，一方面更容易记忆和理解，另一方面也预示着一生中天天饮食，错综交变，此消彼长，相辅相成的健康生成自然之理。2 岁以上人群都可参照此结构计划膳食，即便是对素食者而言，也很容易将肉类替换为豆类，以获得充足的蛋白质。

课外实践练习

1．思考大学生存在哪些不健康饮食行为，如何进行自我合理膳食管理？

2．食物中毒常见污染物有哪些，如何预防？

3．你在日常生活中有哪些不健康行为容易引起食物中毒？

4．大学生如何依据《中国居民膳食指南》进行合理膳食？

第七章 烟草控制与健康

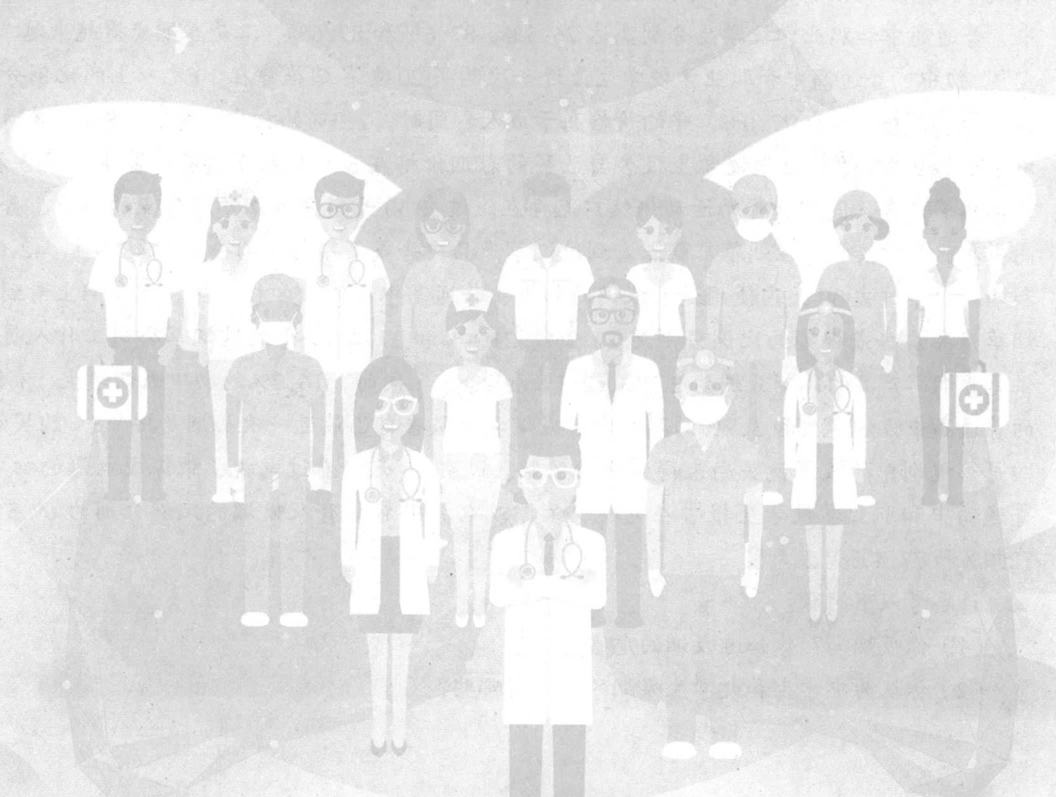

学习目标

知识目标

（1）掌握吸烟和二手烟暴露的严重危害。

（2）掌握个人和家庭控烟干预措施。

（3）熟悉“三手烟”的内涵。

能力目标

（1）学会个人、家庭、社会控烟干预措施。

（2）应用个人、家庭、社会控烟干预措施。

思政目标

（1）增强大学生对烟草危害的认识，拒绝吸烟。

（2）积极参与和推广戒烟、控烟行动，呼吁健康环境。

思政导学

2019年中国中学生烟草调查结果显示：影响中学生吸烟的因素仍广泛存在。一是不向未成年人售烟的法律仍未得到有效落实。最近一次买烟时没有因为年龄被拒绝的比例，初中、普通高中和职业学校学生分别高达76.5%、87.6%和87.6%。二是卷烟变得越来越“便宜”。初中、普通高中和职业学校学生最近一次购买20支卷烟花费在10元以上的比例分别为70.6%、85.3%和77.0%，平均价格高于成人。同时，7.3%的初中学生、2.8%的普通高中学生和2.3%的职业学校学生报告自己买的卷烟价格在5元及以下，有的甚至不足3元。三是烟草广告、促销和赞助活动仍然广泛存在。过去30天内去过烟草零售点的初中、普通高中和职业学校学生在烟草零售点看到过烟草产品广告或促销的比例分别为48.9%、42.0%和46.7%；过去30天内使用过互联网的初中、普通高中和职业学校学生在互联网上看到过烟草产品广告或视频的比例分别为23.2%、21.4%和27.7%；得到过烟草公司工作人员提供免费烟草产品的比例分别为2.0%、2.1%和2.8%；同时，16.2%的初中吸烟学生、8.8%的普通高中吸烟学生和3.7%的职业学校吸烟学生报告自己最近一次买烟是按“支”购买的。四是影视剧中的吸烟镜头尚未得到有效控制。过去30天内看过电视、录像或电影的初中、普通高中和职业学校学生报告在电视、录像或电影中看到有人吸烟的比例分别为69.5%、72.9%和77.4%。

请思考以下问题。

（1）你吸烟吗？你知道吸烟的危害吗？

（2）你认为中学生和大学生吸烟的原因有哪些？

第一节 初识烟草危害

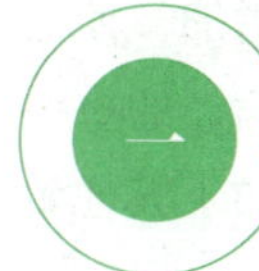

一 我国和世界吸烟现状

烟草流行是全世界有史以来面临的最大公共卫生威胁之一。全球约有 1.3 亿烟民，每年造成 800 多万人死亡，其中 700 多万人死于直接吸烟，约 120 万人死于非吸烟者接触二手烟。全球近半数儿童生活在受烟草烟雾污染的空气中，每年约有 6.5 万名儿童死于与二手烟有关的疾病。女性妊娠期间吸烟可导致婴儿出生缺陷和生长质量问题。

2020 年，我国吸烟人数超过 3 亿，15 岁以上人群吸烟率为 26.6%，其中男性吸烟率为 50.5%。我国每年有 100 多万人因烟草失去生命，如果不采取有效行动，预计到 2030 年死亡人数将增至每年 200 万人，到 2050 年增至每年 300 万人。

中国疾病预防控制中心发布的《2019 年中国中学生烟草调查结果》（以下简称《调查结果》）显示：2019 年高中学生尝试吸卷烟、现在吸卷烟及现在使用电子烟的比例分别为 24.5%、8.6% 和 3.0%，均高于初中学生。其中，职业学校学生高于普通高中学生，分别为 30.3%、14.7% 和 4.5%，职业学校男生分别高达 43.2%、23.3% 和 7.1%。职业学校控烟情况更严峻。《调查结果》还显示我国中学生二手烟暴露情况有所改善，但仍较为严重。在家、室内公共场所、室外公共场所或公共交通工具看到有人吸烟的比例仍高达 63.2%。

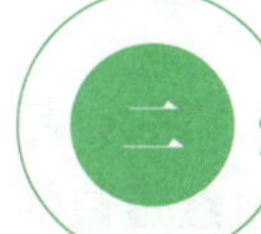

二 烟草的类型与成分

烟草是茄科烟草属植物，最早发现于美洲、大洋洲及南太平洋的少数岛屿。人类吸食烟草最早的证据是一座建于墨西哥的玛雅人浮雕，随着大航海时代的开始，烟草种子于 15 世纪末被带到欧洲，在 16 世纪末传入亚洲，明朝万历年间（1573—1620 年）烟草被引入中国。

将烟草作为原料制成可供抽吸、吸吮、咀嚼或鼻吸的制品即是烟草制品，根据吸食过程中是否有烟雾产生分为有烟烟草和无烟烟草两类，有烟烟草在使用时需点燃并通过吸入烟草燃烧时产生的烟雾来获取烟草中的成分，包括机制卷烟、自卷烟、雪茄、比迪烟、水烟、丁香烟和烟斗等类型；无烟烟草则是无须点燃烟草即可直接口吸或鼻吸的烟草制品，如鼻烟和咀嚼烟草，以及近年来流行的电子烟。但无论是任何形式的烟草制品都对健康无益，没有无害的烟草制品。

机制卷烟是目前市场上使用面最广的烟草类型，吸食机制卷烟点燃后的烟草烟雾则是吸食烟草制品最普遍的形式。经检测，在烟草烟雾所含的 7 000 多种的化学成分中有 250 多种成分对人体有害，其中至少 69 种成分是确定的致癌物及重金属物质。烟草烟雾中的有害成分主要有以下几种。

（一）烟碱

烟碱（nicotine）也叫尼古丁，是烟草烟雾中最主要的成分，也是导致吸烟者成瘾的主要活性成分。烟碱被人体吸收后与体内N-胆碱受体结合，作用于自主神经和中枢神经，产生复杂的生物学效应。一般来说，大多数表现为神经兴奋性。尼古丁会刺激多巴胺的释放增加，使血管收缩、心率增加、血压上升、情绪高涨，是诱发心血管事件、脑卒中、高血压等病症的重要危险因素。虽然没有充分的证据证明尼古丁的直接致癌作用，但可以确定的是其增加了其他致癌物的致癌概率。

（二）烟焦油

烟焦油是烟草烟雾中一种极其复杂的混合物，可在烟嘴或手指上形成棕色物质，主要含有多环芳烃类、甲醛、甲醚、N-亚硝胺类、芳香胺、氰化物和重金属砷、镉等有害物质。其中，多环芳烃、N-亚硝胺类和芳香胺是强致癌物，多环芳烃更可加速动脉粥样硬化，增加脑卒中的风险。

（三）烟草特有N-亚硝胺

烟草特有N-亚硝胺（TSNAs）是由烟草内源性生物碱发生亚硝胺化反应而产生的，只在烟草、烟草制品和烟草烟雾中存在。目前已鉴定出8种TSNAs，其中的4-甲基亚硝胺基-1-(3-吡啶基）-1-丁酮（缩写：NNK）及其代谢物之一4-甲基亚硝胺基-1-（3-吡啶基）-1-丁醇（缩写：NNAL）具有特异的致肺癌活性，也是烟草烟雾中已知的胰腺致癌物。此外，TSNAs类物质还与肺、口腔、食管、胰脏、肝脏等多处肿瘤的发生有关。

（四）一氧化碳

一氧化碳（CO）是烟草不完全燃烧产生的有害气体，可随着烟雾通过肺泡进入血液，与血红蛋白高度亲和形成碳氧血红蛋白，导致氧的血红蛋白结合率下降，并且会抑制血红蛋白的氧释放，使血液处于低氧状态，血液黏滞度增加，使组织细胞不能得到充足的氧气供应。若孕妇长期吸烟，母体血液中的一氧化碳可通过胎盘进入胎儿体内，导致胎儿大脑发育不全，甚至死胎。

（五）放射性物质和细颗粒物

烟草烟雾中含有大量的放射性物质，其中^{210}Po危害最大，是体内蓄积形成内照射的主要放射源。此外，烟草烟雾中还含有各种细颗粒物（PM2.5），不仅损害机体健康，同时也是室内环境污染来源之一。

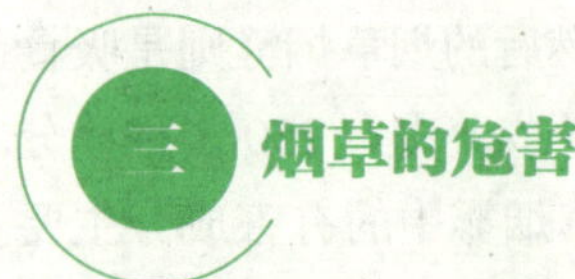

三 烟草的危害

吸烟可以引发人体多种疾病，并且吸烟量越大，起始吸烟年龄越小，吸烟年限越长，各种相关疾病的发病风险越高。

（一）吸烟与呼吸系统疾病

吸烟损害肺部结构、肺功能和呼吸道免疫系统功能，引起多种呼吸系统疾病。慢性阻塞性肺疾病、呼吸系统感染、肺结核和多种间质性肺疾病都与吸食烟草相关。吸烟可以增加支气管哮喘、小气道功能异常、睡眠呼吸暂停综合征、尘肺的发病风险。

（二）吸烟与恶性肿瘤

烟草烟雾中含有至少 69 种致癌物，因吸烟而长期暴露于其中会引起体内正常生长调控机制失调，导致恶性肿瘤发生。有充分证据证明与吸烟相关的恶性肿瘤包括肺癌、喉癌、膀胱癌、胃癌、宫颈癌、卵巢癌、胰腺癌、肝癌、食管癌、肾癌等。此外，吸烟还会增加急性白血病、鼻咽癌、结直肠癌、乳腺癌的发病风险。

（三）吸烟与心脑血管疾病

烟草烟雾成分对血管内皮功能有损害作用，会参与和促发动脉粥样硬化改变，使血管壁增厚、血管弹性下降、管腔狭窄进而使动脉血流受阻，引发多种心脑血管疾病。此外，吸烟还与心脑血管疾病其他危险因素具有协同作用。吸烟不仅增加动脉粥样硬化、冠状动脉粥样硬化性心脏病、脑卒中、外周动脉疾病等发病风险，还会增加高血压发病风险。

（四）吸烟与糖尿病

吸烟可使拮抗胰岛素的激素分泌增加，影响细胞胰岛素信号转导蛋白的合成，抑制胰岛素的生成。另外，长期吸烟还可引起体内脂肪组织的再分布。这两个原因均可增加胰岛素抵抗的发生风险，导致血糖调节功能紊乱，最终发展成临床 2 型糖尿病。此外，吸烟还可增加糖尿病大血管和微血管并发症的发生风险。

（五）一手烟、二手烟和三手烟对非吸烟人群的影响

吸烟时，烟草燃烧产生 2 种烟雾分别是主流烟雾和侧流烟雾。卷烟燃烧时，从烟嘴吸入的烟雾即是主流烟雾（mainsteam smoke），即一手烟，此时空气供应充足，燃烧温度高，烟草成分燃烧完全；卷烟燃烧时，2 次抽吸之间发生没有火焰的缓慢燃烧产生的烟雾称为侧流烟雾（sidestream smoke），此时氧气不足，燃烧温度低，烟草成分燃烧不完全。侧流烟雾和一部分被呼出的主流烟雾混合空气及包装烟纸燃烧扩散出来的烟雾，构成环境烟草烟雾（environmental tobacco smoke，ETS），即所谓的二手烟，含有 4 000 多种物质，与癌症相关的成分超过 40 种。非吸烟者只要每周至少一次 15 min 以上暴露于二手烟环境中即构成了被动吸烟。二手烟中的有害物质是一手烟的数倍，不经过任何过滤，且没有安全暴露水平，即使是短时间暴露于二手烟环境中也会对人体的健康造成危害，排风扇、空调等通风装置也无法完全避免非吸烟者吸入二手烟。二手烟暴露可以导致儿童哮喘、肺癌、冠心病等。室内完全禁止吸烟是避免二手烟危害的唯一有效方法。

近年来发现，吸烟的危害不仅来自一手烟和二手烟，一些吸烟人群认为只要不在非吸烟人群所处环境中吸烟即可避免对非吸烟人群的烟草危害，实际上，烟草燃烧后飘散的各种有害颗粒，可附着于吸烟者的毛发、皮肤、衣服和环境中的地毯、沙发、墙壁等处造成污染，有些残

留物还可与环境中的氧化物进一步反应，再通过接触、呼吸和饮食被其他人吸入，即所谓的“三手烟”。三手烟滞留的时间更长，对儿童造成的危害是对成年人的几十倍。

（六）电子烟与健康

电子烟（e-cigarettes）又称电雾化卷烟，通过电子组件加热烟液形成雾气。电子烟的烟草成分不经过高温加热，有害成分减少，其中的烟焦油含量下降了近60%。但实际上，电子烟不完全燃烧的产物依然存在，而且烟焦油含量的减少使吸烟者出现“吸烟补偿行为”，导致实际吸入量并没有减少。电子烟是不安全的，会对健康产生危害。对于青少年而言，电子烟不仅会对他们的身心健康和成长造成不良后果，还易诱导其使用卷烟。

第二节　践行烟草控制措施

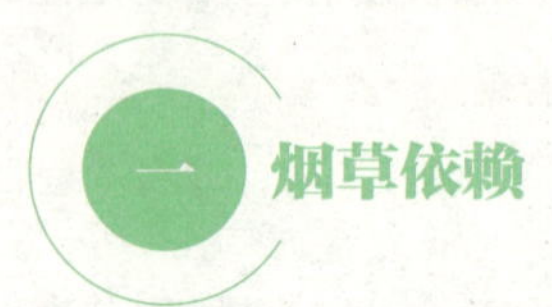

一　烟草依赖

烟草依赖，又称烟草依赖综合征，目前已作为一种疾病被世卫组织列入《疾病和有关健康问题的国际统计分类》（ICD-10），编码为F17.2。人们对烟草是人类健康最大的威胁这一点已达成共识。烟草成瘾的机制和行为过程与海洛因和可卡因等毒品类似，导致烟草成瘾的主要化学物质是尼古丁，故烟草依赖又称尼古丁依赖，表现为无法克制的尼古丁觅求冲动，以及为体验尼古丁带来的欣快和愉悦的感觉，同时为避免戒断症状带来的痛苦，出现的强迫性地、连续地使用尼古丁的强制行为。

烟草依赖综合征的诊断依据是在过去一年内体验过或表现出下列6条中的至少3条：①对吸烟的强烈渴望或冲动感；②难以控制吸烟行为；③当停止吸烟或减少吸烟量时出现戒断症状；④出现尼古丁耐受的表现，即必须使用较高剂量的烟草才能获得过去使用较低剂量的感受；⑤因吸烟放弃或减少其他的活动或喜好；⑥不顾吸烟的危害而坚持吸烟。烟草依赖程度可依据烟草依赖评估量表进行评估（见表7-1）。

表7-1　烟草依赖评估量表

评估内容	0分	1分	2分	3分
您早晨醒来后多长时间吸第一支烟	＞60 min	31~60 min	6~30 min	≤5 min
您是否在许多禁烟场所很难控制吸烟的愿望	否	是		
您认为哪一支烟您最不愿放弃	其他时间	晨起第一支		

续表

评估内容	0分	1分	2分	3分
您每天吸多少支卷烟	≤ 10 支	11～20 支	21～30 支	＞30 支
您早晨醒来后第一个小时是否比其他时间吸烟多	否	是		
您卧病在床时仍旧吸烟吗	否	是		

资料来源：《中国临床戒烟指南》（2015 年版）。

注：0～3 分为轻度烟草依赖；4～6 分为中度烟草依赖；≥ 7 分为重度烟草依赖。

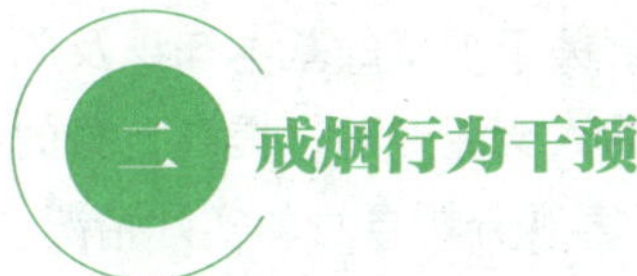

二 戒烟行为干预

吸烟人群并不缺乏对烟草危害的认识，但认同程度、行为控制能力、认识误区和环境支持等方面却直接影响戒烟成果，其中对戒烟的认识误区是推广戒烟的最大障碍。

（一）纠正戒烟的认识误区

1．“电子烟、低温低焦油卷烟是安全的”

电子烟的不安全因素本章前文已阐述，在此不赘述。低温低焦油卷烟的危害与电子烟类似。

2．“不吸到肺里不伤身体”

烟雾以气溶胶形式扩散损伤呼吸系统，而其后效应对其他系统也会产生影响。

3．“开窗通风，把烟吹走就没事了”

正确理解前文所述的“三手烟”。

4．“幸存者偏差”导致的“幸存者理论”

在大量的人群数据统计基础上，除了前文提及的死亡率和寿命损失之外，吸烟相关疾病的发生存在较长滞后性，易导致人们低估烟草的危害。

不可否认的是，一个个体吸烟不一定患肺癌，但在肺癌患者中有 80% 是烟民，而另外的 20% 绝大多数也是受害于“二手烟”“三手烟”，只有极少数的人是因为遗传因素、行为因素及其他不确定因素长期综合作用导致。

5．“不戒烟还好，一戒烟病来如山倒”

这是一种误解。在戒烟之前，所有的疾病风险已对身体产生长期影响，只是尼古丁的兴奋作用对症状可产生掩盖作用，同时戒烟时的戒断症状也让人误以为是因为戒烟才生病。

实际上，吸烟只会加速疾病的发生和恶化。完全停止吸烟，全身各系统则可逐渐脱离尼古丁的影响，慢慢恢复正常。而戒断反应则是有时限的。

6．“年纪大了，没有必要戒烟了”

无论处于哪个年龄段，从停止吸烟那一刻开始，只要不复吸，身体就已经在自我修复了，只要戒烟，什么年龄都有必要，都是对生命质量有意义的。

（二）健康行为改变的阶段性

对于大多数烟草依赖的人来说，戒烟不是一蹴而就的事，借助健康行为改变理论中的阶段变化理论，可将戒烟行为分为5个阶段。第一阶段：在短期（未来6个月）内没有戒烟打算或有意不戒烟阶段。第二阶段：在短期内有戒烟打算或有改善烟草依赖打算的阶段，即戒烟准备阶段。第三阶段：将于1个月内做出行为改变的阶段。第四阶段：过去6个月开始减少吸烟量，即戒烟行动阶段。第五阶段：完全不吸烟超过6个月，即戒烟维持阶段。

针对处于第一阶段和第二阶段的戒烟人群来说，此时可以多了解关于烟草的基本知识及危害，多参加控烟活动或与相关领域的人多交流，也可以和成功戒烟的人交流经验，提高自身的认知。处于第三阶段和第四阶段的戒烟人群可根据前期积累的信息，客观分析自身的实际情况，认同戒烟是重要且必要的；分析自身吸烟对自己、家人和社会关系的负面影响，做出戒烟的承诺和计划，如果有需要可寻求家人、朋友或其他环境的支持；采取积极的行动改变，如减少吸烟量，做好面对戒断症状的准备，加强体育锻炼，改善生活方式和作息规律，改善饮食习惯，减少需要抽烟的社交场合，或者改变社交模式（不以吸烟、递烟作为沟通的桥梁）及家人鼓励监督。处于⑤阶段的戒烟人群戒烟小有成效，需要巩固维持戒烟状态，可采用适当的奖惩制度，分析复吸原因，消除复吸诱导因素，培养新的兴趣爱好。

（三）环境支持

无论是处于上述戒烟行为的哪个阶段，必要的环境支持都是成功的重要因素。参加工作应酬或聚会往往是复吸的主要诱因。在确定戒烟的开始，戒烟者可以向周围的社会关系公开戒烟意愿，寻求家人、朋友、同事的鼓励与支持；鼓励身边的吸烟者戒烟，或者回避；参加社会戒烟互助活动，咨询专业人员及医生，和其他成功戒烟者交流，获取经验，同时乐于分享和向他人科普戒烟知识。重要的是，戒掉“第一支烟”，也就是你接下来抽的第一支烟。

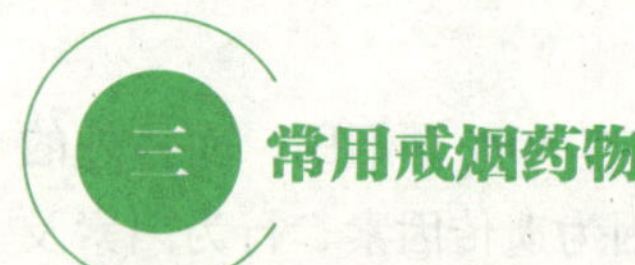

三 常用戒烟药物

许多长期吸烟人群已经形成较严重的精神依赖和生理依赖，当单纯的戒烟行为干预导致严重的戒断反应不能耐受时，药物戒烟是必要的。常用的戒烟药物有尼古丁替代疗法（nicotine replacement therapy, NRT）类药物、盐酸安非他酮缓释片和伐尼克兰等。

（一）NRT类药物

NRT类药物是一种外源性尼古丁，可产生类似于尼古丁的效应，以起到代替或部分代替尼

古丁的作用，从而减轻注意力不集中、焦虑、易怒、情绪低落等尼古丁戒断症状。NRT类药物的主要特点是在体内吸收和释放速度极慢，可较长时间将体内的尼古丁浓度维持在较低水平，从而减轻戒烟者在戒烟过程中的不适感。NRT类药物有多种应用剂型，如咀嚼胶、贴片、吸入剂、喷雾剂、舌下含片等。为避免用量不足影响疗效，需督促NRT类药物使用者按要求使用足够的剂量。NRT类药物疗程为8~12周，少数戒烟者可能需要治疗更长时间（5%可能需要继续治疗长达1年）。NRT类药物长期治疗安全性好，但近期患心肌梗死（2周内）、严重心律失常、不稳定型心绞痛患者慎用，妊娠期及哺乳期的戒烟安全性尚无可靠的评估。

（二）盐酸安非他酮缓释片

盐酸安非他酮缓释片是一种非尼古丁类戒烟药物，通过抑制多巴胺及去甲肾上腺素的重摄取及阻断尼古丁乙酰胆碱受体，可有效帮助吸烟者戒烟，长期治疗效果较好。疗程为7~12周，需至少在戒烟前1周就开始服用。副作用有眼干、易激惹、失眠、头痛和眩晕等。癫痫病患者、厌食症或不正常食欲旺盛者、现服用含有安非他酮成分药物者或在近14天内服用过单胺氧化酶抑制剂者禁用。联合应用NRT类药物用于尼古丁严重依赖者。

（三）伐尼克兰

伐尼克兰是一种新型非尼古丁类戒烟药物，是体内尼古丁乙酰胆碱受体（以下简称受体）的部分激动剂，同时具有激动拮抗的双重调节作用。伐尼克兰激动受体时可刺激释放多巴胺，对戒烟后的吸烟渴求感和各种戒断症状起到缓解作用。同时，它可以占用受体，阻碍尼古丁与受体结合，减少吸烟带来的欣快感。伐尼克兰在治疗早期易产生消化道和神经系统症状，但大多数患者均可耐受并继续使用。

（四）联合药物治疗

联合治疗有效的联合药物治疗包括长程尼古丁贴片（＞14周）+其他NRT类药物（如咀嚼胶和鼻喷剂）；尼古丁贴片+盐酸安非他酮缓释片；尼古丁贴片+尼古丁吸入剂。

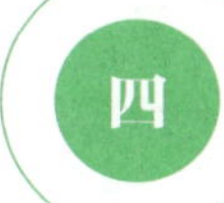

四 人群烟草控制策略

2003年5月，第56届世界卫生大会通过了《世卫组织烟草控制框架公约》（以下简称《烟草控制框架公约》），这是联合国第一部具有法律约束力的医药卫生多边条约。2008年2月，世卫组织发布了《2008年全球烟草流行报告》，总结了179个成员国控烟履约的现状和经验，提出了控制烟草流行的MPOWER综合战略。《烟草控制框架公约》和MPOWER综合战略是世界控烟实践与经验的最新总结。MPOWER系列政策在《烟草控制框架公约》的基础上为世界各国提供了一个控烟路线图，指导各国将这一全球共识转变为全球现实。

课外实践练习

1. 课外开展大学生吸烟状况调查，并结合调查结果撰写课外实践创新论文，提出大学校园控烟行动措施。

2. 大学生如何在创建无烟校园中发挥作用？

3. 大学生如何在创建无烟家庭中发挥作用？

第八章 环境与健康——空气环境与健康

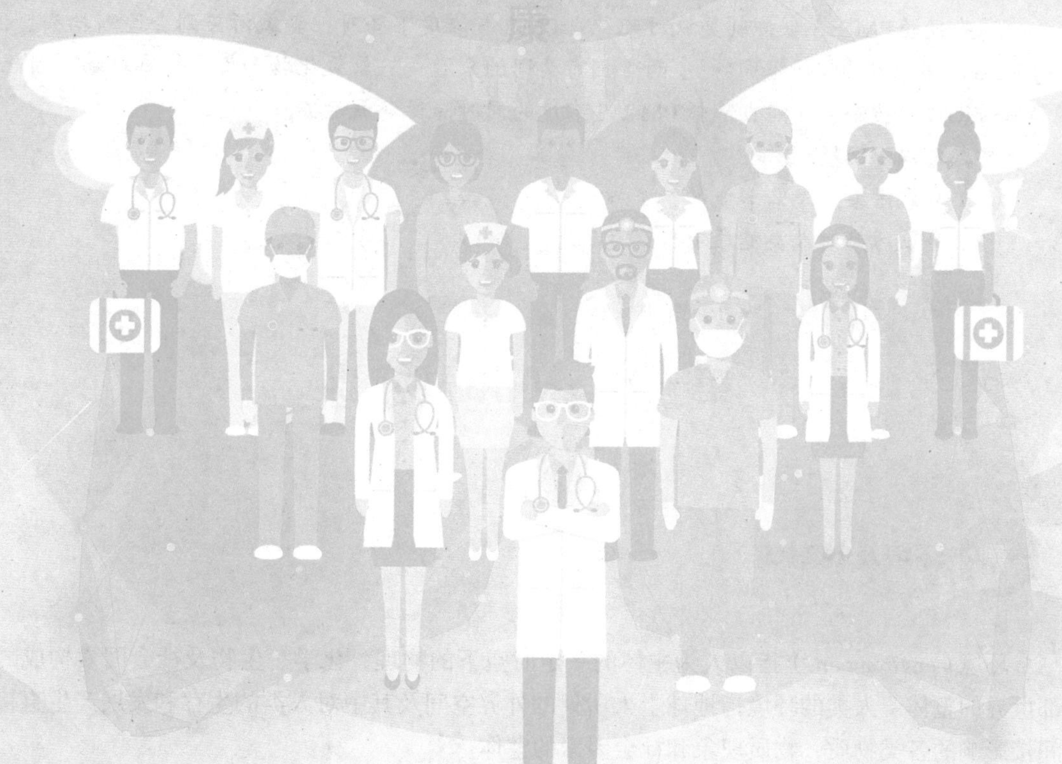

学习目标

知识目标

（1）掌握环境及环境污染的概念。

（2）掌握大气污染的来源及对人体健康的主要危害。

（3）了解全球十大环境问题。

能力目标

（1）学会并应用个人对空气健康环境的干预措施。

（2）学会并应用家庭对空气健康环境的干预措施。

思政目标

（1）增强大学生对空气污染危害的认识。

（2）增强大学生参加空气环境保护行动的意愿和动力。

思政导学

2020 年夏季，全国很多地方都遭遇了臭氧污染袭击。据统计，2020 年全国 337 个城市臭氧最大 8 h浓度第 90 百分位数的平均值为 138 μg/m^3，比 2015 年上升了 12.6%；337 个城市中，臭氧浓度超标的城市数量从 2015 年的 19 个增加到了 2020 年的 56 个。臭氧污染已成为影响空气环境质量的又一大因素。

高浓度的PM2.5 会抑制臭氧污染，当PM2.5 浓度下降时，臭氧污染则会逐渐抬头。但PM2.5 和臭氧又是"同根同源"，两者拥有共同的来源——氮氧化物和挥发性有机物。因此，只有强化协同控制，才能在降低PM2.5 浓度的同时降低臭氧污染。

请思考以下问题。

（1）臭氧污染是怎么形成的？

（2）臭氧污染对人类健康有什么危害？

第一节　初识环境问题

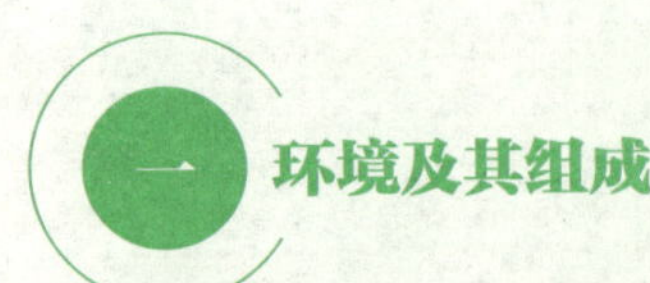

一　环境及其组成

环境（environment）指以人为主体的一定时空下的物理、化学、生物及社会因素构成的外部世界的整体。人类的环境指地球上人所处的外界空间及其中对人类的生存和发展产生直接或间接影响的各类物质、物质现象和社会因素的整体。

环境是由环境介质和环境因素组成的。环境介质等同于物质环境条件，即以气态、液态、固态 3 种形态存在的物质，如空气、土壤、岩石、水及包括人体在内的所有生物体。不同物态之间可在一定的条件下发生转移和转化，这也是不同介质之间相互影响和联系的根本原因。环

境因素是在环境介质中的各种物理、化学和生物成分，以环境介质为载体，又参与环境介质的组成，对人体产生直接或间接的作用，可对人体健康起到有利作用或有害作用。

环境是一个复杂而庞大的体系，按环境要素的属性和特征可将环境分为自然环境、人为环境和社会环境。①自然环境指在漫长的地球演化过程中，由于物质的密度差异发生的物质分层分布的整体，包括大气圈、水圈、土壤岩石圈，以及在以上 3 个基本圈带的基础上演化出生物，并进一步产生了生物和 3 个圈带之间的相互联系，进而形成的生物圈。人类的自然环境确切地说，指的是大气圈、水圈、土壤岩石圈和生物圈。②人为环境指在人类活动参与下，对自然环境进行加工改造而产生的物质环境，如城市、园林、农田、人工湖及交通道路等。③社会环境则不单纯是一个物理意义上的物质环境，它是在人的主观创造和实践劳动的基础上构建的物质生产体系、人际关系和精神文明条件，包含了政治、经济、人口、风俗、教育等多种社会因素。

人与环境之间的关系从来没有剥离过。人类与环境是演化的产物，但人类活动同时塑造着环境；人类从环境中索取一切可利用的为我们发展所用的资源，又不断地将副产物及废弃物输入环境。过去人们认为自然界的资源是没有成本的，但如若人类活动不能维护环境的良性循环，最终，我们会失去环境给予人类的有利条件，“绿水青山就是金山银山”即是环境利于人类的真实写照。

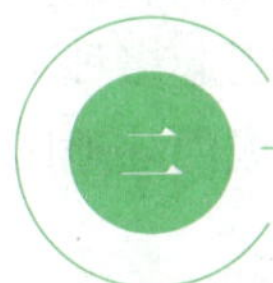

二 十大全球环境问题

环境是人类文明与人类生命健康赖以生存的根本，人类从环境中索求资源，同时环境与人类也相互影响。古有大禹治水、秦修郑国渠，都是为了人类社会发展协调人与环境的关系，在当时的生产力水平下做的努力。现代文明中，人的生产活动与伴随的环境条件依然且更加紧密，人类活动对环境的不良影响终会反噬人类本身。因此，关心环境问题是现代人共同的课题。

随着近现代人类生产力水平的发展，人类的生产活动给环境带来了巨大的改变和越来越严峻的问题。当前世界环境现状中存在的十大问题分别是气候变暖、臭氧层破坏、生物多样性减少、酸雨蔓延、森林锐减、土地荒漠化、大气污染、水体污染、海洋污染、固体废物污染。

（一）气候变暖

由于人类工业活动、生活和交通需求，矿物燃料（如煤、石油等）大量燃烧产生了大量气体排放物，以二氧化碳（CO_2）为主的温室气体吸收地表热辐射使大气增温，从而导致全球气候变暖（又称温室效应）。温室气体主要包括二氧化碳、甲烷（CH_4）、氧化亚氮（N_2O）、氯氟烃（Chloro-fluoro-carbons, CFCs），全球气候变暖的主要原因是二氧化碳的增加。2020 年，全国平均气温 10.25 ℃，较常年偏高 0.7 ℃，略低于 2019 年，为 1951 年以来第八高。全年除 12 月气温偏低 0.7 ℃外，其余各月气温均偏高（见图 8-1）。

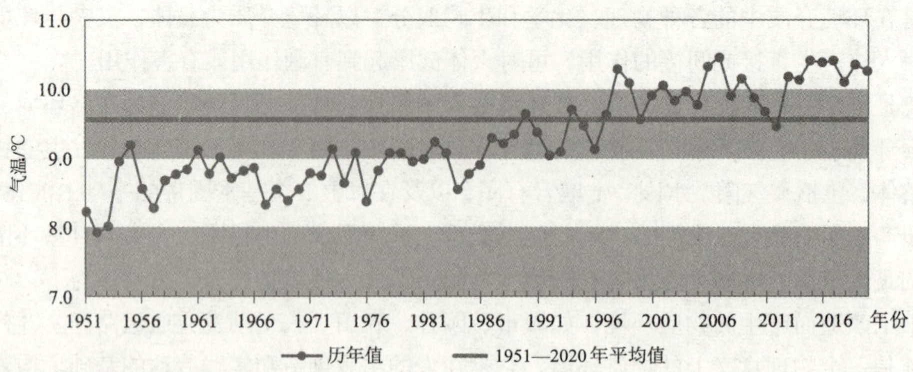

图 8-1 1951—2020 年全国平均气温年际变化

（资料来源：2020 年《中国生态环境状况公报》）

2021 年《纽约时报》报道全球气候变暖正威胁人们的健康、安全和住房，使美国人的生活更加艰难。美国沿海地区洪灾频发，尤其是在大西洋沿岸和墨西哥湾沿岸的城市，洪水泛滥的频率是 20 世纪 50 年代的 5 倍。全球酷暑天气的发生频率是 20 世纪 60 年代的 3 倍。北极海冰覆盖面积每年都在缩减。2020 年，海洋温度记录也不断推高，海水不断酸化。全球气候变暖，不仅使伴随昆虫类繁殖活跃、病毒增殖的生物媒介传染病的分布发生改变，高温相关疾病发病和死亡比例增加，过敏性疾病高发，也因气温升高使空气和海洋的温度上升，从而引起多种不良气候如台风、飓风、海啸等灾难频发；气温升高会加剧陆地和海洋水分蒸发，造成内陆地区大面积干旱，破坏海洋生物链，同时洪水和森林火灾并发。

（二）臭氧层破坏

分布在大气平流层的臭氧层可吸收来自太阳的全部的短波紫外线。自 1984 年首次发现南极上空臭氧层空洞以来，至今空洞面积依然与北美洲大陆相当。臭氧层空洞的具体机制还未明确，但因人类活动产生的化学物质排入大气与臭氧发生反应损耗臭氧是被普遍接受的理论。此外，温室效应下地球表面的对流层大气温度上升而平流层温度下降，也与臭氧层损耗相关。臭氧层空洞会增加因短波紫外线和宇宙辐射导致的人类皮肤癌和白内障等相关疾病的发病率。

消耗臭氧层物质主要包括四氯化碳（CCl_4）、甲烷、氧化亚氮、氯氟烃、哈龙类（Halons，即溴氟烷烃类）、甲基氯仿、溴甲烷等，哈龙类和氯氟烃危害最大。氯氟烃在平流层中光解产生游离氯，游离氯可消耗臭氧（O_3）；哈龙类在大气中产生溴离子可加速臭氧消耗。氯氟烃主要来源于工业上生产制冷剂、气溶胶喷雾剂、发泡剂、氟树脂等的原料，而哈龙类是灭火剂和熏蒸剂的主要材料之一。

（三）生物多样性减少

稳定的生态系统是在长期的演变过程中实现多种动植物、微生物环境和无机环境的有机结构，生物多样性包括生物的基因多样性、物种多样性和生态系统多样性。生物多样性锐减直接威胁到人类的可持续发展，导致生物多样性丧失的原因主要是：①采伐泛滥、掠夺性开发和非法捕捞、狩猎等人类活动，使生物栖息地丧失和破碎化，甚至加速物种灭绝；环境污染及气候变化也造成了物种的消失。②荒漠化土地不断扩大，使稳定成熟的生态系统大大减少。③过度

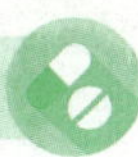

利用与消费，大量的野生生物资源遭到过度开发和利用，造成生物多样性的严重减退。④外来物种的侵入造成很多当地物种的生存环境不断恶化，改变了生态系统的构成，威胁了当地的自然物种。⑤农业生产方式规模化会间接造成长期培育的作物品种和家畜品种的丧失，使遗传多样性受到影响。

（四）酸雨蔓延

酸雨（acid rain）指pH小于5.6的雨、雪、雾、雹等降水，主要来自硫氧化物、氮氧化物等物质在大气中与水等物质反应产生的硫酸和硝酸。

酸雨严重损害生态环境，具体危害如下：①酸雨直接导致土壤酸化，不利于作物种植和植物生长；②诱发植物病虫害，致使农作物大规模减产；③损害水生生态系统；④增加土壤重金属向人类食用资源转移；⑤腐蚀建筑物、古迹遗址，使人类财产受损。

（五）森林锐减

8 000年前地球上约覆盖61亿公顷森林，占陆地面积近1/2。有数据显示，截至2019年全球森林存量面积为38.25亿公顷，预计到2025年这个数值将降至38.15亿公顷。每年世界上的森林，特别是热带雨林面临无法挽救的破坏的有1 130~2 000公顷。农业扩张、采矿、人工林建造、基础设施建设、森林火灾等都不同程度地破坏森林植被，但大规模的工业采伐是原始森林最大的威胁。

我国森林覆盖近况根据《中国森林资源报告2014—2018》数据显示，全国森林面积2.2亿公顷，森林覆盖率22.96%，森林蓄积175.6亿立方米。

（六）土地荒漠化

土地荒漠化现象被称为“地球上的癌症”，除了干旱少雨、流水侵蚀等因素，更多地因人类部分活动的过度开发、植被破坏、过度放牧、大风吹蚀、土壤盐渍化等因素打破生态系统原有的平衡，导致土壤退化成沙，造成的大片土壤生产力下降或丧失现象。

我国是世界上荒漠化最为严重的国家之一，根据第五次全国荒漠化和沙化监测结果显示，全国荒漠化土地面积261.16万平方千米，沙化土地面积172.12万平方千米。另一个明显的后果是，荒漠化加剧了沙区的贫困，影响当地的经济社会发展。

土地荒漠化和沙化是一个渐进的过程，但其危害及其产生的灾害却是持久和深远的。土地荒漠化和沙化直接导致区域内水土流失，动植物锐减甚至灭绝，给区域生态系统造成毁灭性危害。人类所面临的不仅是土壤生产力下降所带来的贫困，更要面对江河安全威胁和沙尘暴灾害。

（七）大气污染

大气污染指由于各种因素导致大气污染物排放超过了大气自净能力，由此产生对人体的舒适、健康或环境直接、间接或潜在危害的现象。大气污染对人类和环境的危害是多方面的，包括寿命逐渐缩短，各类呼吸道疾病病例增加。二氧化硫（SO_2）、氟化物等大气污染物可缩短植物寿命甚至导致植物死亡。

（八）水体污染

水体污染指进入水体的污染物质超过了水体自净能力，引起水质下降，利用价值降低或丧失的现象。造成水体污染的原因有两类：①人为因素，工业排放的废水、生活污水、农田排水、降水淋洗大气中和地面的污染物流入水体等；②自然因素，岩石的风化和水解，火山喷发、水流冲蚀地面、大气降尘的降水淋洗等。水体污染主要是人为因素造成的污染。

（九）海洋污染

根据2020年《中国生态环境状况公报》显示，直排海污染源污水排放总量约712 993万吨（见图8-2），综合污染源排放量最大，其次为工业污染源，生活污染源排放量最小。除铅外，各项污染物中，综合污染源排放量均最大。

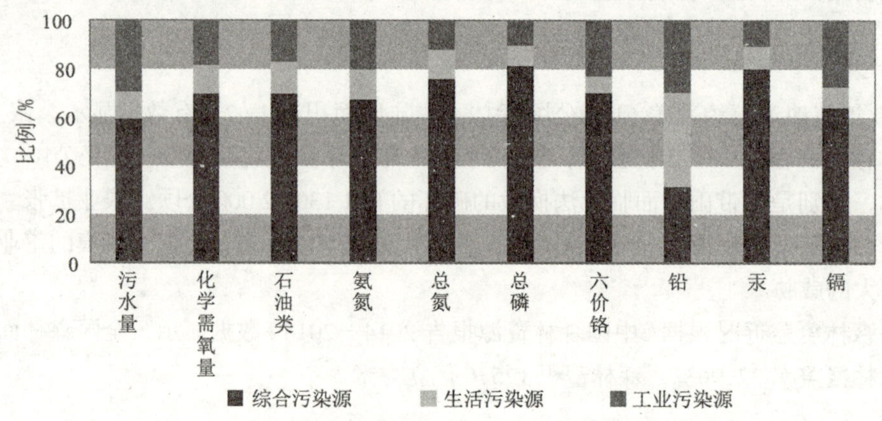

图8-2 2020年不同类型直排海污染源污染物排放情况

（资料来源：2020年《中国生态环境状况公报》）

海洋污染的污染源复杂，各类污染物入海后难以转移而发生蓄积和生物富集，污染持续化直接或间接导致海洋内各类生物的生存环境恶化。

（十）固体废物污染

根据来源不同，固体废物主要分为医疗废物、一般工业固体废物、生活垃圾和危险废物4种（见表8-1）。农业固体废物、建筑废料及弃土也是一般工业固体废物污染的来源。

表8-1 固体废物主要分类及产生原因

分类	产生原因
医疗废物	指医疗卫生机构在医疗、预防、保健及其他相关活动中产生的具有直接或间接感染性、毒性及其他危害性的废物
一般工业固体废物	在工业生产和加工过程中产生的，排入环境的各种废渣、污泥、粉尘等。工业固体废物如果没有严格按环保标准要求安全处理处置，对土地资源、水资源会造成严重的污染

续表

分类	产生原因
生活垃圾	指在日常生活中或为日常生活提供服务的活动中产生的固体废物。包括可回收垃圾如废纸、饮料罐、废金属等；厨余垃圾如瓜果皮、剩菜剩饭等；有害垃圾如废电池、荧光灯管、过期药品等；其他垃圾如树叶、渣土等
危险废物	特指有害废物，具有易燃性、腐蚀性、反应性、传染性、毒性、放射性等特性，产生于各种有危险废物产物的生产企业

资料来源：产业信息网。

根据中国环境网发布的《2020 年全国大、中城市固体废物污染环境防治年报》，经统计，2020 年全国共有 196 个大、中城市的一般工业固体废物产生量为 13.8 亿吨，工业危险废物产生量为 4 498.9 万吨，医疗废物产生量为 84.3 万吨，城市生活垃圾产生量为 23 560.2 万吨。

固体废物如不加妥善收集、利用和处理处置，将会污染大气、水体和土壤，危害人体健康。“无害化”“减量化”“资源化”是固体废物处理的主要原则，目前我国固体废物处置中占比较高的一种是“无害化”技术。

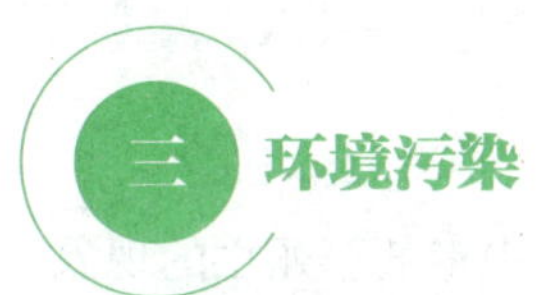

三 环境污染

环境污染（environmental pollution）指在自然因素或人为作用下，环境污染物对环境的负担超过了环境自净能力，导致环境质量下降和恶化，直接或间接影响人体健康。严重的环境污染称为公害（见表 8-2）。

表 8-2 世界“八大公害事件”

名称	时间	地点	原因及后果
马斯河谷事件	1930 年	比利时马斯河谷工业区	工厂排放烟尘，几千人受累，1 周内 60 多人死亡
多诺拉烟雾事件	1948 年	美国多诺拉镇	工厂排放有害气体致空气污染，发病 5 911 人，死亡 20 人
伦敦烟雾事件	1952 年	英国伦敦	烧煤取暖和工厂燃煤废气加特殊气象条件，事件当月（12 月 5 日至 9 日）因烟雾死亡人数多达 4 000 人以上
洛杉矶光化学烟雾事件	1940—1960 年	美国洛杉矶	汽车尾气加特殊气象条件及环境，仅 1955 年，因呼吸系统衰竭死亡的 65 岁以上老人达 400 多人
水俣病事件	1956 年	日本熊本县水俣镇	含汞的工业废水污染了水体，致使鱼贝类中毒，人长时间食用后也中毒发病
富山事件（痛痛病）	1955—1977 年	日本富山县神通川流域	含镉废水污染了河水、水稻，居民摄入含镉大米和饮水发病

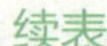

续表

名称	时间	地点	原因及后果
四日事件（四日市哮喘）	1961 年	日本四日市	石油冶炼和燃油产生的废气造成哮喘患者猛增，达 817 人，其中 36 人死亡
米糠油事件	1968 年	日本北九州市和爱知县	多氯联苯污染米糠油，致 13 000 人中毒，死亡 16 人

环境污染的来源可归纳为以下几方面：①能源大规模使用。如工业生产中燃烧燃料产生二氧化碳、二氧化硫、二氧化氮、水汽、灰分。工业生产过程中，由原材料到成品，各个生产环节都可能有污染物排出。②资源大规模的开发。③新物质的大规模合成。现在已有 960 多万种新的化学物质，每年还有上千种新的物质合成。

人体对环境污染物都会产生不同程度的反应，这是一种由量变到质变的发展过程。环境污染物不超过一定的范围和水平，人体可以通过正常的生理调节，使机体适应和忍受。但人体的这种生理调节是有限度的，当环境污染物超过人体生理调节能力的限度，就可能造成人体某些组织功能、结构的损害，引起疾病。根据环境污染物对人体健康损害作用的性质可以分为以下几种危害。

（一）急性危害

急性危害指环境污染物浓度在短期内突然增高，引起机体急性反应、中毒甚至死亡的现象。包括：①生活和工业用煤燃烧或工厂事故性排放，排出大量的二氧化硫和烟尘，在气温逆增时形成烟雾事件；②过量排放和事故性排放引起的急性损害，如汽车排放含有氮氧化物和烃类废气中的某些成分发生光化学反应，产生臭氧、过氧乙酰硝酸酯、醛类等毒性较大的污染物，形成蓝色的烟雾，即所谓光化学烟雾，使人产生急性中毒；③环境中生物性污染可引起急性疾病的流行，介水传播和通过空气传播的传染病一旦造成流行则来势猛，危及人口众多，严重影响人群健康和劳动生产力，不能麻痹大意。

我国能源构成中燃煤所占的比重大，随着石油产量的增加和汽车的增多，烟雾事件或光化学烟雾事件也极有可能发生，值得引起高度警惕。急性损害的事例很多，如 1982 年我国某工厂饮水被污染引起砷中毒。世界上其他国家的急性中毒事件也是前车之鉴。如 1984 年 12 月印度博帕尔市某农药厂 45 t 甲基异氰酸盐泄漏污染造成 20 多万人受害；2010 年海地暴发霍乱，有 28 万人感染，造成了巨大的损失和影响。

急性危害往往带来大批人员伤亡、长久健康损害、生态破坏和巨大经济损失等后果。其形成往往是严重的污染源或事故排放，特殊的地理条件不利于污染物扩散、稀释，特殊的气象条件等因素单独或联合作用的结果。

（二）慢性危害

慢性危害指环境中有害污染物以低浓度、长时间反复作用于机体所产生的危害。慢性危害因暴露剂量、暴露时间、化学污染物的生物半减期和化学特性、机体的反应特性等不同而产生不同的后果。污染物在体内的物质蓄积和功能蓄积是慢性危害的根本原因，可分为①非特异性

影响。环境污染物（因素）所致的慢性危害临床表现常常不典型，而是表现为免疫功能和抵抗力明显减弱，对病原体感染的敏感性增加，健康状况下滑，表现为人群中某些疾病患病率、死亡率增加，儿童生长发育受损。②引起慢性病。长期暴露于低剂量环境污染物可直接造成机体罹患某种慢性病。如慢性阻塞性肺部疾病是与大气污染物长期作用和气象因素变化有关的一组肺部疾病，包括慢性支气管炎、支气管哮喘、哮喘性支气管炎和肺气肿及其续发病。随着大气污染的加重，慢性阻塞性肺部疾病导致的死亡率明显升高。③持续性蓄积危害。引起持续性蓄积危害的物质有两类，一类是铅、镉、汞等重金属及其化合物，主要特点是在环境中浓度低、生物半减期很长，如汞的生物半减期为 72 天，镉的生物半减期为 13.7 年；另一类是持久性有机污染物（persistent organic pollutants, POPs），特点是脂溶性强、不易降解、长期残留、持久存在、在生物体持久性蓄积，同时，机体内的有毒物质还可能通过胎盘或授乳传递给胚胎或婴儿。在慢性危害中食物链和生物放大作用起到重要作用。

（三）致癌作用

据估计，人类癌症中 80%~90% 与环境因素有关，其中由病毒因素和放射性因素引起的肿瘤各占 5%，由化学性因素引起的肿瘤占 90%。环境中主要的致癌因素包括：①化学性致癌因素。已经确定的化学致癌物有苯并(a)芘、联苯胺，可疑致癌物有亚硝胺类化合物及一些芳香胺类染料等。②物理性致癌因素。如放射线的外照射或吸入放射性物质可引起白血病、肺癌等，紫外线过度照射可引起皮肤癌等。③生物性致癌因素。如疱疹病毒与鼻咽癌密切相关，肝吸虫与肝癌、血吸虫与结肠癌等可能也有关系。

国际癌症研究机构（International Agency for Research on Cancer，IARC）2016 年对已报告的 989 种化学物根据其对人的致癌风险分成 5 类，Ⅰ类对人致癌，有 118 种。这类致癌物有设计严格、方法可靠、有效排除混杂因素的流行病学调查，有明确的剂量—反应关系，有调查资料或动物实验验证和支持。ⅡA类对人很可能致癌，有 79 种。这类致癌物在动物实验中有发现充分的致癌性证据，对人体理论上有致癌性，但实验证据有限。ⅡB类对人可能致癌，有 290 种。这类致癌物对人体致癌性证据有限，对实验性动物证据不充分。或对实验动物致癌性证据充分，但对人类致癌性证据不足。Ⅲ类对人的致癌性尚无法分类，有 501 种。Ⅳ类对人类很可能不致癌，有 1 种。

（四）致畸作用

某些物理、化学、生物因素作用于生物体的遗传物质而引起畸胎的发生。我国新生儿的先天性畸形率约为 1.28%。据调查，先天性心脏病和先天性畸形的发生，绝大多数与遗传基因和染色体异常有关，而这些异常和环境污染有密切关系。如 1945 年美国在日本广岛投放的一枚原子弹，距离爆炸中心 1 200 m 处有 11 名孕妇，其中 4 人因钢筋混凝土厚墙掩护而幸免辐射，其余 7 名孕妇所生婴儿全部是畸形儿，并造成日本长崎县胎儿小头畸形和智力低下率增加；又如 20 世纪最大的药物灾难——反应停事件，反应停作为镇静、镇吐的药物应用于妊娠呕吐，但孕妇服用该药后陆续出现大规模的新生儿肢体畸形，在 1960—1962 年，德国、英国、日本等国孕妇因服用反应停共发生 19 000 多例畸胎，震惊世界。由此反应停事件揭开了研究化合物致畸作用的序幕。

（五）免疫功能损害

某些环境有害物质对生物机体的免疫系统或功能产生损害作用。如六六六、DDT、甲醛、铅、苯、硝基苯、苯胺等会引起机体过敏反应；多氯联苯、二噁英、六氯苯、DDT、敌百虫、西维因、苯并芘、石棉等可引起免疫抑制；氯乙烯、多氯联苯、汞、铅等物质会引起自身免疫性疾病。

（六）对内分泌功能的干扰作用

严重影响机体内环境稳态的维持，以及影响机体发育过程中体内天然激素的生成、释放、转运、代谢、结合和效应调节的一类外源性环境有害物质，被称为内分泌干扰化学物质（endocrine disrupting chemicals，EDCs）。包括邻苯二甲酸酯类（PAEs）、有机氯杀虫剂、多氯联苯类、双酚化合物、烷基酚类及植物和真菌激素、重金属等。目前认为内分泌干扰化学物质主要产生的健康影响有生殖障碍、出生缺陷、代谢紊乱、发育异常、癌症等。

第二节　认知大气污染及其对健康的危害

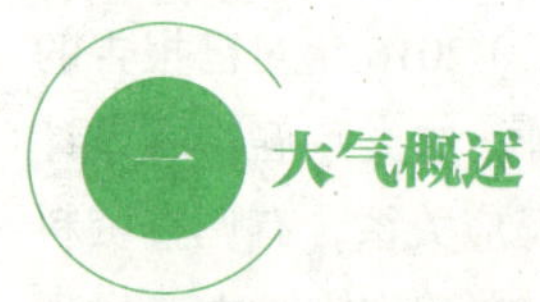

一　大气概述

大气圈（atmospheric sphere），又称大气层，指由于地心引力作用围绕在地球表面的空气层，厚度达 2 000~3 000 km 以上，且没有明显的上界，其物理化学性质随高度不同而呈现不同的特点。按气温垂直变化规律可将大气层分为 5 层（见图 8-3）。①对流层：因有强烈的空气对流运动而得名，平均厚度 12 km，两极厚度 7~9 km，赤道厚度 15~17 km，是紧贴地球表面的一层。对流层集中了大气总质量 3/4 以上的质量和几乎全部的水蒸气，并含有一定量的尘埃、微生物等各种夹杂物。2 km 以下为低层大气，受地面起伏影响大；2 km 以上为自由大气，受地面起伏影响小；空气对流形成了云、雾、雷、雨、台风等各种气象现象；空气流动性大，有垂直和水平的流动。对流层还有温度递减和气温逆增的现象。温度递减指随着距离地面高度的增加，气温逐渐下降的现象。通常每升高 1 000 m，气温下降 6.5 ℃，这种规律称为垂直温度递减率。气温逆增指随着距离地面高度的增加，气温逐渐上升的现象。若气温逆增出现在对流层，则不利于大气中污染物的稀释、扩散。②平流层：在对流层之上，距地面 12~55 km，这里空气和水蒸气极少，空气几乎只有水平流动，也就不会出现气候现象。平流层中的 35 km 以下为同温层，特点是温度低而恒定（-55~-60 ℃）。在距地面 15~35 km 处，有一厚度约 20 km 的臭氧层，臭氧层的分布存在季节性变动，主要吸收太阳发出的短波紫外线和宇宙射线。35~50 km 处气温逆增，50 km 以上温度又开始下降。③中间层：位于平流层顶到 85 km 高处范围，有很少的气体，但没有水蒸气，有臭氧存在，气流有强烈的垂直运动且气温呈现递减现象，在该层顶部，

气温能降至 -92 ℃。④热成层：距离地面 85~800 km。由于宇宙射线作用，这一层的气体以离子状态存在，并吸收太阳的短波辐射导致空气温度剧增，层顶部的温度可达 200~1 700 ℃，该层大气分子可反射无线电波，对无线电通信的实现有重要意义。⑤逸散层：距离地面 800 km 以上，大约到 40 000 km 处，被认为是大气的极限。此处大气稀薄，气温高，分子运动速度快，气体分子或微粒可脱离地球引力。

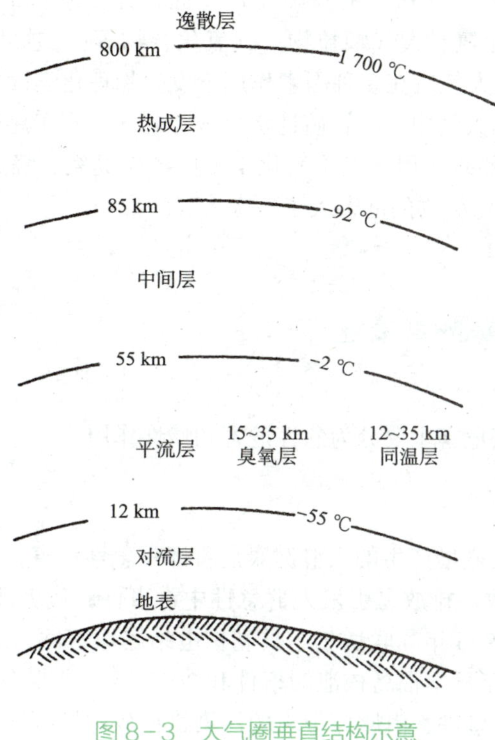

图 8-3 大气圈垂直结构示意

二 大气污染

大气污染（ambient air pollution）指由于人类活动或自然现象导致污染物排入大气的量超过了大气的自净限度，污染物积聚，直接或间接地危害人类健康和生态环境的现象。引起大气污染的自然现象有沙尘暴、火山爆发、森林火灾等。人为污染则主要来自以下几方面：①工业生产。生产过程排放和燃料燃烧产生的二氧化碳、二氧化硫、二氧化氮、水汽、灰分及不完全燃烧产物一氧化碳、氮氧化物、醛、碳粒、多环芳烃等。②农业活动。如农药喷洒和秸秆焚烧等。③生活炉灶和采暖锅炉。④交通运输。各种交通工具排放的尾气。⑤地面扬尘、生物性污染物、意外事故（爆炸、火灾、毒气泄漏）等。

大气污染物按存在状态可分为气态污染物（包括气体和蒸汽）和大气颗粒物。其中，大气颗粒物具有光散射性质和影响气候效应的作用，根据粒径大小可分为：①总悬浮颗粒物（total suspended particulate，TSP）。粒径≤ 100 μm，可以是固态、液态或固-液两态的悬浮颗粒。②可吸入颗粒物（IP，PM10）。粒径≤ 10 μm，又称飘尘，可被人体呼吸道吸入。③细颗粒物

(PM2.5)：空气动力学直径≤ 2.5 μm，比PM10在空气中的悬浮时长更长，进入人体呼吸道后易滞留于终末细支气管和肺泡中，有些甚至可透过肺泡膜进入血液。PM2.5更易被各种有毒有机物和重金属附着，对生物健康威胁更大。④超细颗粒物（PM0.1）。即粒径≤ 0.1 μm的颗粒物，主要来自汽车尾气。

根据形成过程，大气污染物还可分为一次大气污染物和二次大气污染物。一次大气污染物（primary air pollutants）指直接从污染源排入大气而未发生物理和化学变化的污染物，如一氧化碳、二氧化硫、一氧化氮、大气颗粒物、碳氢化合物等；二次大气污染物（secondary air pollutants）则是污染物进入大气后在多种因素作用下发生物理化学性质改变，或者与其他物质反应产生新的化学物质。如大气中二氧化硫遇水生成亚硫酸、汽车尾气中的氮氧化物与挥发性有机物（VOCs）在阳光紫外线作用下发生光化学反应产生臭氧、醛类和各种过氧酰基硝酸酯（PANs）等。通常二次大气污染物的危害大于一次大气污染物。

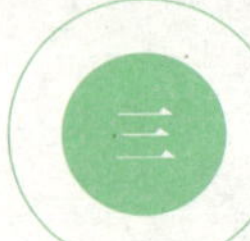

三 大气污染对健康的直接危害

大气污染对健康的直接危害主要分为急性危害和慢性作用。

（一）急性危害

短期内大气污染物浓度剧增产生的人群健康危害即是急性危害，主要包括生产事故和烟雾事件。生产事故导致的事故性排放易引发人群急性中毒事件，代表性的生产事故有1984年印度博帕尔毒气泄漏事件、1986年苏联切尔诺贝利核电站爆炸事件、2003年我国重庆市开县特大天然气井喷事件、2011年日本福岛核泄漏事件和2015年天津港“8・12”火灾爆炸事件。烟雾事件分为：①煤烟型烟雾事件，由燃煤带来的污染物排放并扩散导致。其主要的大气污染物为烟尘、二氧化硫及硫酸雾。代表性的煤烟型烟雾事件有1930年发生于比利时的马斯河谷事件，因钢铁厂、炼锌厂、玻璃加工厂大量排放二氧化硫，在高气压、逆温、无风、低温条件下，造成几千人罹患呼吸道疾病，60多人死亡；英国伦敦等大城市近百年来发生的煤烟型烟雾事件有十多次之多，最严重的一次发生于1952年12月的伦敦，事件发生时，许多人出现了胸闷、咽痛、咳嗽、呕吐等症状，随后陆续出现死于呼吸系统疾病和心脏病的病例，12月7日至13日死亡人数达到了4 703人，此后的2个月又死亡8 000人之多。②光化学烟雾事件，在1943年、1946年、1954年、1955年等年份，美国洛杉矶多次发生光化学烟雾事件，这里分布着炼油厂、供油站，每天有超过250万辆汽车行驶，每天约消耗汽油1 100 t，到了1955年汽车数量多达350万辆，而汽油日消耗高达1 600万升。光化学烟雾事件发生期间，洛杉矶上空弥漫着浅蓝色的烟雾，洛杉矶居民出现眼睛刺痛、喉咙疼痛、咳嗽流泪、呼吸困难、头晕恶心等症状。1955年9月，事故发生2天内就造成当地400多名65岁以上老人死于呼吸衰竭，哮喘和支气管炎在城内大范围流行。

（二）慢性作用

大气污染对人体的慢性作用主要是对呼吸系统和心血管系统的不良作用、增加癌症（主要是肺癌）风险、免疫功能受损和慢性中毒等。

有数据表明，大气污染会使人群心血管疾病的急诊率、住院率和死亡率增加及促进病情恶化，主要因为大气中的颗粒物浓度。美国研究数据呈现，PM10 每升高 10 μg/m³ 可使总死亡率增加 0.21%，使心肺疾病死亡率增加 0.31%；欧洲研究数据呈现，PM10 每升高 10 μg/m³ 可使日总死亡率增加 0.6%，使心血管疾病日死亡率增加 0.69%。而PM2.5 对人群的发病和死亡影响更大。

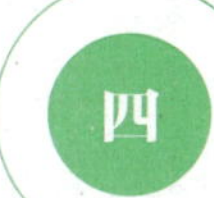

四 大气污染对健康的间接危害

大气污染对健康的间接危害包括温室效应、臭氧层破坏、酸雨和大气棕色云团。前 3 种的相关内容在本项目开篇已有叙述。大气棕色云团是一定区域范围的大气污染物聚集体，主要包含颗粒物、硫酸盐、硝酸盐、煤烟、飞灰等。太阳辐射经过大气棕色云团中的飞灰、黑炭、土壤粒子及二氧化氮的吸收和散射后呈现棕色，故称为大气棕色云团。目前，东亚、东南亚、南亚的印度中央平原、南部非洲和亚马孙流域是地球上的大气棕色云团热点区。大气棕色云团分布广泛且暴露人口量巨大，不仅对人群健康产生危害，还会威胁到地球的水资源、农业生产及生态系统的安全。

第三节 践行大气污染防治措施

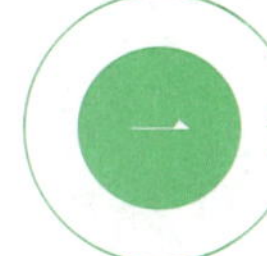

一 开展大气污染综合防治

大气污染受到包括能源结构和工业布局、人口、交通、地形、自然气象和植被等自然因素及社会因素的影响，为从根本上治理大气污染，必须采用并坚持综合防治原则，合理利用大气自净机制，配合技术与管理相结合的人为措施，达到有效治理、节约成本的效果。

大气污染综合防治包含规划措施、工艺和防护措施 2 个维度。规划措施主要有：①结合城镇规划合理安排工业布局，调整工业结构。工业建设可分布在小城镇和工矿区，重污染企业分布在远郊区及最小风向频率的上风侧，避免将废气排放类型工厂建在山谷内，与居民区应有足够的卫生防护距离。②完善城市绿化系统。调节城市小气候，调节水循环和碳氧循环，增加绿地使空气增湿降温，缓解城市绿岛效应。③加强居住区内局部污染源的管理。工艺和防护措施主要有：①改善能源结构，大力降低消耗，如选用低硫低灰分燃料、采取集中供热，开发水电、地热、太阳能、风能等多种新型能源。②控制机动车尾气污染。③改进生产工艺，如颗粒物分离和回收、气态污染物治理（吸收、吸附、催化、冷凝、燃烧）等技术，减少废气排放。

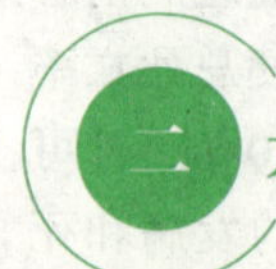

三 大气污染防治效果及远景规划

为改善空气质量，国务院2013年发布《大气污染防治行动计划》。2018年，国务院颁布《打赢蓝天保卫战三年行动计划》，提出调整优化产业、能源、交通、用地结构，确保环境空气质量总体改善。

据生态环境部《2020中国生态环境状况公报》的数据显示，2020年337个地级及以上城市的六项污染物（PM2.5、PM10、臭氧、二氧化硫、二氧化氮和一氧化碳）浓度分别为33 μg/m^3、56 μg/m^3、138 μg/m^3、10 μg/m^3、24 μg/m^{3}和1.3 mg/m^3。与2019年相比，6项污染物浓度均下降（见图8-4）。若不扣除沙尘影响，PM2.5和PM10平均浓度分别为33 μg/m^{3}和59 μg/m^3，分别比2019年下降10.8%和11.9%。2020年PM2.5未达标地级及以上城市年均浓度与2019年相比下降7.5%，与2015年相比下降28.8%；全国337个地级及以上城市年均优良天数比例达到87.0%。

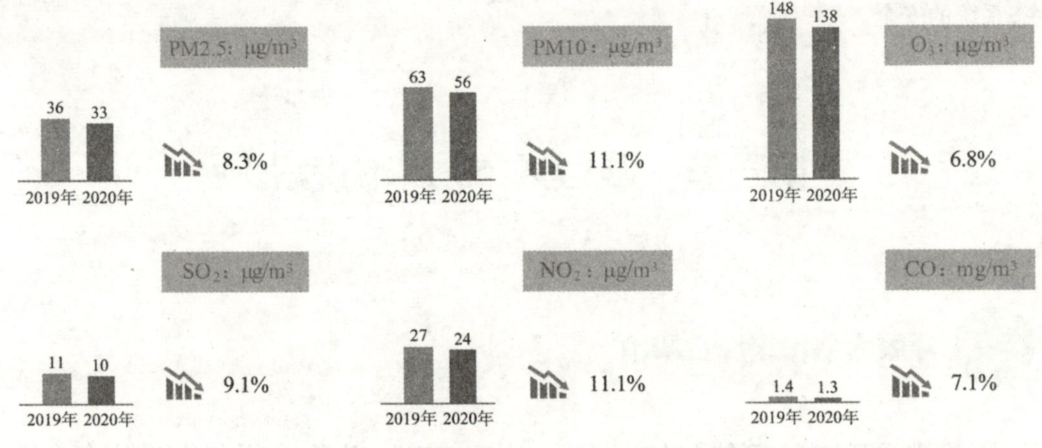

图8-4 2020年337个地级及以上城市6项污染物浓度年际比较

（资料来源：《2020中国生态环境状况公报》）

目前，我国大气污染治理已经取得了一定的成果，但仍处于“气象影响型”阶段，PM2.5和臭氧的影响明显。因此，我国生态环境需要系统保护，兼顾减污增容。一方面，在“分子”上做减法，通过污染减排、环境治理，减轻污染压力；另一方面在“分母”上做加法，加大生态保护修复力度，扩大生态容量，提升承载力。比如大气环境治理，既需要通过大气污染减排和联防联控减轻污染排放，也需要通过防风固沙、城市蓝绿空间建设等生态保护措施，扩大生态容量，扩大空气扩散条件。

“十三五”期间，我国大气污染治理取得明显成效。“十四五”期间，我国将以“减污降碳协同增效”为总抓手，最关键的是PM2.5和臭氧的协同治理，把降碳作为源头治理，指导各地统筹大气污染的防治与温室气体减排，加大汽车减排与完善农村清洁取暖力度。

（一）系统谋划“十四五”大气污染防治工作

编制实施“十四五”空气质量全面改善行动计划，聚焦PM2.5和臭氧污染协同控制，着力推进大气多污染物协同减排，从源头防控、结构优化、末端治理等方面，加快补齐挥发性有机物和氮氧化物污染防治短板，推动实施一批大气污染减排工程项目，推动PM2.5和臭氧浓度共同下降，实现减污降碳协同效应。

（二）持续深化大气污染治理工作

坚持落实减污降碳总要求，结合二氧化碳排放达峰行动方案，推动能源结构优化调整，稳步推进北方地区清洁取暖，扩大试点城市范围；稳步推进产业结构调整，化解淘汰落后产能，优化产业布局，持续推动钢铁等行业超低排放改造，继续实施重点行业挥发性有机物和工业炉窑大气污染综合治理；优化调整运输结构，推动铁路专用线建设，以柴油车和非道路移动机械为重点，加大移动源环境监管力度，大力推广新能源车；深入推进面源污染治理，着力解决恶臭、油烟等污染扰民问题。

（三）加强区域联防联控和重污染天气应对

深化重点区域大气污染防治协作机制，指导其他跨省交界地区、城市群逐步建立区域协作机制；以基本消除重污染天气为导向，研究差异化重污染天气应急启动标准，指导各地开展应急预案修订，严格落实重污染天气应急响应机制，进一步提升PM2.5和臭氧污染预测预报能力水平。

（四）强化大气污染防治督察执法

继续将大气污染防治作为中央生态环境保护督察重要内容，紧盯中央高度关注、群众反映强烈、社会影响恶劣的大气环境问题，视情开展专项督察。优化调整监督帮扶工作覆盖区域范围和任务，探索实施“重点专项帮扶+远程监督帮扶”相结合的工作模式，指导相关地方根据不同时段的污染特征组织开展有针对性的监督执法。

课外实践练习

1. 课外上网查阅资料，调查分析你所在城市空气污染状况，撰写课外实践创新论文。
2. 大气污染会产生哪些健康危害？如何防护？
3. 大学生如何在空气污染防治中发挥作用？

第九章 水体环境与健康

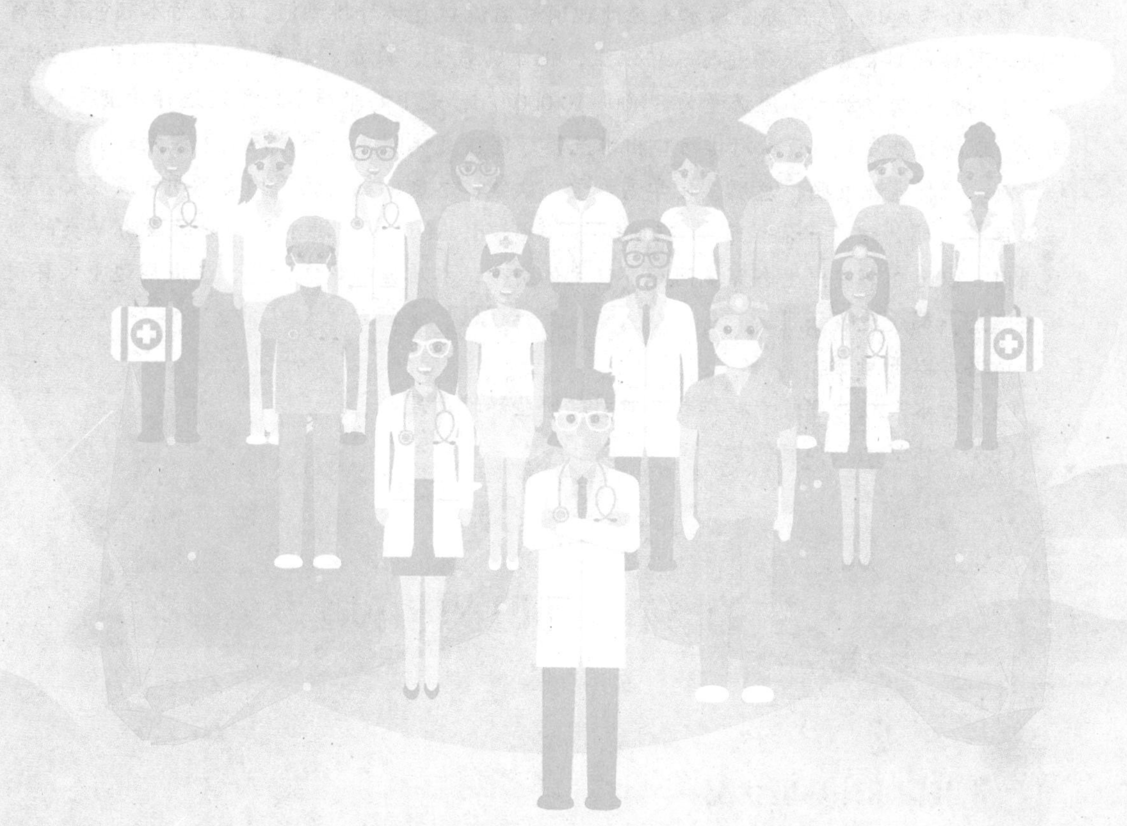

学习目标

知识目标

（1）掌握水体及生活饮用水污染的主要来源。

（2）掌握水体污染的主要健康危害。

能力目标

（1）学会个人和家庭对水体健康环境干预措施。

（2）应用个人和家庭对生活饮用水健康环境干预措施，合理选择日常饮用水。

思政目标

（1）增强大学生对水体污染危害的认识及参加水体环境保护行动的积极性。

（2）树立现代大学生科学发展观，培养节约用水意识。

思政导学

2021 年 3 月，生态环境部组织松辽流域生态环境监督管理局在所辖流域内开展日常巡查，发现辽宁省A污水处理厂和吉林省B污水处理厂污水溢流问题，严重影响该流域生态环境安全，根据《环境违法案件挂牌督办管理办法》，决定对这 2 个突出生态环境问题进行挂牌督办。

现场检查发现，A厂部分污水未经处理通过溢流口直接外排细河，溢流污水颜色混浊有异味。取样监测表明，总磷超标 5 倍以上，化学需氧量、氨氮、总氮等也有不同程度超标。进一步调查表明，该污水溢流量为 8 000~10 000 t/d，是下游水质不能稳定达标的重要原因。同时，现场检查发现B厂入河排污口出水呈墨绿色、臭味明显，部分污水未经处理直接排入挡石河。取样监测表明，总磷、化学需氧量、氨氮、总氮、氟化物等均有不同程度超标。进一步调查表明，该污水溢流量为 25 000~30 000 t/d，是造成下游水质部分时段劣Ⅴ类的重要原因。以上 2 个突出生态环境问题责任主体明确，水质超标事实清楚，造成周边重大环境安全隐患，群众反映强烈。

请思考以下问题。

（1）污水未经处理就直接排放可能引起哪些环境问题？

（2）水体卫生应如何保护？

第一节　初识水体环境

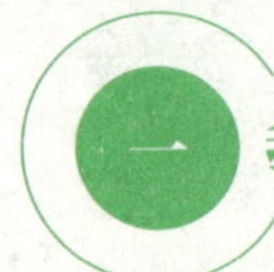

一　我国水体环境状况

水是生命之源，是生物体中含量最多的成分，是新陈代谢必需的物质，也是自然环境中最基

本的要素，是地球表面一切自然现象和衍生现象的高频参与者，与人类社会发展息息相关。

地球表面有70%的面积被水覆盖，总水量约为1.38×10^9 km³，其中的淡水储量为3.5×10^7 km³，但基于现有开发技术和经济水平，我们较难利用海水、深层地下水、冰雪固体淡水等水资源。可利用的淡水资源如江河、湖泊及浅层地下水仅占淡水总储量的0.34%，这意味着能利用的淡水资源不到全球水总储量的万分之一，加上世界各地区水资源分布不均，实际的淡水资源是不够理想的。

我国淡水资源总量历年来有浮动（见图9-1），2019年淡水资源总量29 041 km³，2020年淡水资源总量31 605.2 km³。根据2021年第七次人口普查结果显示，我国2020年人口超过14.1亿，意味着我国人均水资源占有量仅有约2 241 m³，属于世界人均水资源水平的下游，而中国的用水量却远超世界上其他各国。

2020年全国用水总量为5 812.9 km³，受新冠肺炎疫情、降水偏丰等因素影响，较2019年减少208.3 km³，2019用水总量为6 021.2 km³。根据《中国水资源公报》，1997年以来我国用水效率明显提高，全国万元国内生产总值用水量和万元工业增加值用水量均呈显著下降趋势，耕地实际灌溉亩均用水量总体上呈缓慢下降趋势，人均综合用水量基本维持在400~450 m³（见图9-2）。

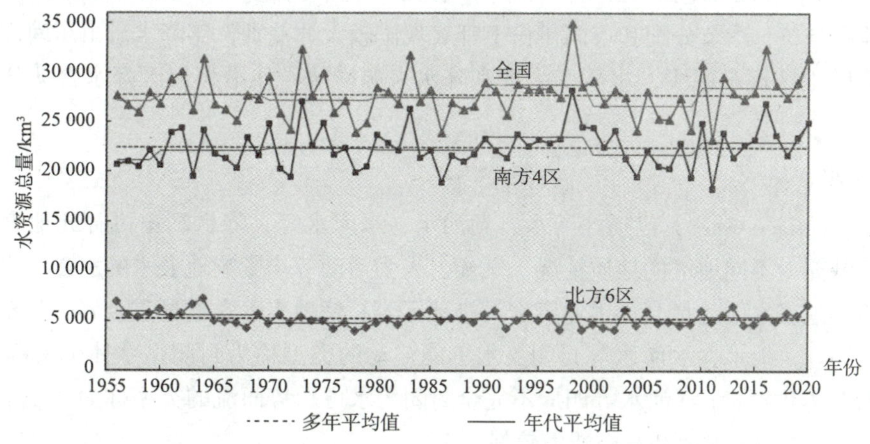

图9-1 1955—2020年全国水资源总量变化

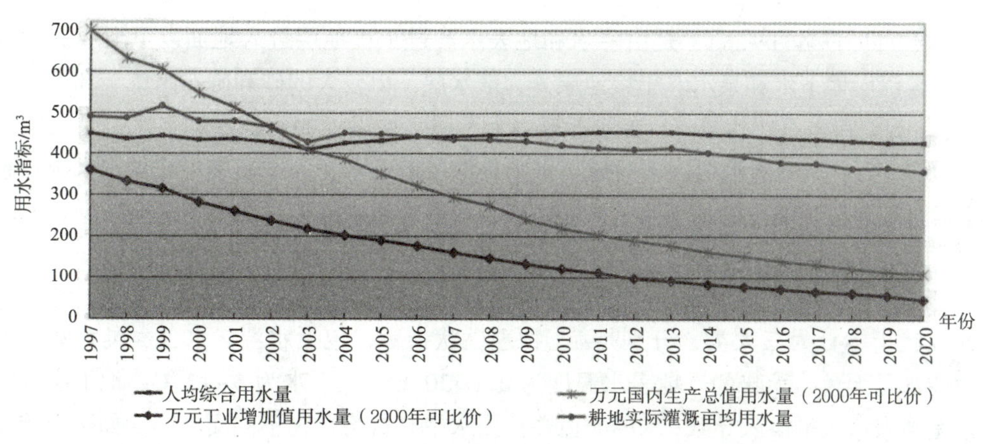

图9-2 1997—2020年全国主要用水指标变化

通过历年的努力，我国水资源各方面指标均有改善，但我国仍为一个缺水的国家。我国水资源主要面临的问题有：①由于水资源南北分布不均导致北方资源性缺水。②南方水质性缺水。③中西部水利工程投资回报率低、资金缺乏、工程滞后导致中西部工程性缺水。④因大陆季风气候常出现连旱连涝的自然灾害，导致中国水资源季节性分布不均。

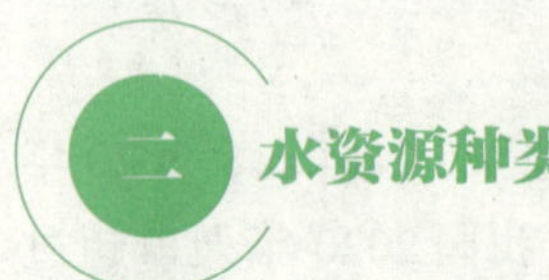

二 水资源种类及性状

（一）水资源种类

地球上的水体根据电解质含量和种类可分为淡水和海水，根据来源和分布可分为降水、地下水、河流、湖泊、海洋和冰川。我们讨论的水资源（water resource）通常指可被利用的、逐年可通过不同方式恢复更新的淡水资源，可分为降水、地表水和地下水 3 种。

1. 降水

降水（precipitation）包括雨、雪、雹等，水质较好且矿物质含量较少，但水量不稳定。我国降水在地区分布、季节分配和不同年份上都表现出较大的差别，年降水量由东南部沿海地区向西北部内陆地区逐渐减少，水质受大气和降水来源影响，如沿海地区降水含盐分和碘元素较高。

2. 地表水

地表水（surface water）包括江河水、湖泊水、水库水等，降水汇集可补充地表水，也与地下水互相补充。不同地区的地质情况、气候、人为活动等均影响地表水的水量和水质，如富硒地质环境的地表水硒含量高，工业废水污染地区容易使地表水含过量重金属，甚至引起公害病（如汞中毒）。湖水、水库水等封闭、水不能流动的类型称为封闭型水体（又称“死水”），容易发生富营养化污染；江河水等四周不完全封闭、水可顺势而流的类型称为开放型水体（又称“活水”），其抗污染能力和自净能力较好。

3. 地下水

地下水（underground water）是由降水和地表水渗过土壤地层进入地面以下形成的，分为浅层地下水、深层地下水和泉水。土壤地层分为透水层（由较大的砂和砾石组成）和不透水层（由致密的黏土层和岩石层构成）。在地下第一个不透水层以上的为浅层地下水，是我国广大农村常用水源；第一个不透水层以下的地下水则是深层地下水，为城镇集中式供水水源。泉水是地下水通过地表缝隙涌出的地下水。水质由浅及深硬度越来越大，污染物逐渐减少。

（二）水的性状和评价指标

水的性状指标分为三大类，分别是：①物理性状指标，包括水温、水色、臭和味、混浊度。洁净的水是无色、无味的。地表水温度为 0.1~30 ℃，地下水为 8~12 ℃，地下水的温度变化通常是地表水大量渗入导致；水的颜色往往因水中有机络合物不同而不同，如腐殖质过多呈棕黄色，黏土多呈黄色，不同藻类过量繁殖则使水显现出不同颜色；有机物的腐败、有异臭的气体溶解、泥土、矿物盐等原因可使天然水（构成地球表面自然界各种形态的水相的总称）产生不同的臭和味，如水中适量的碳酸钙、碳酸镁使水甘美，溶解氧含量高则水尝起来略有甜味；水的混浊度主要反映水中悬浮颗粒和胶体颗粒的状态。②化学性状指标，包括pH（一般为7.2~8.5）、总固体（越少表示水越清洁）、硬度（溶于水的钙、镁等矿物质总含量）、含氮化合物（反映水体是否受到有机污染、粪便污染及水体自净程度）、溶解氧、化学耗氧量（用于快速测定水体是否受到有机物污染）、生化需氧量、氯化物、硫酸盐、总有机碳、总需氧量、有害物质（主要是重金属和难分解的有机物）。③微生物学性状指标，包括细菌总数和粪大肠杆菌，作为反映水体是否受到微生物污染和粪便污染的指标。

依据《地表水环境质量标准》（GB 3838—2002），Ⅰ类、Ⅱ类水质可用于饮用水源一级保护区、珍稀水生生物栖息地、鱼虾类产卵场、仔稚幼鱼的索饵场等；Ⅲ类水质可用于饮用水源二级保护区、鱼虾类越冬场、洄游通道、水产养殖区等渔业水域及游泳区；Ⅳ类水质可用于一般工业用水和人体非直接接触的娱乐用水；Ⅴ类水质可用于农业用水及一般景观用水；劣Ⅴ类水质除调节局部气候外，几乎无使用功能。2020年，全国地表水Ⅰ~Ⅲ类水质断面（点位）占83.4%，比2019年上升8.5个百分点；劣Ⅴ类占0.6%，比2019年下降2.8个百分点，主要污染指标为化学需氧量、总磷和高锰酸盐指数。我国拥有可管辖海域面积约为3×10^6 km^2，2020年一类水质海域面积占管辖海域面积的96.8%，与2019年基本持平；劣Ⅳ类水质海域面积为30 070 km^2，比2019年增加1 730 km^2，主要超标指标为无机氮和活性磷酸盐。

第二节 认知水体污染及其对健康的危害

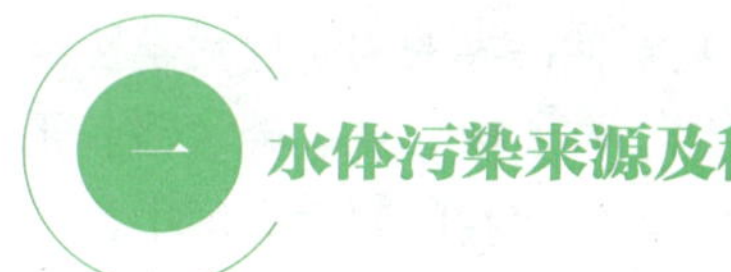

一 水体污染来源及种类

水体污染主要是人为因素造成的。由于人类活动排放的污染物进入水体的量超过了水体的自净能力使水质恶化，威胁人体健康和生态环境。水体污染源主要有工业废水、农业废水和生活污水3种。水体污染可分为物理性污染、化学性污染和生物性污染。

（一）物理性污染

物理性污染主要包括水体的热污染、放射性物质污染和固态废弃物污染。①水体热污染：工业冷却水是导致水体热污染的主要原因，特别是发电厂排放的冷却水，核电站产生的冷却水热污染比火力发电厂高。此外，冶金、化工、石油、造纸和机械工业产生的水体热污染也不容小觑。②水体放射性物质污染：主要来自人类活动，如核试验产生的沉降物、核工业（核潜艇活动、核燃料再生等）与核战争产生的核废物、核医疗废物等；自然界中也存在天然的放射性物质，如^{40}K、^{14}C、^{238}U、^{232}Th等通过降水、岩石风化和矿石作业进入水体。③水体固态废弃物污染：包括有形垃圾污染和微塑料污染。以海洋垃圾污染和微塑料污染为例，2020 年中国海洋生态环境监测数据显示，我国管辖海域的海洋漂浮垃圾平均密度为 9.6 kg/km^2，塑料类垃圾（主要为泡沫、塑料瓶、塑料碎片等）最多，其次为木制品类（见图 9–3）；海滩垃圾平均个数达到 21.7 万个/千米，主要有塑料（香烟过滤嘴、泡沫、塑料瓶、塑料碎片、塑料袋、塑料绳和瓶盖等）、木制品和纸制品，海滩垃圾因人类活动及海水涨落会向海洋转移，污染海洋水体；海底垃圾平均个数 7 348 个/平方千米，以塑料和木制品为主；海洋漂浮微塑料平均密度为 0.27 个/立方米，最高为 1.41 个/立方米，漂浮微塑料主要有纤维、碎片、颗粒和线，成分主要为聚对苯二甲酸乙二醇酯、聚丙烯和聚乙烯。

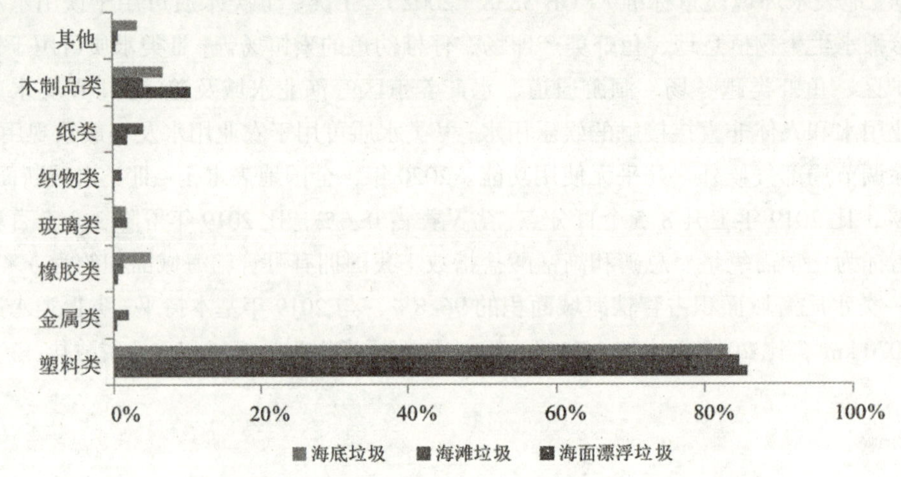

图 9–3　2020 年监测区域海洋垃圾主要类型

（资料来源：《2020 年中国海洋生态环境状况公报》）

（二）化学性污染

水体的化学性污染是造成水污染危害的主要原因，造成水体化学性污染的物质称化学性污染物，包括无机污染物和有机污染物。常见的无机污染物有汞、铅、镉、磷、氮、砷、铬、氰化物及各类酸、碱；常见的有机污染物有苯、酚、有机农药、抗生素等。我国四大海区中，东海污水排放量最多，四大海区化学污染物状况见表 9–1。

表 9–1　2020 年我国四大海区直排污染源污水及污染物受纳总量

海区	污水量/万吨	化学需氧量/t	石油类/t	氨氮/t	总氮/t	总磷/t	六价铬/kg	铅/kg	汞/kg	镉/kg
渤海	82 897	9 551	76.0	209	2 185	75	111.2	5 803.5	50.0	176.5
黄海	117 566	27 647	185.2	618	9 564	194	1 086.2	1 401.8	160.6	44.4
东海	376 512	77 261	299.0	2 055	24 835	391	709.0	811.0	124.0	245.1
南海	136 019	34 441	89.7	1 373	10 281	794	246.8	6 084.6	47.7	126.5

资料来源：《2020 年中国海洋生态环境状况公报》。

（三）生物性污染

水体的生物性污染主要有病原体污染和藻类污染。病原体污染主要来自生活污水、人畜粪便、医疗污水、皮革和食品加工排放的污水、畜牧业和屠宰场排放的污水，还包括垃圾和地表径流等来源；藻类污染主要来自因氮、磷污染导致水体富营养化现象（如赤潮、绿潮等）。据统计，2020 年我国海域共发现赤潮 31 次（见图 9-4），其中有毒赤潮 2 次，分别发生于天津市近岸海域和广东省深圳湾海域；2020 年 4~7 月黄海海域遭遇以浒苔为主引发的大面积绿潮（见图 9-5）。

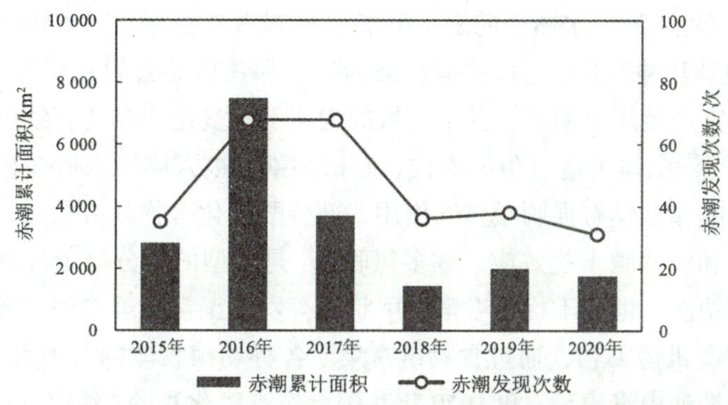

图 9-4 2015—2020 年我国海域赤潮发现次数和累计面积

（资料来源：《2020 年中国海洋生态环境状况公报》）

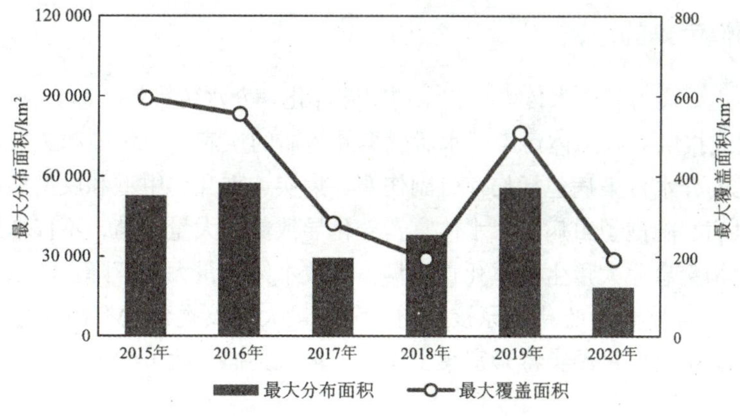

图 9-5 2015—2020 年黄海绿潮规模

（资料来源：《2020 年中国海洋生态环境状况公报》）

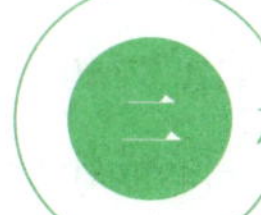

二 水体污染对健康的危害

（一）物理性污染的危害

物理性污染的危害主要包括以下几方面：①热污染带来的危害非常复杂，首先使水体升温从而加速水体成分发生反应、加速水分蒸发及增加某些物质（如氰化物、锌离子）对鱼类的毒性、降低水体溶解氧含量、改变水体生态平衡、加速水体富营养化及削弱河流的自净能力；②放射性污染主要对人体产生辐射损伤，累及全身脏器，并可诱发恶性肿瘤；③固体废弃物污染主要对水体感官性状造成影响，生活垃圾等固体废弃物腐败会产生恶臭气味和有毒有害物质，降低水质质量。

（二）化学性污染的危害

有毒化学物质通过饮水或食物链的传递进入人体后会对人体产生急性或慢性中毒作用。①重金属：鱼贝类富集了污染水体中的汞（甲基汞），被人类食用后导致慢性汞中毒（水俣病），主要损害中毒者的脑和神经；若进食被镉污染的稻米和鱼贝类会导致慢性镉中毒，对人体肝、肾、骨骼等多种器官产生严重损害，并干扰铁的代谢引起贫血，镉还有致癌作用，被列入Ⅰ类致癌物。②酚类：污染水体可造成鱼类死亡、农田污染，被人体摄入后损害机体的中枢神经和肝、肾功能，对皮肤和黏膜有强刺激腐蚀作用，部分酚类化合物如五氯酚、辛基酚、双酚A等有雌激素干扰效应和甲状腺干扰效应。③多氯联苯：是典型的内分泌干扰物，可拮抗雄激素作用，影响睾丸生精功能，也可干扰雌激素、甲状腺等发挥正常生理作用。多氯联苯在水体里性质稳定，是持久性有机污染物，通过食物链富集于各种动植物体内，被食用后引起人体中毒。1968 年日本的"米糠油中毒事件"和 1979 年我国台湾省彰化县的"油症事件"引起了人类对多氯联苯健康危害的重视。④邻苯二甲酸酯类化合物：在工业中被用作增塑剂和软化剂，通过工业废水排放污染水体，主要产生睾丸毒性，是ⅡB类致癌物。

（三）生物性污染的危害

生物性污染主要会引起介水传染病和水体富营养化。介水传染病（water-borne communicable disease）指饮用或接触受病原体污染的水后感染并传播的疾病，对污染源进行治理即可控制疾病的流行，常见的介水传染病包括伤寒、副伤寒、痢疾、霍乱、甲型和戊型病毒性肝炎、感染性腹泻、血吸虫病、隐孢子虫病等。水体富营养化导致藻类大量繁殖，不仅增加耗氧量，也产生黏液使水生动物窒息，大量生物体死亡腐臭，导致水体质量大大下降。淡水湖泊中引起水体富营养化的主要产毒藻类是蓝藻类原核生物，危害最大的藻类毒素有微囊藻毒素和节球藻毒素。水体中的贝类生物可将藻类毒素富集于体内，被人类捕食后可使人类发生中毒。

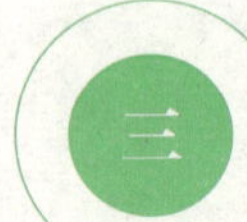

三 生活饮用水基本卫生要求

我国现行的生活饮用水水质标准为 2006 年颁布的《生活饮用水卫生标准》（GB 5749—2006），该标准设置了 5 组共 42 项常规检验项目，包括微生物指标、毒理指标、感官性状和一般化学指标、放射性指标和消毒剂指标；另有 3 组共 64 项非常规检验项目，包括微生物指标、毒理指标、感官性状和一般化学指标。

饮用水水质标准的制定原则基于：为保证饮用水的流行病学安全要求，水中不得含有病原

体；为保证感官性状良好，规定相应的感官性状和一般化学指标要求；为防御饮用水发生毒性事件和潜在危害，强制执行相关毒理学指标和放射性指标。

第三节　践行水体防护措施

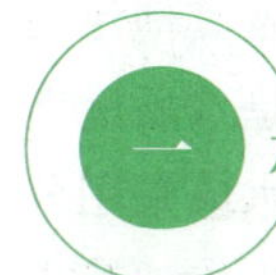

一　水体的卫生防护措施

水体的卫生防护是保护生态环境和饮水安全的基本工程，主要措施包括：①污染源控制。指在污染未发生之前采取积极有效的措施，杜绝污染物进入水体。实现污染源控制的主要方法是提倡清洁生产，清洁生产是一个广义的概念，是一种预防性方法，通过改进工艺，节约使用原材料和能源，消除有毒原材料，生产过程防护，生产工艺最后一步严格执行对排放物和废弃物的减毒消毒处理，保证排放物的妥善处理，不污染水源。②工业废水处理和利用。为节约水源，减少污染，工业废水可通过合理处理提高重复利用工业废水的价值，利用物理、化学、物理化学和生物处理使废水中的有害污染物减少或转化为无害产物，如发电厂和钢铁企业需要消耗大量冷却水，可对污染程度低的工业废水进行一定的处理，作为工业冷却水。③生活污水处理和利用。采用集中污水处理方法进行无害化处理，去除污水中的病原体和毒物，可用于农田灌溉。④中水回用。是利用物理、化学、物理化学和生物学等多种技术建立系统性深度处理工艺处理废水，中水回用主要流程包括格栅→混凝沉淀→活性污泥地→过滤→消毒。污水废水净化后用于冲洗地面、厕所、绿化等公共用途，但不用于饮用水、人体直接接触及其他要求高质量用水的领域。⑤医疗污水处理。由于医疗污水有更高的携带病原体、毒素和放射性物质的概率，所以医疗污水应严格管理，经严格处理后方可排放。主要采用次氯酸钠消毒剂的氯化消毒方法处理，排放前还应进行脱氯处理。

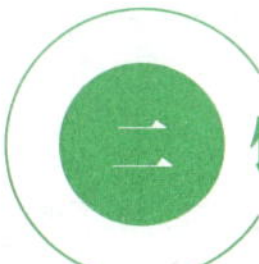

二　饮用水的卫生防护措施

饮用水与人群健康直接相关，为保障安全，国家相关部门通过制定相关政策法规加强监督和管理，实施统筹安排饮用水供应。目前我国饮用水的供应方法分为两类：集中式供水和分散式供水。

集中式供水是水源经集中净化消毒后，通过统一的输送配给设施将饮用水输送到用户的供水方式，是城市供水的主要方式。集中式供水方便市民用水，减少污染，有利于水源的选择和保护，管理水源和改善措施容易实施，但一旦发生污染，危害影响扩散很快。集中式供水要求重视水源的选择和保护，输送前应进行水质净化和消毒。水源选择的原则是考虑水量充足和水质良好的地表水，选址应便于防护，符合技术上和经济上的实际要求。所有确定的水源都应在输送给居民前进行净化和消毒。地表水的处理方式有常规净化、深度净化和特殊净化3种。①常规净化：一般来说，地表水常采用常规净化去除原水的悬浮物质、胶体颗粒和一些细菌，主要方法是经混凝沉淀后过滤、消毒。②深度净化：主要目的是生产优良品质的饮用水，采用物理吸附、化学氧化和生物预处理等方法去除有机污染物、重金属和氯化消毒副产物等。③特殊净化：地下水一般水质较好，可直接消毒饮用，但通常硬度大，可通过特殊处理去除铁、锰、氟等元素。

分散式供水是大部分农村地区的供水方式，主要有井水、泉水、江河和水库等地表水及雨雪水等来源。①井水应选择地势较高、无积水、周围20~30 m范围内没有渗水厕所及其他污染源的位置，可用漂白粉或漂白粉精片进行消毒，但使用量要符合法定标准；②泉水是水质优良的水源，可修建集水池防护水源，有必要的话可加氯消毒防止污染；③江河等地表水应采用分段取水方式，饮用水取江河的上游水为宜；池塘经分析后选水质优良的池塘分塘取水，池塘水应适当净化消毒后饮用；④雨雪水是缺水地区的重要补充水源，收集到的雨雪水也需要净化消毒后储存于水窖中。

其他的饮用水方式还包括包装饮用水、直饮水和海水淡化水，均应符合相关质量标准的要求。

课外实践练习

1. 课外上网查阅资料调查分析你所在城市的水体污染状况，撰写课外实践创新论文。
2. 水污染会产生哪些健康危害？如何防护？
3. 大学生如何在水体污染防治中发挥作用？

第十章 土壤环境与健康

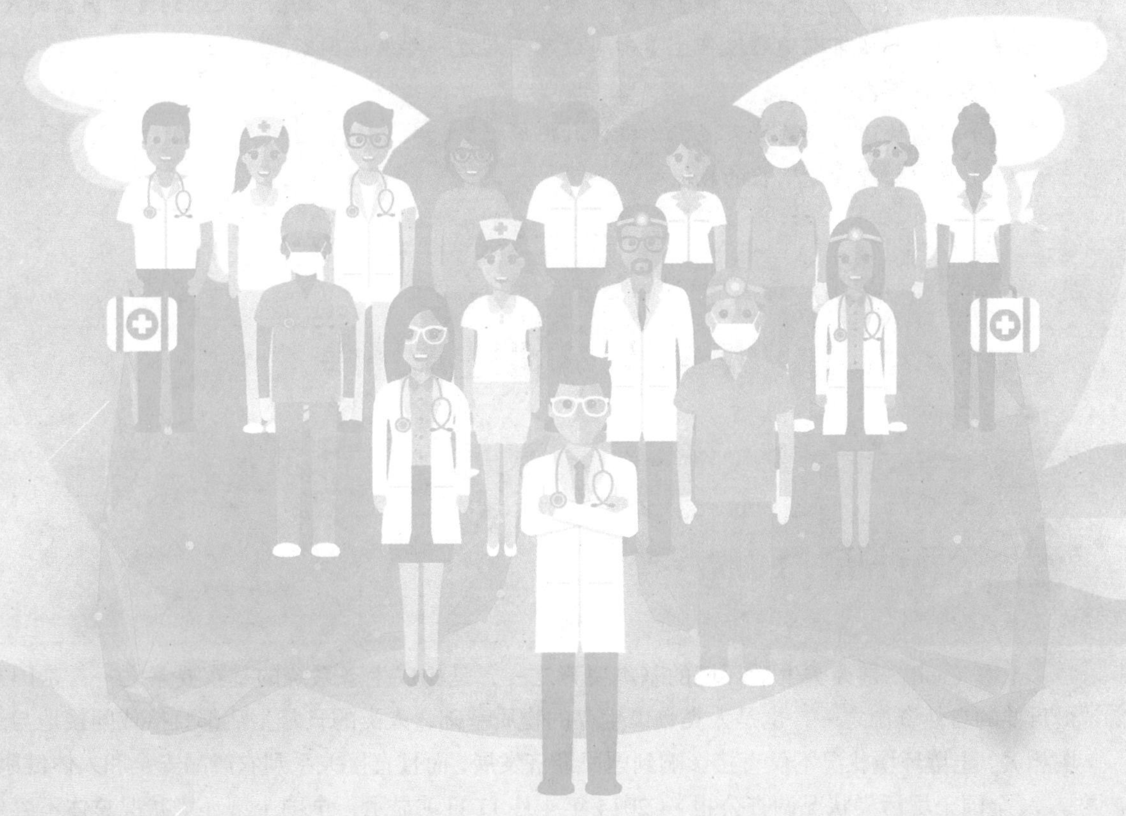

学习目标

知识目标

（1）掌握土壤污染的主要来源。

（2）掌握土壤污染的主要健康危害。

能力目标

（1）学会并应用个人对土壤健康环境干预措施。

（2）学会并应用家庭对土壤健康环境干预措施。

思政目标

（1）增强大学生对土壤污染危害的认识。

（2）激励大学生参加垃圾分类及保护土壤行动。

思政导学

2017 年我国 202 个大、中城市生活垃圾产生量达到 2.02 亿吨且同比仍在增长，一般工业固体废物产生量达 13.1 亿吨，工业危险废物产生量达 4 010.1 万吨。近年来我国已成为全球垃圾治理压力最大的国家之一。

近年来，我国快递业发展迅速，仅在 2019 年，全国人均使用快递包裹的数量就超过 42 件。急速增加的快递包装等垃圾量背后，是源头减量的急迫性。我国尚未达到发达国家的经济水平，但一些城市人均垃圾产生量却逼近甚至超过一些发达国家。

请思考以下问题。

（1）针对快速增长的垃圾量，你持何种态度？

（2）如何处理快速增长的垃圾？

第一节　初识土壤环境

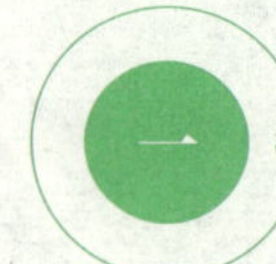

一　我国土壤污染状况

土壤（soil）是人类生活环境的基本要素之一，是构成生态系统的基本要素之一，是国家最重要的自然资源之一，也是人类赖以生存的物质基础，人类的日常生活都直接或间接地与土壤相关。土壤环境状况不仅直接影响到国民经济发展，而且直接关系到农产品安全和人体健康。

《全国土壤污染状况调查公报》（2014 年 4 月 17 日）显示，全国土壤环境状况总体不容乐观，部分地区土壤污染较重，耕地土壤环境质量堪忧，工矿业废弃地土壤环境问题突出（见图 10-1）。工矿业、农业等人为活动及土壤环境背景值高是造成土壤污染或超标的主要原因。全

国土壤总的超标率为16.1%，其中轻微、轻度、中度和重度污染点位比例分别为11.2%、2.3%、1.5%和1.1%。污染类型以无机型为主，有机型次之，复合型污染比重较小，无机污染物超标点位数占全部超标点位的82.8%。从污染分布情况看，南方土壤污染重于北方；长江三角洲、珠江三角洲、东北老工业基地等部分区域土壤污染问题较为突出，西南、中南地区土壤重金属超标范围较大；镉、汞、砷、铅4种无机污染物含量分布呈现从西北到东南、从东北到西南方向逐渐升高的态势。

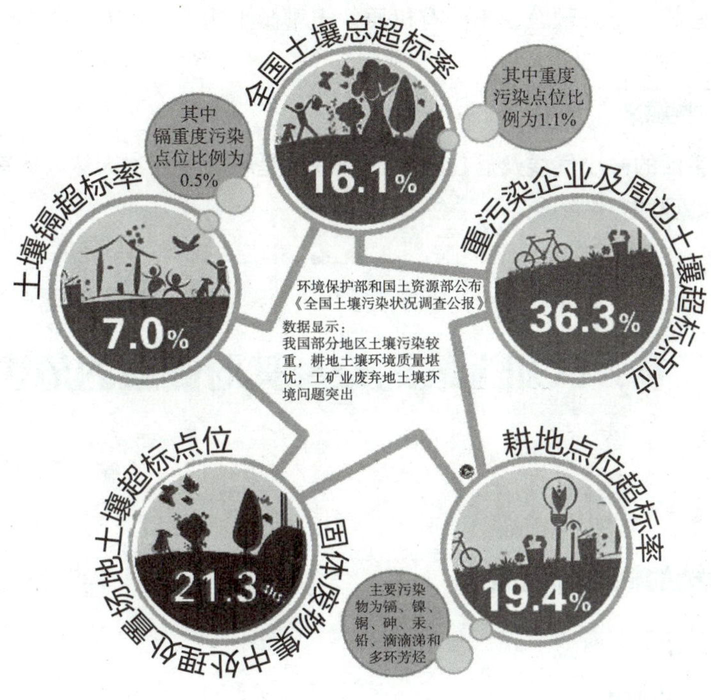

图10-1 从数字看我国土壤污染现状

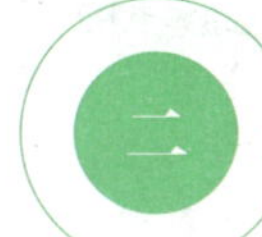

二 土壤的重要地位及其组成和作用

（一）土壤在自然环境中的重要地位

土壤处于大气圈、水圈和生物圈之间的过渡地带，处于陆地生态系统中的无机界和生物界的中心，是联系无机界和有机界的重要环节，是结合环境各要素（太阳辐射、空气、水体、岩石、生物、植物等）的枢纽。土壤不仅在本系统进行能量和物质的循环，而且与水域、大气和生物之间不断进行物质交换，一旦发生污染，三者之间就会有污染物质的相互传递。

土壤是陆地生态系统的核心及其食物链的首端。土壤上生长的植物可作为草食动物的食物来源，植物和草食动物可作为肉食动物的食物来源，人类位于食物链的最顶层，植物、草食动物、肉食动物都可作为人类的食物来源。作物从土壤中吸收和积累的污染物常通过食物链传递给人类，影响人体健康。

（二）土壤的组成和作用

1．土壤

土壤指陆地表面具有肥力、能够生长植物的疏松表层，其厚度一般在2 m左右。土壤不但为植物生长提供机械支撑能力，还能为植物生长发育提供所需要的水、肥、气、热等肥力要素。

2．土壤成分

土壤成分包括固相（土壤颗粒、土壤有机质、土壤微生物）、液相（土壤水分）、气相（土壤空气）。

3．土壤的卫生学意义

土壤影响人类生活的微小气候及居住和生活条件，是各种废弃物天然收容净化场所，也是许多有害废弃物的处理和容纳场所。

第二节　认知土壤污染及其对健康的危害

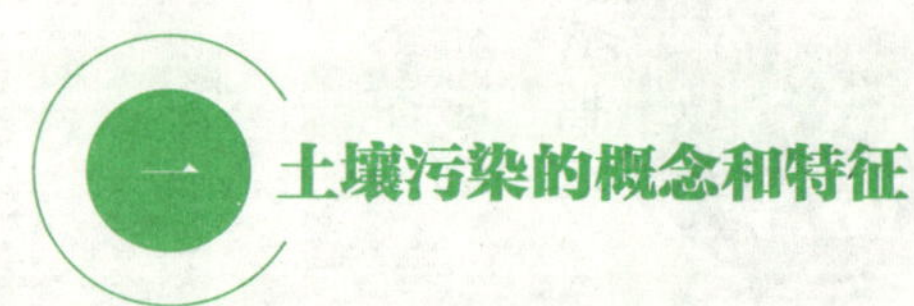

一　土壤污染的概念和特征

（一）土壤污染的概念

土壤污染（soil pollution）指因人为因素导致某种物质进入陆地表层土壤，引起土壤化学、物理、生物等方面特性的改变，影响土壤功能和有效利用，危害公众健康或破坏生态环境的现象。

（二）土壤污染的特征

1．隐蔽性和滞后性

土壤污染不易被早期发现，往往要通过对土壤样品进行分析化验和农作物的残留检测，甚至通过研究对人畜健康状况的影响才能确定。因此，土壤污染从产生污染到出现问题通常会滞后较长的时间。如日本的“痛痛病”经过10~20年才被人们所认识。

2．累积性和地域性

污染物质在土壤中不容易扩散和稀释，易不断积累而超标存在，累积时间长，相对范围局限在某一地域，因此具有很强的地域性。

3. 不可逆转性

土壤自净能力很差，一旦污染，持久存在。重金属对土壤的污染基本上是一个不可逆转的过程，被某些重金属污染的土壤可能要 100～200 年时间才能够恢复。持久性有机污染物需要较长时间才能降解。

4. 治理周期长

土壤污染一旦发生，仅仅依靠切断污染源的方法很难恢复，有时要靠换土、淋洗土壤等方法才能解决问题，其他治理技术见效较慢。因此，治理污染土壤通常成本较高、治理周期较长。

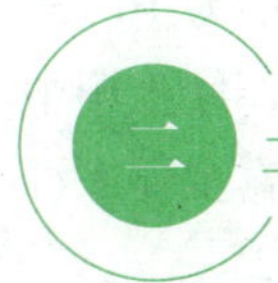

二 土壤污染的来源

按照土壤污染来源的物理状态可分为以下 3 类。

（一）气型污染

工业废气及机动车废气等排入大气中的有害气体及颗粒物会自然沉降或随降水降落在土壤中，导致土壤污染。

（二）水型污染

工业废水排放、污水灌溉、农药化肥污水地面径流、未经处理的生活污水和医院废水、人及畜牧业养殖粪便、海上建造的核电站爆炸产生的放射性物质等会通过水体环境不断向土壤中渗透，造成土壤污染。

（三）固体废弃物型污染

工业废渣（来自工厂、矿山的固体废弃物如尾矿、废石、粉煤灰和工业垃圾等）、生活垃圾（城市垃圾和由医院等排出的医疗废物）、电子垃圾等长期堆放在土壤上造成土壤污染；各种农用塑料薄膜残膜碎片散落田间，造成农田“白色污染”；陆地建造的核电站爆炸产生的放射性物质等会造成土壤放射性物质污染。

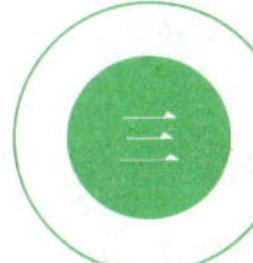

三 土壤污染物的危害

（一）生物性污染的危害

土壤中存在大量的生物性病原体，若受到生物性污染，可通过直接接触、污染食物、饮水等方式，引起人类生物性传染病的传播和流行。如肠道传染病、寄生虫病、人体钩端螺旋体病、炭疽病、破伤风等。

（二）化学性污染的危害

工业“三废”污染中含有大量的有毒有害化学物质，如果没有经过必要的处理而直接用于农田灌溉，会将污水中有毒有害物质带至农田，污染土壤。土壤污染的无机物主要有镉、汞、铬、铅、铜、锌、铊等重金属和砷、硒等非金属；有机物主要有酚、有机农药、化肥、氰化物、石油、苯并芘类和洗涤剂类等。这些污染物通过饮水和农作物进入人体，会使人发生急性、慢性中毒并对人体产生致畸、致癌、致突变等远期危害。

1．镉污染

环境中的镉（cadmium, Cd）不易被生物降解，在体内的蓄积性很强，生物半减期为16~33年，经过长期的蓄积达到一定程度才发病。含镉磷肥的施用、含镉污水灌溉农田等，使土壤中镉含量增加，被某些植物摄取而进入食物链，水稻对镉的富集作用很强。居民镉暴露主要来源于食物、饮水和烟草。

镉具有致癌性，被列为Ⅰ级致癌物，世卫组织将镉列为优先研究的食品污染物，联合国环境规划署将镉列为12种具有全球性意义的危险化学物质的首位。

案例1

日本三井金属矿业公司在日本富山县神通川流域上游修建一座炼锌厂，排放的废水中含有大量镉，整条河被含镉污水污染，当地居民同饮神通川河水，并用河水灌溉两岸庄稼。河水、稻米、鱼虾富集大量镉，通过食物链进入人体富集，导致当地人得了一种奇怪的骨痛病。患者全身非常疼痛，终日喊痛不止，故取名“痛痛病”。患者多为40岁以上多胎生育妇女，早期腰背痛，膝关节痛，以后全身刺痛，止痛药无效，骨脆易折，轻微活动或咳嗽、打喷嚏时也能引起骨折。四肢弯曲变形，脊柱受压缩短变形，骨软化和骨质疏松，行动困难，被迫长期卧床。

“痛痛病”的病因即是镉中毒。含镉废水长期排入河流中，镉污染严重。含镉河水灌溉农田导致稻米含镉量很高，鱼虾中也富集高浓度镉。居民长期食用含镉量很高的稻米（称镉米）和鱼虾而发病。“痛痛病”发病缓慢，潜伏期为2~8年，无特效疗法，死亡率很高。

镉污染的预防控制措施为保证土壤中镉含量不超过卫生标准1.0 mg/kg，世卫组织建议成人每周摄入的镉不应超过400~500 μg。合理处理工业废水，避免用含镉工业废水灌溉农田是防止镉污染的关键。

2．铊污染

土壤铊污染主要来自冶炼、染料等工业生产过程中产生的含铊废水、废气、废渣。环境中的铊进入水体和土壤后，经过水生生物、陆地生物的富集作用，通过食物链进入人体产生危害。

铊污染主要对人体健康产生慢性影响。铊属于高毒类，具有蓄积性，还是一种强神经毒物，会造成周围神经损害，中毒者早期会出现双下肢麻木、疼痛敏感，很快出现感觉、运动障碍；对肝脏和肾脏造成危害；对雄性生殖功能产生危害；毛发脱落，出现斑秃或全秃；视力下降甚至失明，出现视网膜炎、球后视神经炎、视神经萎缩等。

3. 铬污染

土壤铬污染主要来自铬矿和金属冶炼、电镀、制革、印染等工业废水、废气、废渣。铬污染对健康的危害主要来自六价铬。六价铬具有强氧化性和腐蚀性，能透过生物膜，毒性大，而且六价铬易溶于水，容易经过土壤进入农作物和地下水而危害居民健康。研究表明，六价铬有明显的致突变作用。

案例 2

辽宁锦州某铁合金厂中，一铬渣堆放场长期堆放 30 万吨工业废渣，造成地下水污染范围长 12.5 km、宽 1 km，使 9 个自然村 1 800 眼井水不能饮用。

长沙一家铬盐厂在生产过程中排放大量废渣、废水，该企业于 2003 年正式关闭后，露天存放在厂区的 30 万吨废渣使附近 6 个自然村的井水受到污染而不能饮用。

4. 农药污染

我国是个农业大国，农药使用量大。农药广泛污染土壤，并经由土壤进入水体、植物等，主要通过饮食进入人体，产生急性中毒、慢性危害和致突变、致癌、致畸作用。即使土壤中农药的残留浓度很低，但通过食物链和生物浓缩可使生物体内浓度提高至几千倍，甚至几万倍。有机氯和有机磷农药慢性中毒报道最多。 农药污染的慢性危害主要包括对酶系统的影响，部分患者出现酶活性持久下降；对免疫功能的影响，造成免疫功能下降；对内分泌系统影响，出现内分泌干扰作用，影响生殖效应等。

5. 持久性有机污染物污染

持久性有机污染物指人类合成的能持久存在于环境中、通过生物食物链（网）累积，并对人类健康造成有害影响的有机化学物质。它具备 4 种特性：高毒性、持久性、生物积累性、远距离迁移性，可通过空气、水和迁徙物种进行跨越国界迁移，沉积在远离其排放地点的地区，在陆地和水域生态系统蓄积。位于生物链顶端的人类可将其毒性放大到 7 万倍。

关于持久性有机污染物的《斯德哥尔摩公约》于 2004 年 11 月 11 日对中国生效，其中规定了 12 种优先控制或消除的持久性有机污染物，包括艾氏剂、氯丹、狄氏剂、异狄氏剂、七氯、灭蚁灵、毒杀芬、滴滴涕、六氯代苯、多氯联苯、二噁英和呋喃。

随着城市建设用地规模日益扩大，许多建设用地原先是城市工业用地、仓储用地、城郊农业用地、生活垃圾用地及其他特殊用地（危险品生产、储运、处理、处置等），因此这些用地或多或少受到各种污染物的污染，特别是持久性有机污染物污染。此外由于建设时间较长或安全措施不当，导致原有填埋点、堆放点、处置点持久性有机污染物泄漏，工农业生产不断发展产生的新持久性有机污染物（如石化、交通产生的多环芳烃等）导致的环境污染事故和人体健康危害事件也时有发生。持久性有机污染物已成为城市土地开发引发纠纷的主要因素。

持久性有机污染物的危害包括：①对儿童出生体重的影响。可能会使人类婴儿出生体重降低、发育不良、骨骼发育障碍和代谢紊乱，对其一生产生影响。②干扰神经系统发育。③免疫系统抑制。④对生殖系统和内分泌系统有潜在威胁。男性易患睾丸癌、精子数降低、生殖功能异常、新生儿性别比例失调；女性易患乳腺癌、青春期提前等，不仅对个体产生危害，而且对其后代造成永久性的影响。⑤“三致”作用。已有多种持久性有机污染物被国际癌症研究机构列为I类致癌物(对人类有确认的致癌性)，如多环芳烃中毒性最强的苯并[a]芘等。

(三)物理性污染的危害

土壤放射性污染主要来自核原料开采和大气层核爆炸地区，以锶和铯等在土壤中半衰期长的放射性元素为主。另外，在自然界某些矿床或放射性元素和化合物的高集中心周围，由于矿物的自然分解与风化，往往形成自然扩散带，使附近土壤中的放射性物质含量超标。核武器试验的落灰、核电站事故和正常核废物的排放、在核爆炸时放射性物质向周边的扩散，均对环境(水、空气、土壤)造成放射性污染。如2011年日本福岛核电站爆炸与1986年苏联切尔诺贝利核电站爆炸事故均造成严重的土壤放射性污染，福岛第一核电站周边一些地区土壤辐射污染程度与苏联切尔诺贝利事故土壤辐射污染程度相当。

土壤放射性污染物可进入农作物，通过食物链对人体健康产生危害，包括生长发育和生殖的异常、遗传变异、降低机体的防御能力、生命周期缩短、诱发癌症等，辐射剂量过大时可以导致死亡。

(四)生活垃圾污染的危害

1. 生活垃圾的概念

生活垃圾指人们在日常生活中或为日常生活提供服务的活动中产生的固体废物，以及法律、行政法规规定视为生活垃圾的固体废物。它一般可分为厨余垃圾、可回收垃圾、有毒有害垃圾和其他垃圾，如人们日常生活中废弃的厨房垃圾、废塑料、废纸张、碎玻璃、金属制品、电池、荧光灯管等都属于生活垃圾。

2. 生活垃圾的特征

生活垃圾的特征：①产生量大，由于人口和消费的不断增长，生活垃圾正以每年10%的速度增加，构成一大公害；②最难处置，所含成分复杂，是最具综合性的环境问题，可伴随着水污染和大气污染；③最晚得到重视，是得到人们重视最少的污染问题；④是最贴近的环境问题，最贴近人们日常生活；⑤危害大，由于基础处理设施和处理水平滞后，大多数垃圾处理场的集中处理能力远远不能满足需要，处理方式主要为焚烧和填埋，无害化处理率仅为20%，许多危险废物被混入生活垃圾，给环境安全埋下严重隐患。

3. 生活垃圾的危害

生活垃圾的危害：①严重污染大气。生活垃圾的露天堆放会释放大量氨、硫化物等有害气体，严重污染大气和城乡的生活环境。②严重污染水体。生活垃圾不但含有病原微生物，在堆放腐败过程中还会产生大量的酸性和碱性有机污染物，这些有机污染物会将垃圾中的重金属溶解出来，最终形成有机物质、重金属和病原微生物混合的污染源，雨水淋入其中产生的渗滤液会造成地表水和地下水的严重污染。③生物性污染。生活垃圾中有许多致病微生物，同时也是蚊、蝇、蟑螂和老鼠的滋生地，这些生物危害着广大居民的身体健康。④侵占大量土地。大量塑料袋等有毒物质直接填埋或遗留在土壤中，难以降解，严重腐蚀土地，致使土质硬化、碱化，保水保肥能力下降，农作物减产，甚至绝产，且影响农作物质量。⑤垃圾爆炸事故时有发生。随着城市中有机物含量的提高和由露天分散堆放变为集中堆存且只采用简单覆盖的做法，使生活垃圾易产生甲烷气体，而甲烷气体易燃易爆。

第三节 践行土壤防护措施

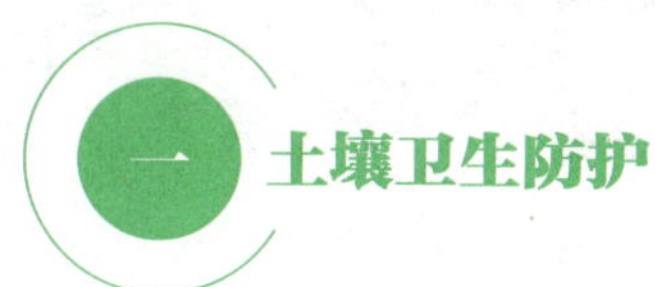

一 土壤卫生防护

（一）完善土壤相关的卫生标准

2018年8月31日，第十三届全国人民代表大会常务委员会第五次会议通过了《中华人民共和国土壤污染防治法》。土壤污染防治应当坚持预防为主、保护优先、分类管理、风险管控、污染担责、公众参与的原则。

（二）土壤防护

推进城乡生活垃圾分类处理，重点城市基本建成生活垃圾分类处理系统，实施垃圾分类并及时清理，将固体废弃物主动投放到相应回收地点及设施，加大固体废弃物回收设施投入，加强废弃物分类处置管理。

开展国家土壤环境质量监测网络建设，建立建设用地土壤环境质量调查评估制度，开展土壤污染治理与修复，以耕地为重点，实施农用地分类管理。全面加强农业面源污染防治，有效保护生态系统和遗传多样性。

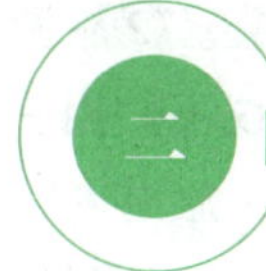

二 固体废物（垃圾）处理

（一）垃圾处理原则

《中华人民共和国固体废物污染环境防治法》《中华人民共和国循环经济促进法》确立的垃圾处理原则为减量化、资源化、无害化。

减量化：指在生产、流通和消费等过程中减少资源消耗和废物产生，以及采取适当措施减少废物体积和质量的过程。

资源化：指将废物直接作为原料进行利用或对废物进行再生利用，即采用适当措施实现废物的资源利用过程，其中再利用指将废物直接作为产品或经修复、翻新、再制造后继续作为产品使用，或者将废物的全部或部分作为其他产品的部件予以使用。

无害化：指在垃圾的收集、运输、储存、处理、处置的全过程中减少以至避免对环境和人体健康造成不利影响。

（二）工业废渣处理

工业废渣产生量大，毒性强，种类多，化学成分复杂，难以净化，主要来自燃料燃烧、化学、石油、冶金、化工等工业生产过程，含有汞、镉、砷、铬等重金属。目前对工业废渣处理措施主要有安全土地填埋、焚烧、化学法、固化法、生物法等。大部分工业废渣可以进行回收再利用。如火力发电站、烧煤锅炉所产生的煤灰渣，可用作制砖、水泥、混凝土的原料等；炼铁的高炉炉渣可用作水泥、铁路道砟等；污水处理产生的污泥可制作有机肥料；经有关部门鉴定垃圾无害化可利用的废渣可用于填洼造田、制造建筑材料、种植作物等。

（三）生活垃圾处理

1. 生活垃圾无害化

生活垃圾产生量大，成分复杂，卫生问题多。自2004年起，我国已成为世界上最大的垃圾产生国，因此大力发展生活垃圾处置产业尤为必要。在生活垃圾的处理方式上，目前卫生填埋是我国垃圾处理的主要方式，具有安全卫生、成本低等优点，但垃圾渗透也可能会污染地下水和土壤。垃圾焚烧具有产生热能、占地面积小、消灭病原体、经济效果好等优点，近年来垃圾焚烧处理占比逐年上升。数据显示，2018年我国大中城市一般固体废物产生量为15.5亿吨，同比增长18.32%。其中，生活垃圾产生量为2.28亿吨。2020年年底，全国城镇生活垃圾焚烧处理规模已达到59.14万吨/日，处理规模占比已达到54%；具备条件的直辖市、计划单列市和省会城市（建成区）实现原生垃圾“零填埋”；设市城市生活垃圾焚烧处理能力占无害化处理总能力的50%以上，其中东部地区达到60%以上。

2. 生活垃圾减量化

①购物环境做到垃圾减量。提倡购买并使用有环境标志、循环利用标志和节能认证标志的环境友好型商品；尽量购买无需包装、简易包装或大包装的商品，不买过度包装或小包装的商品；尽量购买可重复使用的耐用品，不买一次性用品等；尽量选购净菜，即没有泥土、烂叶，不需择的蔬菜，从源头上减少垃圾的产生；购物时自带环保购物袋，不用塑料购物袋。②旅游环境做到垃圾减量，提倡旅游者自带可重复使用的杯子、刮胡刀、洗漱用品等，建议不使用一次性用品；在旅游过程中应将自己产生的各类垃圾分类收集和投放，不要随手丢弃；旅游者在旅游过程中随手捡拾垃圾并分类投放，做一个文明的环保志愿者。③就餐环境做到垃圾减量，绿色餐饮宣传员（餐馆服务员）要引导顾客适量点餐，合理搭配，减少浪费；提倡剩菜打包，随身带走；尽量使用可重复使用的餐具；提倡单位食堂或餐馆采用自助餐方式，饭菜按需自取，设置节约用餐提示标志，避免食物浪费。④学习、办公环境做到垃圾减量，尽量不用一次性签字笔、圆珠笔等文具，使用可以更换笔芯的签字笔、圆珠笔等；纸张双面书写、双面打印；建议使用可回收物生产的再生产品，比如再生纸及再生纸制品。⑤企事业单位做到垃圾减量，商品避免过度包装，组织净菜上市，减少生活垃圾产生量；鼓励电子商务、快递、外卖等行业优先采用可重复使用、易回收利用的包装物；鼓励和引导减少生产塑料袋等一次性塑料制品；旅游、餐饮等行业应当逐步推行不主动提供一次性用品；机关、企业事业单位等的办公场所减少使用一次性办公用品。

3. 加大对塑料袋等白色污染治理的监管力度

进一步明确白色污染治理的监管责任。采取财政补贴、税收调控、设立研究项目等方式，促进绿色包装研发，鼓励厂家生产绿色环保型的包装产品。在政策税收方面给予倾斜，增加绿色包装产品在实际流通中的竞争力。

（四）生活垃圾分类

1．垃圾分类概况

垃圾分类指按一定规定或标准将垃圾分类储存、投放和搬运，从而转变成公共资源的一系列活动的总称。垃圾分类可提高垃圾的资源价值和经济价值。国外各城市对生活垃圾大致是根据垃圾的成分构成、产生量，结合本地垃圾的资源利用和处理方式来进行分类。如德国一般分为纸、玻璃、金属和塑料等；澳大利亚一般分为可堆肥垃圾、可回收垃圾、不可回收垃圾；日本一般分为塑料瓶类、可回收塑料、其他塑料、资源垃圾、大型垃圾、可燃垃圾、不可燃垃圾、有害垃圾等。

2000 年，我国将北京、上海、广州、深圳、杭州、南京、厦门、桂林 8 个城市作为生活垃圾分类收集的试点城市，2019 年开启了新一轮的垃圾分类工作。2019 年 4 月 26 日，住房和城乡建设部等九部门联合印发《住房和城乡建设部门关于在全国地级及以上城市全面开展生活垃圾分类工作的通知》（以下简称《通知》）。《通知》要求，自 2019 年起，全国地级及以上城市全面启动生活垃圾分类工作，到 2020 年年底 46 个重点城市基本建成垃圾分类处理系统，2025 年年底前全国地级及以上城市将基本建成垃圾分类处理系统。

我国生活垃圾分类一般分为四大类：可回收垃圾、厨余垃圾、有害垃圾和其他垃圾（见表 10-1）。

表 10-1　我国生活垃圾分类

生活垃圾种类	具体内容	实物列举	标识
可回收垃圾	生活垃圾中未经污染、适宜回收循环利用的废弃物	废弃电器电子产品、废纸张、废塑料、废玻璃、废金属等	可回收垃圾（蓝色）
厨余垃圾（湿垃圾）	居民日常生活及食品加工、饮食服务、单位供餐等活动中产生的垃圾	食材废料、剩菜剩饭、过期食品、瓜皮果核、花卉绿植、中药药渣等易腐的生活废弃物	厨余垃圾（绿色）
有害垃圾	生活垃圾中对人体健康或自然环境造成直接或潜在危害的物质，必须单独收集、运输、存贮，由专业机构进行特殊安全处理	电池类、含汞产品、过期药品、油漆及废农药等	有害垃圾（红色）
其他垃圾（干垃圾）	除可回收垃圾、有害垃圾、厨余垃圾外的其他生活垃圾	纸类、塑料类、玻璃类、金属类废弃物及纺织类、木竹类废弃物中不可回收部分，灰土类、砖瓦陶瓷类废弃物，其他混合垃圾	其他垃圾（灰色）

2. 垃圾分类注意事项

①将回收价值高的可回收物率先分类投放，如报纸杂志、纸板箱、包装盒、PET塑料瓶、易拉罐等，确保这一类可回收物不被混合垃圾污染。②不要将已被污染、潮湿、污渍无法清除的物品投入可回收物收集容器，如被油渍污染的餐盒、食品包装盒等。瓶罐投放前倒空瓶内液体并简单清洗，有瓶盖的不需将瓶盖与瓶体分开投放，确保可回收物收集容器中的其他废品不被污染，尊重和维护他人分类的成果。③不确定是否可以回收（分类名单中）的废纸、废塑料，在未被污染的情况下，请先投放至可回收物收集容器。④各级公共机构要建立台账，详细记录生活垃圾种类、数量、贮存、移交、去向、处理等情况。

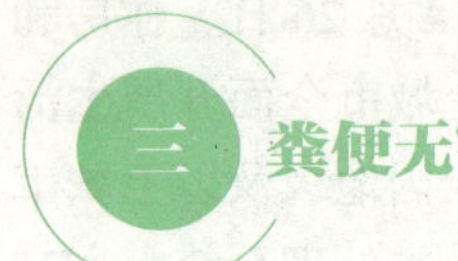

三 粪便无害化处理

粪便无害化处理是控制肠道传染病、改良土壤和增强农业肥料的重要措施。人兽共患病在农村地区十分常见，农村地区80%的传染病是由厕所粪便污染和饮水不卫生引起的，其中与粪便有关的传染病多达30余种，常见的有痢疾、霍乱、肝炎、感染性腹泻等。

粪便无害化首先要求建造健康、干净的卫生厕所。2017年11月，习近平总书记对“厕所革命”做出重要指示，农村“厕所革命”是改善农村人居环境和提升农民生活品质的一项重要内容，在美丽乡村建设中具有十分重要的现实意义和深远意义。2018年，中央农办、农业农村部等八部门联合发布的《关于推进农村“厕所革命”专项行动的指导意见》指出，到2022年，东部地区、中西部城市近郊区厕所粪污得到有效处理或资源化利用。地处偏远、经济欠发达等其他地区，卫生厕所普及率显著提升，厕所粪污无害化处理或资源化利用率逐步提高。

要同步推进厕所粪污治理。统筹推进农村厕所粪污治理与农村生活污水治理，因地制宜推进厕所粪污分散处理、集中处理或接入污水管网统一处理，实行“分户改造、集中处理”与单户分散处理相结合，鼓励联户、联村、村镇一体治理。积极推动农村厕所粪污资源化利用，鼓励各地探索粪污肥料化、污水达标排放等经济实用技术模式，推行污水无动力处理、沼气发酵、堆肥和有机肥生产等方式，防止随意倾倒粪污，解决好粪污排放和利用问题。

课外实践练习

1. 课外上网查阅资料或现场调查，分析你所在高校垃圾分类状况，撰写课外实践创新论文，阐述你对垃圾分类的认识和态度。

2. 土壤污染会产生哪些健康危害，如何防护？

3. 大学生如何在校园垃圾分类中发挥作用？

第十一章 室（车）内环境与健康

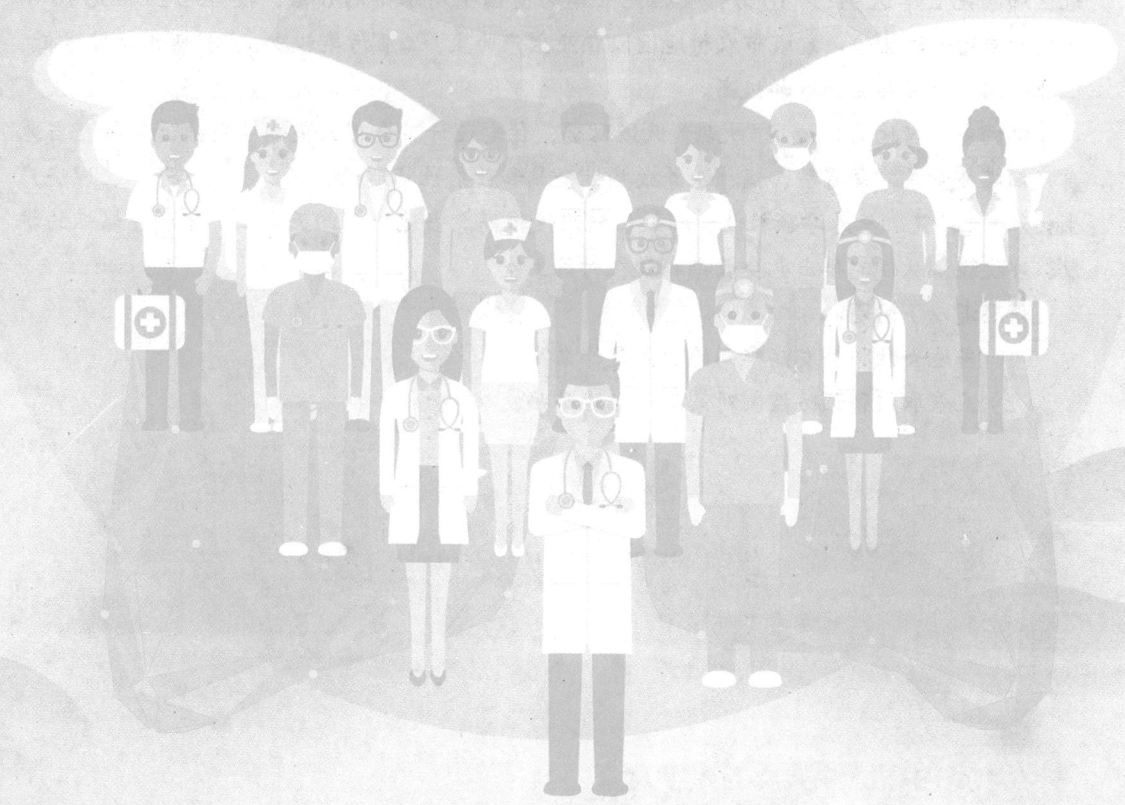

学习目标

知识目标

（1）掌握室（车）内环境污染的主要来源。

（2）掌握室（车）内环境污染的主要健康危害。

能力目标

（1）学会并应用个人对室（车）内污染的干预措施。

（2）学会并应用家庭对室（车）内污染的干预措施。

思政目标

（1）增强大学生对室（车）内污染危害的认识。

（2）提升大学生参加室（车）内健康环境保护行动的意识和行动力。

思政导学

室内燃煤空气污染与宣威肺癌

云南省宣威市是一座人口只有130多万的小城，却是中国的肺癌高发区。1973—1975年，宣威市肺癌死亡率为23.1/10万，女性死亡率为全国平均水平的8倍。2004—2005年，该地区肺癌死亡率达91.1/10万，女性死亡率为全国平均水平的6倍，较当地20世纪70年代死亡率增长近4倍。宣威市农村地区以农业生产为主，工业污染较少，女性吸烟率非常低，但非吸烟女性肺癌发病率却极高。

据调查，当地居民使用“火塘”做饭取暖，住宅设计不合理，室内空气流通不畅。当地自产烟煤质量差，含有砷、镉、镍等致癌性金属和放射性物质镭、铀、氡及其子体，燃烧产生的苯并[a]芘、总悬浮颗粒物、二氧化硫浓度较高。当地地形四面环山，不利于煤烟的扩散，即使煤烟从住宅排出也会长期积聚在村落上空。

请思考以下问题。

（1）当地女性肺癌发病率高的原因是什么？

（2）应采取何种预防控制对策降低当地肺癌发病率？

第一节　初识室内环境

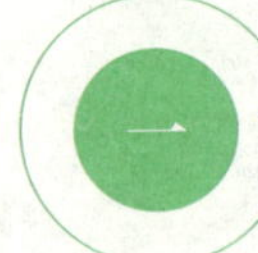

一　室内环境种类及卫生学意义

室内环境（indoor environment）包括家庭住宅、居住功能公寓、医院病房、老年照料房屋、幼儿园、学校教室、宿舍、办公楼、商店、旅馆、文化娱乐场所、书店、图书馆、展览馆、体育馆、公共交通等候室、餐厅等。

人一生中 2/3 的时间在室内环境中度过，现代人每天在室内环境中生活、工作、学习的时间已达到全天时间的 80%~90%，因此室内环境质量直接影响人们的身体健康，室内环境需引起高度重视。良好的室内环境对健康具有积极作用，可以防止疾病的传播、消除外界环境中的不利因素，对机体可以起到良性调节作用，增强抵抗疾病的能力。不良的室内环境会对健康产生不利影响，降低机体各系统的功能和抵抗力，使生活质量和工作效率下降。室内环境对健康的影响表现为慢性作用以及潜在性、复杂性和功能上的不良影响。室内污染物种类繁多，室内环境污染也被称为现代城市的特殊灾害，已经成为严重影响现代人类健康的杀手之一。室内空气质量对人的健康保障、舒适感受和工作学习效率尤为重要，国际上已经把室内空气污染列为对公众健康危害最大的环境因素之一。

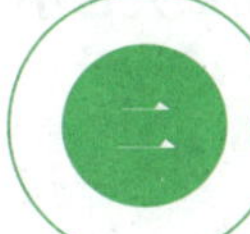

二　住宅的概念和卫生学意义

住宅（residential building）是人们生活环境的重要组成部分，是人们为了充分利用自然环境和人为环境因素中的有利作用和防止其不良影响而创造的生活居住环境。住宅是人们生活、居住、学习、工作的最重要环境，所以其卫生条件和人类健康密切相关。住宅内的环境卫生因素包括小气候、日照、采光、噪声、绿化和空气清洁度等。

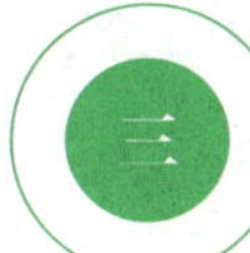

三　住宅的基本卫生要求

住宅建筑应满足下列各项基本卫生要求。

（一）平面配置合理

住宅组成和平面配置适当，有各种必要的主室和辅室及一定的居住面积。主室包括客厅、卧室和书房；辅室是除主室外其他房间及室外活动空间等，包括厨房、卫生间、阳台等，以满足现代家庭生活的需求。

（二）室内小气候适宜

室内小气候（indoor microclimate）指住宅内的气候，主要由气温、气湿、气流和热辐射 4 个气象因素组成。为保证大多数居民机体的热平衡，有良好的温热感、各项生理指标在正常范围以内，以及有正常的学习、工作、休息和睡眠效率，住宅的气温、气湿、气流和热辐射均应保持在正常范围内。室内小气候要适宜，冬暖夏凉，干燥，防止潮湿，必要时应有通风、采暖、防寒、隔热等设备。冬季室中央温度为 18~20 ℃，夏季为 24~26 ℃；冬季相对湿度为 30%~40%，夏季为 30%~50%。

（三）采光照明良好

住宅朝向指住宅建筑物主室窗户所面对的方向，它影响住宅的日照、采光、通风、小气候、空气清洁度。住宅要阳光充足，采光和照明良好。我国绝大部分地区在北纬45°以南，最适宜的朝向是南向，室内在冬季至少要获得3 h的日照，南向建筑的居室正面间距应为对面建筑高度的1.5~2倍，侧面间距应为较高居室建筑高度的1~1.5倍。每套住房至少有一个居住空间能获得日照，当一套住宅中居住空间总数超过4个时，其中应有2个空间获得日照。白天充分利用阳光采光，晚间照明适当。

（四）室内空气清洁

住宅内要保持空气清洁，某些有害气体、代谢物质、颗粒物和细菌总数不能超过一定的含量，其中有害气体主要有二氧化碳、二氧化硫、氡气、甲醛、挥发性苯等。居室内二氧化碳浓度卫生学要求不应超过0.07%（0.7 L/m^3），以室外空气中二氧化碳浓度为0.04%和每人每小时呼出22.6升二氧化碳计算居室容积应为每人25~30 m^3。

（五）卫生设施齐全

住宅要有卫生间、洗漱间、淋浴间等卫生设施，并应有上、下水道等卫生设备。

（六）环境安静整洁

住宅周围无环境污染，无噪声污染，住宅隔音性能良好，环境安静，利于休息。

（七）防止疾病传播

住宅要有蚊、蝇等传播疾病害虫的防护设施，避免疾病的传播。

第二节　认知室（车）内污染及其对健康的危害

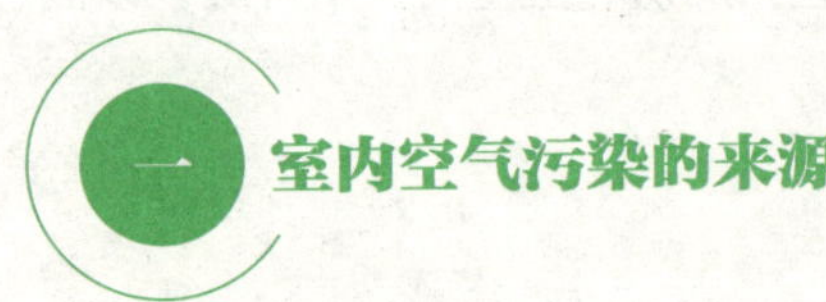

一　室内空气污染的来源

（一）室外来源

1. 从门窗、孔隙进入

来自室外的工业企业、交通运输及住宅周围的各种生活炉灶或锅炉排放的大气污染物，通过门窗、孔隙进入室内。常见的污染物有二氧化硫、氮氧化物、一氧化碳、铅、颗粒物等，此外还有室外的植物花粉、树木的花絮等通过机械通风或自然通风进入室内。

2. 人为带入室内

人们在进入室内过程中，将黏附在衣物上的室外空气污染物或工作场所中的污染物带入室内，如颗粒物、苯、铅、石棉、油漆等。

3. 相邻住宅污染

住宅楼底商餐厅的餐饮油烟、住户装修产生的污染物等可通过排烟道、窗户等进入邻居家室内。

4. 住宅建筑材料污染

某些水泥、砖、石灰等建筑材料的原材料中含有放射性镭，待建筑物落成后，镭的衰变物氡（^{222}Rn）及其子体就会释放到室内空气中；使用脲甲醛泡沫绝热材料的房屋，可释放出大量甲醛；有些建筑材料中含有石棉，可散发出石棉纤维；氨作为寒冷地区冬季施工水泥防冻剂也可进入室内。

（二）室内来源

1. 室内燃料燃烧或加热

各种燃料（煤、石油天然气、液化石油气、煤气等）在室内燃烧后产生的污染物主要有二氧化硫、氮氧化物、一氧化碳、甲醛、烃类（包括有致癌性的多环芳烃类）及悬浮性颗粒物等。食用油高温烹调及食物加热后的烹调油烟中有200余种成分，包括脂肪烃类、多环芳烃、有机酸、有机碱、酯类、醛类等。

2. 室内人的活动

人们在室内吸烟、呼吸、说话、咳嗽等，由人体呼吸排入环境的气体污染物有100多种，由皮肤排泄的近200种，呼吸道疾病患者会将各种病原体随飞沫喷出，这些都会增加室内空气污染。这类污染物主要有烟草烟雾、二氧化碳、一氧化碳、硫化氢、体臭、氨类化合物、甲醛、致病性微生物等。

3. 室内装修装饰材料

室内装修用人造板材、地板、乳胶漆、瓷砖、黏合剂、油漆、涂料、壁纸、溶剂等化工产品会释放出各种污染物，主要有甲醛、苯系物、挥发性有机物、三氯乙烯、三氯甲烷、萘、二异腈酸酯类等。甲醛是反映建筑装饰装修材料污染最具有代表性指标，室内甲醛1 h平均值应≤0.10 mg/m^3。苯及苯系物是室内污染源最多、污染量最大、造成污染最为严重的挥发性有机物之一，室内苯的1 h平均值应≤ 0.11 mg/m^3。

4. 室内生物性污染

室内生物性染污主要来自家庭饲养的花鸟鱼虫和猫狗宠物等，污染物主要有细菌、真菌（包括真菌孢子）、花粉、病毒、生物体有机成分等。

5. 家用电器

家用电器（电视机、计算机、空调、微波炉、手机、洗衣机、冰箱、吸尘器等）均产生不同程度的辐射、静电等，可吸附尘埃粒子，滋生细菌、真菌、病毒等，随空气流动污染室内环境。

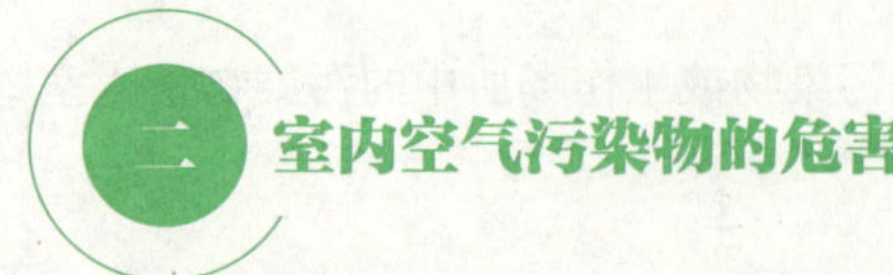

二 室内空气污染物的危害

（一）甲醛的危害

甲醛已被世卫组织确定为强烈致癌和致畸物质。甲醛具有明显的刺激作用，对皮肤黏膜、眼、喉、呼吸道有刺激作用，引起眼红、眼刺痛、流泪、咽干、咳嗽、声音嘶哑、皮肤干燥、发痒、皮炎等；甲醛还具有致敏作用，在体内能形成变应原，皮肤直接接触甲醛引起变态反应，出现过敏性皮炎、色斑、坏死。高浓度甲醛可诱发支气管哮喘等，长期吸入低浓度甲醛，能引起头痛、头晕、恶心、呼吸困难、肺功能下降、神经衰弱，免疫功能也受到影响。甲醛是已确认致癌物，可造成基因突变和染色体损伤，长期接触甲醛会增加多发性骨髓瘤、骨髓性白血病的发病风险。

（二）苯类化合物危害

高浓度苯对中枢神经系统有麻醉作用，会引起急性中毒；长期接触苯对造血系统有损害，会引发白血病等血液系统疾病。短时间内吸入较高浓度甲苯可出现眼及上呼吸道明显的刺激症状，如眼结膜及咽部充血、头晕、恶心、步态蹒跚、意识模糊。短时间内吸入高浓度二甲苯会出现中枢神经麻醉的症状。

（三）烹调油烟危害

烹调油烟中含有多种有毒化学成分，对机体具有肺脏毒性、免疫毒性、致癌致突变性，是引发肺鳞癌和肺腺癌的危险因素。烹调油烟对人外周血淋巴细胞具有一定的毒性作用，对机体的体液免疫和细胞免疫功能均有一定的影响。

（四）挥发性有机化合物危害

挥发性有机化合物达到一定浓度会引起头痛、恶心、乏力、呕吐等症状，严重时会引发抽搐、昏迷、记忆力减退，对鼻腔黏膜、呼吸道产生刺激作用，引起机体免疫失调，影响中枢神经系统功能，损伤肝脏和造血系统。

（五）不良建筑物综合征

不良建筑物综合征（sick building syndrome, SBS）指现代住宅室内多种环境因素联合作用对人体健康产生影响所引起的综合征。患者会出现眼、上呼吸道刺激症状及头晕、头痛、恶心、皮肤干燥、注意力不集中、记忆力减退、工作效率低下等症状，当患者离开污染建筑物后症状很快得到改善。

（六）化学物质过敏症

化学物质过敏症（multiple chemical sensitivity, MCS）是由于接触多种化学物质，作用于人

体多种器官系统，引起多种症状的疾病，由室内低浓度化学物质所引发。化学物质过敏症的主要症状包括 3 个方面：中枢神经系统症状、呼吸和黏膜刺激症状、胃肠道症状。此外，还可出现疲劳、注意力不集中、情绪低落、头痛、头晕、失眠等症状。化学物质过敏症的特点：具有复发性，症状为慢性，多种器官系统同时发病。对多种化学物质产生过敏反应，很难找到具体单一的致病原，家庭中不同成员症状轻重程度有明显差异，致病因素排除后症状将会得到改善或消退。

案例 1

办公室装修造成室内环境污染伤害案

2011 年，我国发生一起目前赔偿数额较大的室内环境污染伤害案。体检时身体健康的刘女士，到新单位工作 2 年多之后得了慢性肾功能衰竭、尿毒症，不得不进行换肾手术。经过环境检测部门监测和司法鉴定机构鉴定，刘女士工作的办公室空气中严重超标的甲醛、甲苯是致病元凶。室内环境中的铅、铬、汞等重金属，甲醛、苯、甲苯、酚等有机溶剂均可严重损害肾脏，在一般室内装饰装修材料和用品中可以发现一些化学元素与急性和慢性肾病有关联，过敏者接触这些有机溶剂，短时间内就可能导致肾功能损伤。面对换肾和术后每月高达 5 000 多元的抗排异治疗费用，刘女士将工作单位告上法庭，提出 360 多万元赔偿。经过 2 年多诉讼和 4 次司法鉴定，刘女士拿到法院一审判决：公司赔偿法院认定各项费用 233.8 万多元。

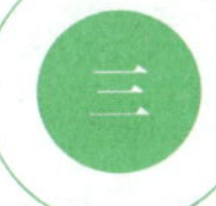

三 乘用车内空气污染危害

案例 2

国内首例新车内环境污染案

2003 年 3 月 29 日，国内首例车内环境污染案在北京市朝阳区人民法院宣判，消费者获胜诉，这是国内首例汽车消费者状告汽车经销商胜诉的民事案件。原告卢先生于 2002 年 3 月 23 日从北京某汽车贸易有限公司购买了一辆经过改装的进口汽车，价款为 69 万元，卢先生购车后又先后支付了各种费用共计 65 682 元。后来，卢先生发觉车内气味刺鼻难忍，卢先生和司机都发生头顶小片脱发的症状。同年 8 月，经检测，车内空气甲醛含量超出正常值 26 倍多。卢先生先后同对方协商无效后，将汽车贸易有限公司告到朝阳区法院，要求对方退回购车款及各种费用。3 月 29 日，朝阳区人民法院依法判决被告北京某汽车贸易有限公司返还卢先生购车价款、车辆购置费、养路损失费、保险损失费共计 75 万元。

随着汽车拥有量不断增长，乘用车内异味及汽车车内空气安全问题日益引起重视。如何净化乘用车内空气环境，控制车内污染，保障车主及乘客的身心健康，已成为整个汽车行业迫切需要解决的问题。强制性国家标准《乘用车内空气质量评价指南》已于 2012 年 3 月 1 日起执行。自 2012 年 3 月 1 日起，所有新定型的销售车辆必须严格执行该标准；而对于此前已经定型的车辆，自 2012 年 3 月 1 日起执行。

（一）乘用车的概念

乘用车（passenger car）主要指用于载运乘客及其随身行李或临时物品的汽车，包括驾驶员座位在内最多不超过 9 个座位。乘用车涵盖了轿车、微型客车及不超过 9 座的轻型客车。

（二）乘用车内空气污染来源及危害

乘用车内空气污染（passenger car air pollution）指汽车内部由于不通风、车体装修等原因释放的有毒物质造成乘用车空气质量差的情况。主要与汽车内饰材料、车辆制造工艺和零部件等有直接关系，主要来自座椅、方向盘、仪表盘、车内门饰板、遮阳板、隔音棉、车顶毡、地毯、后备厢装饰材料等，这些零部件的材质一般是人造皮革、塑料或化纤织物，可释放甲醛、二甲苯、苯等有毒物质。

乘用车市场需求大，很多汽车下了生产线直接进入市场，各种配件和材料的有害气体和气味没有释放期，如果不严格执行环保要求，会直接造成车内空气污染。乘用车污染物的主要来源包括以下几种。

1. 皮革制品

甲醛可应用于皮革制造的各个阶段，但皮革中大多数甲醛产生于鞣制和复鞣中。

2. 胶黏剂

汽车内饰会使用多种溶剂型胶黏剂，如壁纸胶黏剂、地毯胶黏剂、密封胶黏剂、塑料胶黏剂等。胶黏剂使用过程中会释放甲醛、苯、甲苯、二甲苯及其他挥发性有机物。

3. 车内装饰

大多数消费者买车以后都要进行车内装饰，有的车开了一段时间也要重新进行装饰，经销商更是以买车送装饰为优惠条件来吸引消费者，这类情况使一些含有有害物质的地胶、座套垫、胶黏剂进入车内，这些装饰材料中含有的有毒气体，主要包括苯、甲醛、丙酮、二甲苯等，造成车内空气污染，让人不知不觉中毒，渐渐出现头痛、乏力等症状。严重时会出现皮炎、哮喘、免疫力低下，甚至是白细胞减少。

4. 空调蒸发器

若车用空调蒸发器长时间不进行清洗护理，就会在其内部附着大量污垢，所产生的胺、烟碱、细菌等有害物质弥漫在车内狭小空间，导致车内空气质量差甚至缺氧。同时，由于汽车空间窄小，新车密封性比较好，空气流通不畅，车内空气量本来就不多，再加上车内乘客间的交叉污染严重，因此汽车内有害气体超标比房屋室内有害气体超标对人体的危害程度更大。当空气中二氧化碳浓度达到 0.5% 时，人就会出现头痛、头晕等不适感。

5. 车内吸烟

如果司机或乘客吸烟，不仅会大大增加烟草烟雾、挥发性有机化合物、一氧化碳和尘埃等空气污染物水平，而且所散发出的气味也可能会长期停留在车厢内，对人体健康造成危害。

第三节 践行室（车）内卫生防护措施

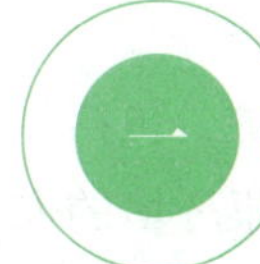

住宅空气清洁的卫生措施

（一）选择住宅地段要远离各种污染

购买或建设住宅时要注意周围环境，远离工业企业污染、交通污染、辐射污染、噪声等。

（二）建筑、装修材料要选择绿色环保材料

购买和使用符合有害物质限量标准的家用化学品，装修后放置半年以上入住为宜。新装修房间定期通风换气，降低装饰装修材料造成的室内空气污染水平。室内环境污染已经成为严重影响现代人类健康的杀手之一。

（三）住宅功能分区和卫生措施要合理

厨房、卫生间与卧室要有功能分区，不建议采用开放式厨房，避免造成交叉空气污染。采取改善空气质量措施，如烹饪、取暖等使用清洁能源（如气体燃料和电等），烹饪过程中使用排气扇、抽油烟机等设备，减少烹调油烟污染。卫生间要有通风换气设施，老式蹲式马桶要有遮盖，避免下水道臭气污染。

（四）养成良好个人卫生习惯

家庭成员、住户养成良好的环境卫生习惯，及时、主动开展家庭环境卫生清理，及时倾倒室内垃圾，定期对家中饲养的宠物及宠物用品进行清洁。避免微生物的滋生，做到室内卫生整洁，光线充足。

（五）室内通风良好

一年四季室内都应适当通风换气，根据天气变化和空气质量适时通风换气，重污染天气时应关闭门窗，减少室外空气污染物进入室内。合理使用空调设备，有条件的建议开启空气净化装置或新风系统。

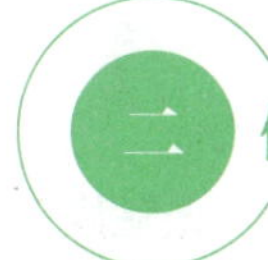

住宅设计的发展方向

（一）健康住宅

健康住宅（healthy housing）指能够使居住者在身体上、精神上、社会上完全处于良好状

态的住宅。健康住宅指在符合住宅基本要求的基础上，突出健康要素，以人类居住健康的可持续发展的理念，满足居住者生理、心理和社会多层次的需求，为居住者创造一个健康、安全、舒适和环保的高品质住宅和社区。

（二）健康住宅设计的发展方向

设计健康住宅要体现人居环境的健康性、自然环境的亲和性及住宅区的环境保护，包括住宅区内视觉环境的保护，绿化及人文景观、污水和垃圾处理及环境卫生等方面；健康环境的保障，包括医疗保健体系、家政服务系统、公共健身设施、社区老人活动场所等硬件建设，要便于护理老人和残疾人；保持室内气温 17~27 ℃，湿度 40%~70%，噪声级小于 50 dB(A)，一天日照确保在 3 h以上；尽可能不使用有毒建筑材料装修，有足够亮度的照明设备，良好的换气设备；有足够的人均建筑面积，有足够的抗自然灾害的能力。

（三）绿色生态住宅

绿色生态住宅（eco-friendly housing）指消耗最少的资源和能源，产生最少废弃物的住宅和居住小区。“健康”代表以人为本；“适用”代表节约资源，不奢侈浪费，不做豪华型建筑；“高效”代表资源能源的合理利用，同时减少二氧化碳排放和环境污染。

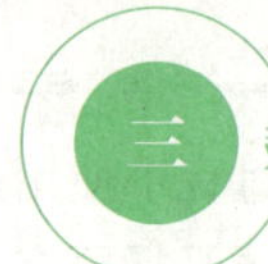

三 乘用车内空气清洁的卫生措施

（一）注意通风

乘用车需要多通风，这是改善乘用车车内空气质量最简单，同时也是最有效的方法，让汽车中的有毒气体尽快散发，应该尽量利用车内外的空气流通，冲淡车内原本存在的有毒污染物质。此外，当新车在行驶的前 6 个月内，车主应该尽量少用空调，时常开窗以加强车内通风换气，即使出厂时车内污染严重，只要坚持开窗开车，并多晒太阳加速有毒气体挥发，最多只需要几个月的时间，就能让车内的污染物消散殆尽。

（二）合理使用空调

定期清洗汽车空调管道，及时更换汽车空调过滤器。在开启空调和暖风时，使用车内外空气交流模式，尽量避免长时间使用内循环模式。室外有空气污染时，应尽快关闭车窗，把空调或暖风开关调到内循环模式，以免被污染空气大量进入车内。

（三）合理采用有害气体吸附技术

为尽快消除新车内的异味，可使用活性炭吸附过滤、车载氧吧、臭氧、气触媒、光触媒等方式，改善车内空气质量。慎用香水，目前许多香水是化学合成品，本身就具有一定的污染，在选择购买时应更谨慎，注意选择天然材料制作的。慎用车内空气净化剂和其他净化剂，一定要注意选择效果较好并且副作用小的材料。

（四）合理进行车内装饰

不进行非必要的车内装饰，如要进行车内装饰，饰品须严格挑选，防止把含有有害物质的地胶、座套垫装饰放到车内；新购买的车内座套等纺织品应先用清水漂洗以后再使用。

（五）新车原始包装必须拆除

新车通常会有一些塑料包装，车主在开始用车后应尽早去除这些多余的包装，以免原本可以解决的污染闷在车内“发酵”，产生空气污染。

（六）车内空气质量检测

如果车主驾驶新车感觉熏眼睛、呼吸道受刺激，甚至头晕，建议进行车内空气质量检测，以尽快发现和清除车内污染源。体质较弱者、妇女、儿童和过敏性体质者，要尽量避免长时间驾驶和乘坐新车。

（七）车内休息或行车时要保持通风

不要在封闭的车内睡眠或长时间休息。如需短时间休息或打盹儿，一定要打开车窗或开启外循环通风设施，让新鲜空气进入，更不宜在封闭车窗状况下长时间行车，以免车内空气污浊，影响应急反应能力。

课外实践练习

1. 课外查阅关于室内污染对健康影响的案例，思考如何防止你所居住环境中空气污染对健康的危害。

2. 室（车）内污染来源有哪些，会产生哪些健康危害？

3. 大学生如何防控室（车）内空气污染？

第十二章 职业环境与健康

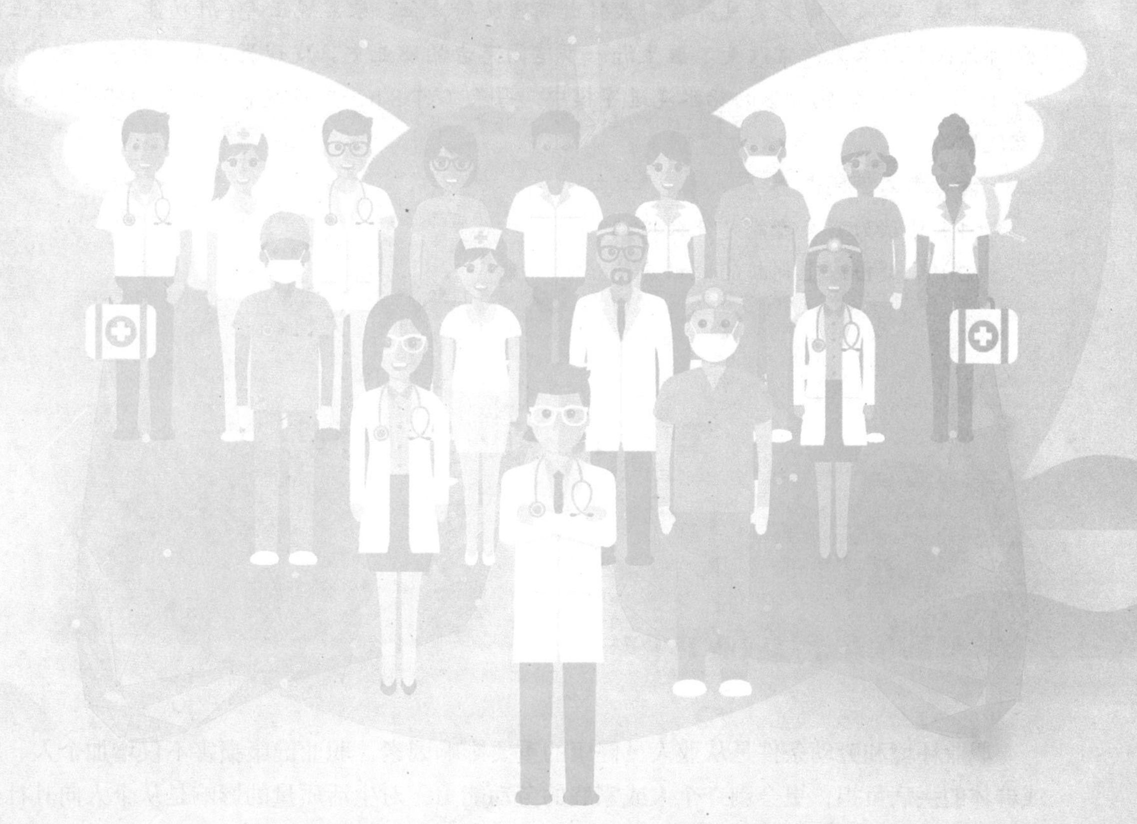

学习目标

知识目标

（1）掌握职业有害因素的主要来源。

（2）熟知职业有害因素的健康危害。

能力目标

（1）学会并应用劳动者个人对职业有害因素的干预措施。

（2）提升预防职业有害因素危害的能力。

思政目标

（1）增强大学生对职业有害因素危害的认识。

（2）提高大学生职业健康保护素养和健康宣教意识。

思政导学

患者肖某，男性，35岁，6年以来常感头痛、头晕、失眠、记忆力减退、全身乏力、关节酸痛、食欲不振，近两年来上述症状加重，并出现经常性的脐周、下腹部无固定的绞痛，用手压腹部可使其缓解。入院体查显示：神志清楚，一般情况尚可，体温37.2 ℃，每分钟脉搏72次，呼吸20次，血压120/70 mmHg，心肺（—），肝脾不大，腹软，脐周有轻微压痛，无反跳痛，四肢痛触觉未见异常，未引出病理反射，血、尿常规正常；肝功能、心电图正常。胸部X线照片未见异常改变。医生进一步追问患者的职业史，发现肖某从事印刷厂的浇板工作15年，将熔铅锅融熔的铅水浇进字模中，每天工作8 h，当浇板时有大量的铅蒸气逸散到空气中。

请思考以下问题。

（1）你认为肖某可能是什么疾病？

（2）你做出以上判断的依据是什么？

第一节　初识职业环境

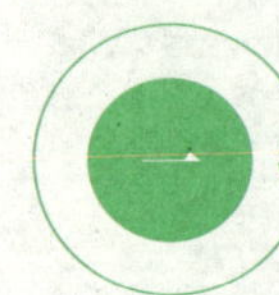

一、我国和全球职业卫生现况

职业环境和劳动条件是从业人员健康的重要影响因素，职业健康损害不仅增加个人、家庭或群体的疾病负担，更会剥夺个人或家庭的劳动能力，对生活质量的影响是从个人向其社会关系辐射，甚至影响到社会治安和稳定。职业卫生不应当仅仅是医护人员的“专长”，提高全人群的职业卫生意识更具有长远意义。

根据《2020年我国卫生健康事业发展统计公报》显示，截至2020年年底，全国共有职业健康检查机构4 520个、职业病诊断机构589个。2020年，全国共报告各类职业病新病例17 064例，职业性尘肺病及其他呼吸系统疾病14 408例（其中职业性尘肺病14 367例），职业性耳鼻喉口腔疾病1 310例，职业性传染病488例，职业性化学中毒486例，物理因素所致职业病217例，职业性皮肤病63例，职业性肿瘤48例，职业性眼病24例，职业性放射性疾病10例，其他职业病10例，因尘肺病死亡6 668例。

我国职业健康面临的问题，一是接触职业病危害人数多，患者数量大。二是发病率较高，我国每年"显性"职业病报告病例超过1.7万例，一些"隐性"和潜在损害劳动者健康的现象大量存在，全国有2亿劳动者接触职业有害因素，职业病危害分布广，中小企业问题突出。由于劳动条件差，工艺落后，缺乏有效防护措施，中小企业职业病危害突出，监管较为薄弱。三是经济损失大，据估算我国每年因职业危害造成的经济损失高达千亿元。四是影响严重，由于职业危害具有群体性，致死、致残率高，以及难以治愈等特点，造成了家庭伤害和单位、地区的不稳定，甚至引发社会矛盾，成为社会不安定因素。

在许多国家，一半以上的工人受雇于非正规部门，没有医疗保障，而且缺乏对职业健康和安全标准的监管。职业卫生服务为雇主提供改善工作条件和监测工人健康的建议，主要涵盖正规部门和大型公司，而在全世界的小企业、非正规部门、农业和移民中，85%以上的职业人群没有任何职业保健保障。

慢性疾病的很大一部分与职业风险因素有关，如肺癌患者中有9%是由风险因素所导致的；白血病患者中有2%是由风险因素所导致的；等等。每年有1 220万人在良好的劳动能力阶段死于非传染性疾病，其中大多数发生在发展中国家。

与工作有关的健康问题导致大多数国家的经济损失占国内生产总值的4%~6%。预防职业和工作相关疾病的基本保健服务费用每名工人为18~60美元，大约70%的工人没有任何保险来补偿他们，以防治职业病和工伤。研究表明，促进职业健康有助于将病假缺勤率降低27%，将公司医疗费用降低26%。

世界卫生大会WHA60.26号决议《工人健康：全球行动计划》敦促会员国努力争取在包括非正规经济、小型和中型企业及农业中的所有工人以及移徙和合同工人全面获得为初级预防职业与工作相关的疾病和伤害的基本干预措施和基本职业卫生服务。

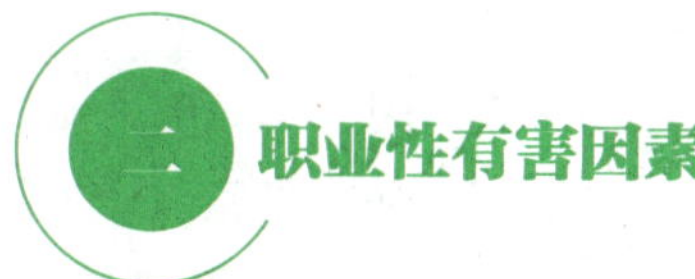

二 职业性有害因素

职业性有害因素（occupational hazards）指在生产环境中以及生产劳动过程中可能危害职业人群的健康或影响劳动能力的有害因素。职业性有害因素可来自生产工艺过程、劳动过程和生产环境3种途径。

（一）生产工艺过程中的职业性有害因素

生产工艺过程指相关生产、加工实践全过程。根据性质不同，在生产工艺过程产生的职业性有害因素可分为：①化学性有害因素，包括生产性毒物和生产性粉尘。生产性毒物主要包括金属和类金属、有机溶剂、刺激性气体、苯系物、高分子化合物，以及有机农药。生产性粉尘主要包括矽尘、石棉尘、煤尘等。②物理性有害因素是生产环境中的构成要素，主要包括高温、高湿、低温、高气压或低气压等异常的气象条件，噪声，振动，可见光、紫外线、红外线、激光、射频辐射等非电离辐射，γ射线、X射线等电离辐射。③生物性有害因素，包括职业环境中的致病微生物、寄生虫等。

（二）劳动过程中的职业性有害因素

劳动过程指在完成职业任务的实践过程，劳动过程的职业有害因素主要与劳动强度、劳动组织，以及组织方式有关，可归纳为：①劳动组织和制度设置不合理、劳动作息制度不合理等；②职业因素的精神心理紧张；③劳动强度过大或生产定额不当；④某个器官或系统过度紧张；⑤生产工具不合理或长时间不良劳动体位；⑥不良生活方式、违反安全操作规范和忽视自我保健。

（三）生产环境中的职业性有害因素

生产环境包括室内作业环境、生产空间的周围大气环境和户外作业环境。其中，作业场所建筑布局、卫生防护措施、安全设施条件可能暴露有害因素。常见的有：①自然因素，如太阳辐射、高海拔地区的低气压环境、深井环境的高温高湿条件；②职业场所的建筑或布局不合理、不符合职业标准，如采光、通风等不合理，有害无害的工种、工序安排不合理等；③管理不当或生产过程不合理导致环境污染。以上因素往往不是单独作用，而是多因素联合作用对职业人群产生不良影响。

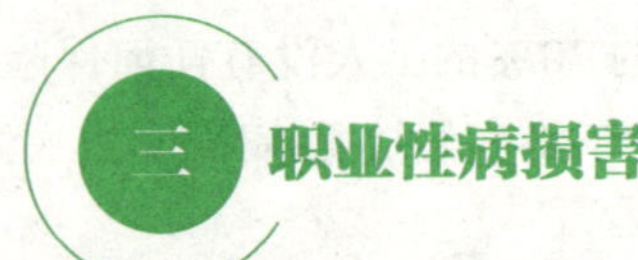

三 职业性病损害

职业性病损害指因职业性有害因素暴露而导致从业人员发生的健康损害或疾病，主要包括工伤、职业病、职业相关疾病和早期健康损害。

（一）工伤

工伤是职业安全问题。工伤主要指的是职工在工作时间和工作场所内，因工作原因由意外事故导致职工的健康损害。判定工伤的3个基本要素是工作时间、工作地点和工作原因。工伤是事故性意外，通常在急诊范围内，涉及安全意识、劳动组织和防护、机器构造、管理体制、个人心理状态和生活方式等相关因素，做好工伤防护需要安全生产监督部门、卫生行政部门、劳动保障行政部门联防联控。

（二）职业病

职业病泛指职业性有害因素对机体的作用超过了机体可代偿的强度和时间限度，造成机体器质性或功能性病理改变、临床病症以及影响劳动能力。在《中华人民共和国职业病防治法》

（2018年修正）中，法定职业病定义为企业、事业单位和个体经济组织等用人单位的劳动者在职业活动中，因接触粉尘、放射性物质和其他有毒、有害因素而引起的疾病。

决定职业病是否发生以及严重程度的条件包括：①职业环境中有害因素的性质，如含乙氧基的有机磷农药毒性大于含甲氧基的有机磷农药；六价铬的毒性是铬盐中毒性最大的；导致肺纤维化和矽肺病损最强的是结晶型石英，其次为隐晶型石英和无定型石英。②有害因素的浓度和强度，一般物理性和化学性有害因素产生的职业性损害与有害因素的暴露剂量有关，暴露剂量等于有害因素接触的浓度或强度与暴露时间的乘积。③个体的健康状况，职业性有害因素引起的损害存在明显的个体差异，与从业人员个人的健康状况相关，而健康状况的影响因素包含了遗传因素和基因差异、性别、营养状态、年龄和生活方式等多维度因素。

职业病的发生机制决定了职业病有以下特点：①病因有特异性，有明确具体的职业性有害因素暴露史；②病因大多可预测，职业因素明确，有明确的剂量—反应关系；③不同接触人群的发病特征不同，职业人群和非职业人群的发病率不一样，一般较少出现个例；④已患病者越早诊断，越早采取合理处理措施越能得到较好的预后；⑤职业病重在预防，大多数职业病缺乏特效治疗手段。

职业病种类有着明确的范围。2013年12月，我国国家卫生和计划生育委员会、国家安全生产监督管理总局、人力资源和社会保障部、全国总工会四部门联合印发《职业病分类和目录》将职业病分为10类132种：职业性尘肺病及其他呼吸系统疾病（19种）、职业性皮肤病（9种）、职业性眼病（3种）、职业性耳鼻喉口腔疾病（4种）、职业性化学中毒（60种）、物理因素所致职业病（7种）、职业性放射性疾病（11种）、职业性传染病（5种）、职业性肿瘤（11种）、其他职业病（3种）。

确定职业病与职业病相关政策执行有关，职业病的诊断应遵循以下原则：①职业史是诊断职业病的重要前提，没有职业暴露史则不属于法定职业病范畴，不享受职业病相关政策津贴。②现场调查。调查结果是诊断职业病的重要依据，调查内容包括岗位相关生产工艺过程、劳动过程、职业有害因素暴露强度、预防措施、相似暴露人群的发病情况等。③症状和体征。病因和疾病之间存在复杂的因果联系，如不同职业性有害因素可引起相似或相同的病症，相同的致病条件对不同个体可产生不同的临床反应或疾病类型，以及需要鉴别诊断非职业病。④实验室检查。根据生物标志物水平提供证据，对职业病诊断具有重要意义。生物标志物包括暴露生物标志物、效应生物标志物和易感性生物标志物，如尿铅、血铅可作为铅的暴露标志物，表示工人有铅接触史。

（三）职业相关疾病

一般意义的职业相关疾病是区别于法定意义的职业病。职业相关疾病有以下特点：①疾病病因与多种因素相关，职业性有害因素只是其中之一，患者不一定有相应的职业史或职业接触史；②患病从业人员因更多地暴露于职业有害因素，更容易加重病情或促使复发，劳动力易受影响；③通过改善工作环境或控制职业性有害因素可减少疾病的发生；④在我国，职业相关疾病不属于法定职业病范围，不享受职业病待遇。

常见的职业相关疾病包括：①行为和身心疾病，如工作压力、职业紧张、不良生活方式导致的精神焦虑、抑郁等心理效应。②非特异性呼吸系统疾病，如吸烟、空气污染、感染等多因素作用引起的慢性支气管炎、肺气肿、支气管哮喘等。在生产环境中，许多化学性、生物性职业有害因素通过呼吸道侵入人体同样可以造成呼吸系统损伤。③心脑血管疾病与代谢性疾病，长期接触高温、噪声的工人高血压发病率比一般人高；工作排班不固定导致工作时间时早时晚或者上夜班使职员内分泌代谢紊乱，从而糖尿病等代谢性疾病高发。④不良体态导致的颈肩综合征、腰背疼痛，以及腕管综合征等慢性劳损。

（四）早期健康损害

在职业性有害因素作用于机体的程度相对较低时，机体表现出的一些亚健康状态为早期健康损害。例如，经呼吸道进入机体的有害因素引起的一些咳嗽、炎症等防御性反应，血脂、血糖、血压的异常高值等，这样的早期健康损害如果没有及时控制促发因素，则可能进一步发展为临床疾病。所以，早期健康损害可能是提示早防御的危险信号，若定期检测并及时采取科学预防措施可避免疾病的发生。

第二节　职业性有害因素及其危害

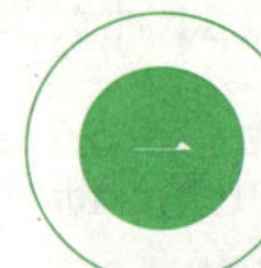

一　物理性有害因素及其危害

物理性有害因素大部分在自然界存在（激光除外），正常情况下对人无害，是人体生理活动或从事生产劳动所必需的。绝大多数物理性有害因素在脱离接触后，体内便不再残留，如作业环境中机械处于工作状态时，噪声才会产生影响。物理性有害因素可发生传递，在传递过程中强度会发生衰减，也会发生折返等空间变化。多数情况下，其对人体危害程度与物理参数不呈直线相关关系，即在某一范围内无害，高于或低于这一范围有害，而且其影响部位和表现可能完全不同。对物理性有害因素的控制，不以消除或尽量削弱为目标，而是控制，将其控制在适宜范围，不能取代，更不是越低越好。

（一）噪声

声音是通过物体振动产生并在介质中传播的，其频率（f）是声音的基本参数，单位是赫兹（Hz）。在20~20 000 Hz的频率是人耳可听到的声波频率范围，低于20 Hz称为次声波，高于20 000 Hz称为超声波。语言频率，即人的言语交流产生的频率在500~2 000 Hz。声波对介质（空气）产生的压力叫声压，其大小用声压级（SPL）表示，单位是分贝（dB）。

噪声（noise）指干扰人的正常情绪或听觉、可损害健康的令人厌烦的声音，是在职业活动中接触频率较高的一类职业性有害因素。生产性噪声根据来源不同，可分为机械性噪声、流体

动力性噪声和电磁性噪声。根据时间分布不同，可分为连续声和间断声。根据结合频率不同，可分为稳态噪声（声级波动＜ 3 dB）、非稳态噪声（声级波动≥ 3 dB）、脉冲噪声（声音持续时间≤ 0.5 s，间隔时间＞ 1 s，声压有效值变化≥ 40 dB）。其中，脉冲噪声是危害最大的一种噪声。

噪声的长期干扰不仅损害听觉系统，也会损害听觉系统之外的器官功能，如果不能及早干预，早期可逆的生理性改变可发展为不可逆的病理性变化。噪声对人体健康的危害分为听觉系统和非听觉系统的健康效应。

听觉系统损害包括：①暂时性听阈位移（temporary threshold shift，TTS），指人或动物接触噪声后导致听阈提高 10～30 dB，若脱离噪声环境，经过一段时间听力可以恢复到原来水平，分为听觉适应和听觉疲劳；②永久性听阈位移（permanent threshold shift，PTS），指由噪声或其他因素（外力打击、药物损害）引起的不能恢复到正常听阈水平的听阈升高，职业性噪声聋的诊断依据是永久性听阈位移的大小；③噪声性耳聋，指因劳动者长期接触噪声而发生的一种渐进性的感音性听力损伤，早期特征是高频听力下降（特别是 4 000 Hz），为国家法定职业病；④爆震性耳聋（急性听力损伤），指强烈的爆炸产生的冲击波穿透防护或缺乏防护时，短时间内导致听力丧失的现象，可有鼓膜破裂及中耳、内耳损伤，立即听力完全丧失等症状，经治疗后部分听力可恢复，也可能会永久性耳聋。

噪声性耳聋的诊断依据：①有明确的噪声接触职业史，连续噪声作业工龄不低于 3 年，纯音测听为感音性神经性聋，听力损失呈高频段下降；②具有听力损失或耳鸣等其他症状；③动态观察资料与现场卫生学调查；④排除其他原因所致的听力损失。噪声性耳聋的诊断分级为：①轻度噪声聋，26～40 dB（HL）；②中度噪声聋，41～55 dB（HL）；③重度噪声聋，≥ 56 dB（HL）。

非听觉系统损害包括：①神经系统，头痛、头晕、睡眠障碍、全身乏力、记忆力减退、情绪不稳定、易激怒等；②心血管系统，心率改变、血管痉挛、心电图缺血型变化，长期接触强噪声可引起血压持续性升高、脑血管压力升高；③内分泌免疫系统，内分泌紊乱、免疫功能下降；④消化系统和代谢，胃肠功能紊乱、脂代谢障碍、血胆固醇升高；⑤生殖与胚胎的影响，女性月经紊乱、妊娠高血压综合征发病率增高；⑥在噪声干扰下，人容易感到烦躁、注意力不集中、反应迟钝，导致工作效率下降、工作质量降低，特殊环境下还容易引发事故。

防止噪声危害的措施包括：①根本措施是控制噪声源，如使用低噪设备；②控制噪声传播，如使用隔音装置、吸声材料装饰作业环境、消声器、隔振减振；③制订工业企业卫生指标，工业企业的生产车间和作业场所的工作地点的噪声标准为 85 dB；④做好个体防护；⑤健康监护，如定期健康检查，关注听力变化；⑥合理安排劳动和休息时间。

（二）高温

高温作业指在生产劳动过程中，有高气温，或有强烈的热辐射，或伴有高气湿相结合的异常气象条件，工作地点平均湿球黑球温度（WBGT 指数）≥ 25 ℃（或气温≥当地夏季室外平均温度 2 ℃）的作业（见表 12－1）。其中，湿球黑球温度是综合评价人体接触作业环境热负荷的一个基本参量。

表 12-1 高温作业类型、环境特点及职业接触

作业类型	环境特点	职业接触
高温、强热辐射作业	为干热环境，气温高、热辐射强度大，而相对湿度较低	冶金工业的炼焦、炼铁、轧钢等车间；机械制造工业的铸造、锻造、热处理等车间；陶瓷、玻璃、搪瓷、砖瓦等工业的炉窑车间；火力发电厂和轮船的锅炉间等
高温、高湿作业	为湿热环境，高气温、高气湿，而热辐射强度不大	通风不良时，印染、缫丝、造纸等工业中液体加热或蒸煮环节；潮湿的深矿井内
夏季露天作业	高温、热辐射联合作用	夏季的农田劳动、建筑、搬运等露天作业

高温作业可影响人体体温调节、水盐代谢、消化系统、循环系统、神经系统、泌尿系统等的功能和机制。起初是一种代偿性、适应性的改变，但当高温超过机体调节适应的生理限度时，会引发一系列健康危害。例如，刺热、痱子、中暑等急性热致疾病和慢性热衰竭、高血压、心肌损害、消化系统疾病、皮肤疾病、热致性嗜睡、肾结石、缺水性热衰竭等慢性热致疾病。

中暑是高温环境下因热平衡和（或）水盐代谢紊乱等而引起的一种以中枢神经系统和（或）心血管系统功能紊乱为主要表现的急性热致疾病。中暑按发病机制可分为 3 种类型：热射病、热痉挛和热衰竭（见表 12-2）。

表 12-2 中暑的类型

类型	疾病机制	致病因子	临床表现
热射病	人体散热受阻，体温调节机制失调，身体过热	强辐射 高气湿	体温可超过 40 ℃，大量出汗或无汗、皮肤干热，意识障碍、脉快而无力、呼吸浅表。重者出现抽搐、昏迷。死亡率高
热痉挛	大量出汗，钠、钾过量丢失	高气温 强辐射	肌肉痉挛，以腓肠肌为甚，伴有头痛、口渴，神志清醒，体温多正常
热衰竭	外周血管扩张和大量失水，导致脑部暂时性供血减少	高气温 强辐射	头昏、头痛、多汗、口渴、恶心、呕吐、面色苍白、血压下降，脉细弱，体温多正常。休息后可恢复，一般不引起循环衰竭

中暑发生时应及时采取措施缓解病症，关键是迅速降低体温，但不宜大量喝清水。根据不同机制采取对症治疗措施：①轻症中暑应迅速脱离高温作业环境，转移到通风阴凉处，给予含盐清凉饮品及时补液，必要时给予葡萄糖生理盐水静脉滴注；②重症中暑者应平卧、迅速降温，必要时应补液，及时口服含盐清凉饮料，必要时给予葡萄糖生理盐水静脉滴注，对心血管疾病患者慎用升压药，避免增加心脏负荷，诱发心衰，及时就医。

减少热致疾病的发生应积极采取预防措施：①以机体热应激不超出生理范围为依据，制订高温作业卫生标准，如中心体温不超过 38 ℃；②合理设计和改革工艺过程，尽量实现机械化、自动化、遥控操作，以减少工人接触高气温、热辐射的机会；③隔热是防止热辐射的一项重要

措施，如水幕、隔热水箱或者其他导热系数小的材料屏障；④通风降温包括自然通风和机械通风；⑤保健措施，如高温作业时注意补充含盐饮料，一般每人每日应供水 3~5 L、盐 20 g左右，并注意补充营养，蛋白质供应要比一般作业工人增加 10%~20%，补充维生素和钙，热量应较一般作业工人增加 10%；⑥个人防护，如佩戴防热面罩、帽子、手套、鞋盖、护腿等；⑦加强医疗预防工作；⑧组织措施，如认真贯彻执行有关防暑降温法令，根据国家卫生标准和《防暑降温措施管理办法》做好防暑降温工作，开展卫生宣传教育，制订合理的劳动休息制度。

（三）振动

振动指一个质点或物体在外力作用下沿直线或弧线围绕一个平衡位置来回重复或旋转的运动。生产性振动可分为手传振动和全身振动。①手传振动指直接作用或传递到人的手臂的机械振动或冲击，接触操作锤打工具如凿岩机、空气锤、筛选机、风铲等和手持转动工具如电钻、风钻、喷砂机、金刚砂抛光机等的振动为手传振动；②全身振动指人体足部或踝部接触振动，通过下肢或躯干传导至全身的振动，使用固定轮转工具和电锯等、驾驶交通运输车辆与使用农业机械等是全身振动的来源。

皮下、肌肉、骨膜、胸膜、腹膜、肠系膜等处分布有对振动产生反射的感受器，过量接触振动可使这些感受器的敏感性下降，除各种机械感受器外，耳蜗和前庭器官亦对振动发生反应。如果给坐在椅子上的人一个强度不大的振动，将频率缓慢地由低到高调节，结果发现，振动频率小于 1 Hz时，会感到头颅内振动，持续几分钟后，会有肌肉疼痛等不舒适的感觉；振动频率为 2 Hz时，感觉困乏打瞌睡；振动频率为 5~8 Hz时，感到难以忍受，呼吸、讲话受到干扰；振动频率为 9~30 Hz时，感到脸颊、颈部振动，视觉受到干扰；振动频率＞ 30 Hz时，对双手的操作造成严重影响。

手传振动作用于外周和中枢神经系统可使条件反射抑制，潜伏时间延长、神经传导速度降低和肢端感觉产生障碍等；作用于外周循环可使外周血管发生痉挛、皮肤温度降低、冷水负荷试验时皮温恢复时间延长；手传振动的频率在 40 Hz 以下的大振幅可产生骨、关节的损害，主要改变在上肢，出现手、腕、肘、肩关节的脱钙，局限性骨质增生，骨关节病，骨刺形成，囊样变等；也可引起手部肌肉萎缩，出现掌腱膜挛缩症。

全身振动普遍存在于人类生活和工作环境，适宜的振动作用于人体有益身心健康。人体对垂直方向 4~8 Hz的振动和水平方向 1~2 Hz的振动比较敏感，低频率、大振幅的全身振动，可引起运动病（又称晕动病），是振动刺激前庭器官出现的急性反应症状。

手臂振动病是我国法定职业病，指长期从事手传振动作业而引起的以手部末梢循环和（或）手臂神经功能障碍为主要损伤的疾病，并可引起手臂、骨关节和肌肉的损伤。其典型表现为振动性白指（vibration-induced white finger，VWF），主要表现为手部症状和神经衰弱综合征。手部可有麻、痛、胀、凉、汗（手掌）、僵、颤等表现，麻、痛多在夜间发作，容易影响睡眠；振动作用于神经系统可引起头痛、头晕、失眠、乏力、心悸、记忆力减退及注意力不集中等。振动性白指表现为间歇性手指发白、发绀。一般由远及近至全手，甚至足趾也受累。白指以中指最为多见，其次是无名指和食指，大拇指和小指很少受累；严重者可波及多个手指，累及近端指节，以至全部手指变白，界限分明，色如白蜡，严重者扩大至全手变白，又称“死手”。发作持续 15 min~1 h，多在全身受冷或用冷水洗手时发生，活动或加温后可以缓解。恢复过程由灰白变苍白，再逐渐由苍白变潮红，最后恢复至常色。目前尚无特效治疗手段，可采用中西医疗法综合治疗。

振动危害的预防措施：①采用改善工艺、通过减振隔振等方式控制振动源；②限制作业时间和振动强度；③改善作业环境，加强个人防护；④加强健康监护和日常卫生保健。

（四）电磁辐射

电磁辐射包括非电离辐射和电离辐射。电离辐射（ionizing radiation）指不同原子的量子能量水平达到一定水平，对生物体产生电离作用的电磁辐射，可导致机体的严重损伤，如X射线、γ 射线、α 粒子、β 粒子、中子、宇宙射线等；非电离辐射（non-ionizing radiation）指量子能量比较低不能引起生物体产生电离的电磁辐射，如紫外线、可见光、红外线、射频和激光等。

射频辐射（radio frequency radiation）：频率在 100 kHz~300 GHz，包括高频电磁场和微波 2 种。接触机会包括金属熔炼、钢管焊接、广播、电视、雷达发射塔、通信基站、塑料热合、高频胶合、橡胶硫化、医疗射频设备、微波加热设备、微波通信频率等。主要健康危害包括非特异性类神经症如心悸、胸闷、易疲劳、多梦、记忆力减退、脱发等；心电图显示窦性心动过缓或窦性心律不齐，一般预后良好；微波还可引起眼睛病变，长期接触大强度微波可引起眼晶状体混浊、视网膜改变，可发展为白内障。防护措施包括屏蔽、远距离操作和自动化合理布局、个人防护。

红外射线（infrared radiation，IR），即红外线，指真空中波长为 760 nm~1 mm的电磁波，分为以下几种：①短波红外线，波长为 760~1 400 nm，主要引起组织灼伤的电磁辐射；②中波红外线，波长为 1 400 nm~3 μm，主要导致角膜和皮肤损害的电磁辐射；③长波红外线，波长为 3 μm~1 mm，可被皮肤吸收产生热感的电磁辐射。物体温度越高，产生的红外线波长越短，辐射强度越大。自然界最强的红外线辐射源是太阳。接触机会包括太阳光、金属加热、熔融玻璃、强发光体（钨灯、氖灯、红外探照）、炼钢、轧钢、焊接。主要的健康危害包括较大强度的红外线可致皮肤局部温度升高，血管扩张，出现红斑反应；反复照射出现色素沉着；过量照射可致急性皮肤烧伤，进入皮下组织，使血液及深部组织加热；长期暴露于低能量的红外线可引起慢性充血性睑缘炎、角膜虹膜损伤、视网膜受损和白内障。防护措施包括屏蔽和阻隔辐射源，使用防护服、防护镜，严禁裸眼观看强光源。

紫外辐射（ultraviolet radiation，UV），即紫外线，指真空中波长为 10~400 nm的电磁波。分为以下几种：①近紫外线区（长波紫外线，UV-A），波长为 320~400 nm，可产生光毒性和光敏性效应，为黑线区；②中紫外线区（中波紫外线，UV-B），波长为 290~320 nm，有明显的致红斑和角膜、结膜炎效应，为红斑区；③远紫外线区（短波紫外线，UV-C），波长为 200~290 nm，具有杀菌和微弱致皮肤红斑作用，为灭菌波段。物体温度达 1 200 ℃以上即可产生紫外线，波长超过 160 nm则可穿透真皮、眼角膜以及晶状体。温度越高，波长越短，强度越大。职业接触主要涉及冶炼炉、电焊、电炉炼钢等工作环境，碳弧灯、水银灯制版、摄影、紫外线消毒等工作场合也会发生紫外线过度暴露。紫外线可引起皮肤红斑反应、色素沉着，甚至导致皮肤癌；紫外线照射眼睛可引起急性角膜结膜损伤和炎症，如电光性眼炎、雪盲症，也

可引起白内障。防护措施类似于红外线，应屏蔽和远离辐射源，使用防护服、护目镜、防护手套，不直视电焊和太阳光等。

激光（LASER）是一种人造的、特殊类型的非电离辐射，是物质受激辐射所发出的光放大。特点是色性好、亮度高、方向性好、相干性好，应用广泛。职业接触主要为激光打孔、切割焊接等作业，激光雷达、激光通信、激光制导、激光瞄准等军工领域作业，激光治疗疾病等医学应用。激光辐射主要损伤眼和皮肤，可引起机体产生热效应、光化学效应、机械压力效应和电磁场效应等生物效应。其中激光所致眼（角膜、晶状体、视网膜）损伤属于法定职业病。500 nm以下的可见光波段是对眼睛危害最大的波段，可引起视网膜烧伤（因无痛易忽略）、目眩、视力下降甚至永久性失明。激光辐射暴露后应迅速脱离辐射环境，保持安静，充分休息，避光保护眼睛以及对症治疗。涉及激光作业时应保证器械激光防漏，防反射折射，严禁裸眼观看激光光束。

静磁场（static magnetic fields）指的是频率为0 Hz的磁场，地球磁场、磁铁、稳恒电流、磁共振成像等产生的磁场为静磁场。静磁场辐射强度超过2 T即可引起眩晕、恶心、口腔金属异味等反应。对于特定从业人员如磁共振室操作的医生以及植有心脏起搏器、铁磁植入器和植入电子元件的人群，需注意防护。

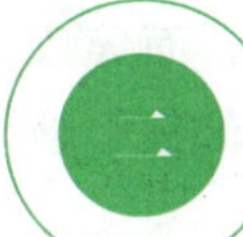

二　化学性有害因素及其危害

在生产过程和生产环境中可引起机体功能性或器质性损害，在一定条件下可引起人体中毒，甚至危及生命安全的一类化学物称为生产性毒物。生产性毒物是导致职业病的重要因素。根据其综合性质主要分为金属和类金属毒物，如铅、汞、砷、铬等；有机溶剂，如苯、甲醇、正己烷、三氯乙烯等；苯的氨基和硝基化合物，如三硝基甲苯、苯胺、联苯胺等；刺激性气体，如氯气、氮氧化物、氨气、光气、硫氧化物等；窒息性气体，如一氧化碳、氰化氢、硫化氢、甲烷等；农药，如有机磷、拟除虫菊酯等；高分子化合物，如丙烯腈、氯乙烯等。

生产性毒物主要来源于：①原料，如蓄电池生产的原料铅，是工人慢性铅中毒的主要原因；②辅料，如合成橡胶使用苯；③半成品，如苯胺、苯的硝基化合物；④成品，如有机磷、拟除虫菊酯类等农药；⑤副产品，如炼焦油；⑥夹杂物或废弃物，如冶炼工业产生的二氧化硫；⑦热分解产物及反应产物，如聚氯乙烯塑料加热分解产生氯化氢，磷化铝遇湿分解生成磷化氢等。

不同的生产性毒物可引起不同的健康危害效应，同一类别之间又存在相似的特点，如金属、类金属毒物因元素不同而呈现不同的作用规律，而窒息性气体和刺激性气体尽管不同物质效应有差别，但入侵途径和靶器官往往相似。以下内容主要讨论部分常见生产性毒物的性质及危害。

（一）刺激性气体

刺激性气体（irritant gases）指对眼、呼吸道黏膜和皮肤具有刺激作用的一类气态物质，大多有腐蚀性，主要引起以急性炎症、肺水肿为主的机体反应。常见的有氯气、氨气、氮氧化物、光气、氟化氢、硫氧化物。

刺激性气体所导致的毒性作用表现相似。①急性刺激作用：眼和呼吸道刺激，喉痉挛或水肿，窒息。②中毒性肺水肿：吸入高浓度刺激性气体最严重的危害，也是职业病常见急症之一，最终可导致急性呼吸功能衰竭。容易引起肺水肿的气体有光气、二氧化氮、氨气、氯气、臭氧、甲醛等。③急性呼吸窘迫综合征，病亡率高达50%。④慢性影响：可引起慢性结膜炎、鼻炎、咽炎、支气管哮喘、慢性支气管炎和肺气肿等。

刺激性气体中毒的预防和控制措施包括：①操作预防与控制，如卫生技术措施，严防"跑、冒、滴、漏"和密闭抽风等，个人防护选用耐腐蚀防护用品；②管理预防和控制，如生产场所严格进行防腐蚀、防爆、防火、防渗漏工作，密封加贴安全标签，做好废气的回收利用，健全健康监护措施、应急救援措施、环境监测措施，落实职业安全与卫生培训，加强自觉遵守规章制度的意识，掌握自救互救措施及应急处理方法；③防护用品的配备知识，如酸性刺激性气体采用碳酸钠饱和溶液+10%甘油浸渍的纱布夹层防护，氟化氢使用碳酸钙/乳酸钙浸渍的纱布夹层防护，氯气、光气可用碱石灰、活性炭做吸附剂，氨气可使用硫酸铜/硫酸锌防毒口罩，牙齿酸蚀症可用1%小苏打/白陶土溶液漱口，皮肤受酸污染可用3%氧化锌油膏，受碱污染可用5%硼酸油膏。刺激性气体中毒的抢救原则是积极防治肺水肿和急性呼吸窘迫综合征。

（二）窒息性气体

窒息性气体（asphyxiating gases）指被机体吸收后，使全身组织细胞氧利用障碍，而导致组织细胞缺氧窒息的有害气体的总称。中毒常发生于空间局限的作业场所，常表现为缺氧、脑水肿、呼吸道损伤等。常见的窒息性气体包括一氧化碳、硫化氢和甲烷。

窒息性气体分为两类：①单纯窒息性气体是本身毒性很低或属惰性气体，吸入后降低血液中的氧浓度导致机体缺氧的一类有害气体，常见有氮气、氢气、二氧化碳、水蒸气、氦气、氖气、氩气、甲烷、乙烷、丙烷、丁烷、乙烯、乙炔等；②化学性窒息性气体指进入机体后，使血液的运氧能力或组织利用氧的能力发生障碍而导致细胞组织缺氧窒息的一类气体，它们本身就存在毒性，主要有一氧化碳、硫化氢、氰化氢、苯胺、硝基苯等。一些气体麻醉性化合物也可引起窒息，如乙醚、氯仿、氧化亚氮、二硫化碳等。

窒息性气体一旦发生中毒则十分危急，应快速抢救，使用特效解毒剂。主要原则是脱离中毒环境、纠正脑缺氧、积极防治脑水肿。一般需要输入高浓度氧，硫化氢中毒后立即使用小剂量亚甲蓝解毒，急性氰化物中毒使用硫代硫酸钠或亚硝酸钠-硫代硫酸钠联合解毒，苯的氨基硝基化合物中毒也选用小剂量亚甲蓝解救。

窒息性气体的预防与刺激性气体的预防措施相近，不再赘述。

（三）农药中毒

根据《中华人民共和国农药管理条例》规定，农药是用于预防、消灭或者控制危害农业、林业的病、虫、草和其他有害生物，以及有目的地调节植物、昆虫生长的化学合成物质或者来源于生物、其他天然物质的一种或者几种物质的混合物及其制剂。农药可分为杀虫剂、杀菌剂、除草剂、植物生长调节剂和杀鼠剂。

农药对人体可产生急性中毒和慢性不良健康效应，预防农药中毒的发生既要加强农药和作

业管理，也要积极普及安全用药知识。①严格执行《中华人民共和国农药管理条例》《农药安全使用规定》等；②加强农药运输、销售、贮存和使用的管理；③普及农药中毒防范知识，加强农药安全操作培训，加强个人防护；④改进农药生产工艺及施药器械，防止“跑、冒、滴、漏”；⑤加强农药生产和使用的工人就业前体检和定期健康监护管理。

（四）生产性粉尘

生产性粉尘指在生产活动中产生的能够长时间漂浮于生产环境中的固体微粒，可引起包括尘肺病在内的多种职业性肺部疾患，是职业病的攻坚领域。主要来源有固体物质的破碎或机械加工，如矿山开采、物质的不完全燃烧，某些物质加热时产生的蒸气在空气中冷凝或氧化。

生产性粉尘最直接的靶器官是呼吸系统，局部作用以刺激症状和炎症作用为主，也可引起中毒、角膜混浊、结膜炎、粉刺、毛囊炎、脓皮病和皮肤皲裂等。粉尘对人体的危害主要有：①尘肺（pneumoconiosis），一般指肺尘埃沉着症，是职业病中影响最广、危害最严重的一类疾病。《职业病分类和目录》中共有 13 种尘肺病，即矽肺、石墨尘肺、炭黑尘肺、石棉肺、滑石尘肺、水泥尘肺、云母尘肺、铝尘肺、煤工尘肺、陶工尘肺、电焊工尘肺和铸工尘肺，根据《职业性尘肺病诊断》和《尘肺病理诊断标准》可以诊断的其他尘肺病。②有机粉尘致呼吸系统疾患，包括吸入棉、亚麻等引起的棉尘病；吸入带有真菌孢子的植物性粉尘，如草料尘、粮谷尘、蔗渣尘等引起职业性变态反应肺泡炎；吸入细菌内毒素污染的有机粉尘引发的有机粉尘毒性综合征。③粉尘性支气管炎、肺炎、哮喘性鼻炎、支气管哮喘等。④局部刺激。⑤吸入铅、锰、砷等毒物粉尘，引起的全身中毒。⑥呼吸系统肿瘤，包括吸入结晶型二氧化硅、放射性物质、镍、铬酸盐等粉尘引起的肺癌；吸入石棉粉尘引起的肺癌和间皮瘤。

生产性粉尘危害的控制八字方针为“革、水、密、风、护、管、教、查”。革，即技术革新，改革工艺流程；水，即要求湿式作业，禁止干式作业；密，即密闭尘源，隔室操作；风，即通风、排风除尘；护，即加强个人防护；管，即防尘措施管理制度化，确保防尘设施正常运转；教，即安全卫生宣传，防尘和个人防护培训；查，即监督检查。

部分生产性毒物职业卫生见表 12-3。

表 12-3　部分生产性毒物职业卫生

化学物质	接触机会	中毒表现	治疗	预防
铅	铅矿开采：铅尘；熔铅作业（铅皮、箔）：烟、粉尘、蒸气；铅化合物使用：蓄电池、油漆、玻璃、陶瓷等；其他化合物：汽油防爆剂、制药 国内危害最重的行业：蓄电池制造、铅熔炼、拆旧船熔割、无机颜料生产	以粉尘、烟、蒸气形式，主要经呼吸道吸入，引起急慢性铅中毒；生成不溶性磷酸铅蓄积在骨组织中；卟啉代谢障碍 典型症状：神经衰弱、腹绞痛、贫血、周围神经痛、牙齿出现暗蓝色“铅线”、儿童智力损伤	急性中毒：脱离铅暴露环境、催吐导泻，对症治疗 驱铅疗法：依地酸钙钠、二巯基丁二酸、阿托品（腹痛）	降低铅浓度、加强个人防护和卫生操作制度管理；补充维生素 B_1、维生素 C、维生素 E 和钙、锌

续表

化学物质	接触机会	中毒表现	治疗	预防
汞	矿开采与冶炼；电器仪表制造；氯碱工业：汞试验（生产氢氧化钠和氯气、提取贵金属、镀金及镏金）、起爆剂、口腔科用汞齐补牙	急性中毒：汞蒸气吸入时会出现头晕、乏力、发热等全身症状，造成腐蚀性支气管炎、气管炎、肺气肿等肺部损伤，牙龈炎，汞毒性皮炎，胃肠和肾损害 慢性中毒：易兴奋症、震颤和运动失调、牙龈炎、可有牙龈蓝黑色汞线、肾损伤	阻止毒物吸收 驱汞治疗：巯基类金属络合剂（二巯基丙磺酸钠、二巯基丁二酸钠）；对症处理	改善工艺设备；控制空气汞浓度；加强防护，健康检查
苯、苯系物	有机化学合成中常用的原料，如制造苯乙烯、苯酚等；溶剂、稀释剂和萃取剂 苯制造业：由焦炉气和煤焦油中提炼，石油裂解重整与乙炔合成 燃料：工业汽油	急性危害：中枢麻醉症状，心电图异常，昏迷，死于呼吸衰竭、循环衰竭； 慢性危害：类神经症、造血系统病变、皮疹、皮炎、女性生殖损害、畸胎 致癌危害：白血病	脱离中毒环境，肥皂水擦洗皮肤，卧床休息，保暖，静脉注射葡萄糖和维生素C 无特效解毒药，对症治疗	工艺改革，通风；用低毒或无毒替代品；妊娠哺乳期调离苯作业岗位
苯胺	印染、燃料制造、橡胶硫化剂及促进剂、塑料、离子交换树脂、制药等工业	急性危害：化学性发绀，溶血性贫血，继发黄疸，中毒性肝病等；严重时肾功能衰竭、少数见心肌损害，眼结膜炎、角膜炎 慢性危害：类神经症，轻度发绀、贫血、肝脾肿大；红细胞内出现赫恩小体 皮肤损害：湿疹、皮炎	脱离中毒环境，清洗皮肤，给氧，呼吸维持 解毒药：亚甲蓝、甲苯胺蓝、硫代硫酸钠 护肝治疗，饮食清淡、有营养，禁酒	改善设备和工艺流程，减少工人接触毒物 常检修设备，规范操作流程 加强通风排毒 加强个人防护，车间不吸烟、不进食，注意清洁，定期体检
三硝基甲苯（TNT）	国防、采矿、筑路、开凿隧道等工农业生产中爆破使用，粉碎、配料、包装等过程；以粉尘或蒸气的形式接触	晶体：中毒性白内障（低浓度、进行性、工龄） 肝脏：主要靶器官，肝脾肿大 血液：再生障碍性贫血（长期高浓度暴露） 皮肤："TNT"面容，面色苍白，口唇、耳郭呈青紫色 过敏性皮炎 其他：生殖系统损害，神经衰弱		

第三节　职业健康保护

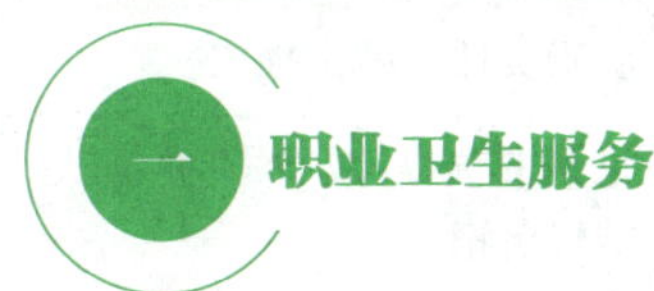

一　职业卫生服务

职业卫生服务（occupational health service，OHS）是以职业人群和劳动环境为对象的一种特殊形式的预防性卫生服务，是卫生服务的一部分，旨在促进职业人群健康和预防职业危害。

根据服务机构的不同，职业卫生服务可有以下 4 种形式：①国家卫生服务，是一种以区域为基础的模式，其工作人员是由国家卫生服务机构聘用的，主要为大型工业企业和大人群服务，技术力量强，针对性强；②社区卫生保健中心，由社区卫生服务机构提供职业卫生服务，向位于社区的小型企业或居住在社区的各种职业人员，包括工人、白领阶层提供职业卫生服务；③社会保险机构，由社会保险机构提供职业卫生服务，企业、单位、自主经营者和农民向社会保险机构缴纳经费，社会保险机构再向其委托的相关服务机构支付相应的费用，后者向缴纳经费的单位人群提供职业卫生服务；④私人卫生保健，由私人医生提供职业卫生服务。

职业卫生服务与初级卫生保健相结合，是世界卫生组织倡导的职业卫生服务模式，以初级卫生保健为切入点，由区卫生服务中心提供初级卫生保健和职业卫生服务。

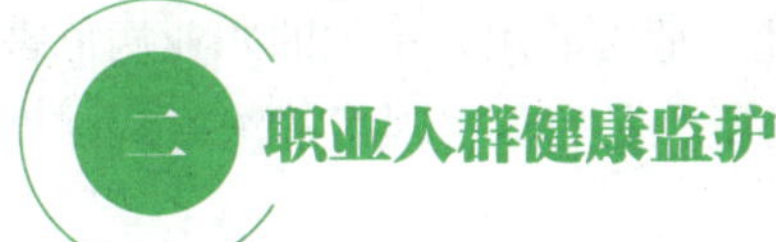

二　职业人群健康监护

职业人群健康监护指通过各种可靠性高的检测和分析手段，评价劳动者接触职业有害因素可能的影响及其危害程度，掌握和管理劳动者的健康状况，及早发现劳动者的健康损害征象，并及时采取相应的预防、处理措施，防止职业性疾病的发生与发展，属于二级预防。

健康监护的基本内容包括：①就业前健康检查，指用人单位对准备从事某种作业人员在参加工作以前进行的健康检查。目的在于了解受检者就业前的健康状况，收集各种健康基础数据，及时发现受检者的职业禁忌证，减少职业病发展的风险。②定期健康检查，指用人单位按一定时间间隔对已从事某种作业的工人的健康状况进行检查，做到早期诊断、早期治疗。目的是及时发现职业性有害因素对职业人群的健康损害和健康影响，对岗位人员进行动态健康观察，从而使岗位人员得到及时治疗和适当的保护措施，对作业环境中职业性有害因素能及时采取有效的预防措施，防止新的病例继续出现，同时为生产环境的防护措施效果评价提供资料。③应急性健康检查，指为了解事故影响职业人群的范围、程度，在出现职业卫生与职业安全事故的工作场所或劳动环境中对有害因素暴露的岗位人员进行健康检查。④离岗或转岗时的健康检查，指职工调离当前工作岗位或改换为当前工作岗位前所进行的检查。主要目的是掌握职工在离岗或转岗时，职业性有害因素对其健康有无损害或可疑征象，为离岗从事新工作的职工和转岗接受其他新工作的职工提供健康与否的基础资料，对于职业危害潜伏期长的相关岗位的职工，则需要追踪随访。⑤职业环境卫生监测。职业人群健康监护对从业人员健康、用人单位和职工的权责保障都有重要的意义（见表 12-4）。

表 12-4　职业健康监护对各方的意义

检查	作用	个人	单位
岗前	发现职业禁忌	避免从事禁忌作业	明确责任，减少损失
岗中	及时发现健康损害，进行评价	评价是否还能从事原作业，避免更大损伤	采取措施，减少多种损失，减轻负担
离岗	判断离岗时健康状况	明确是否患上职业病（分清职责）	监护档案资料之一，诊断纠纷时的参考依据
应急	发现中毒患者	及时治疗	采取措施的依据，减少损失
随访	发现慢性病患者	及时得到保障	切实承担责任

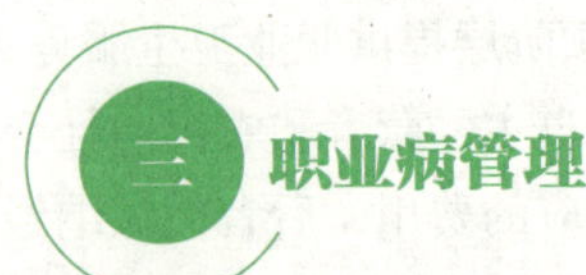

三　职业病管理

我国职业病管理以“三级预防”为基本准则，从职业病发生前、危险暴露过程中到疾病后管理，全程监护，以更好地实施对职业人群的健康保护。

一级预防是工程控制，主要适用于新建、扩建、改建建设项目，以及技术改造、技术引进项目相关的职业病危害的控制。另外，还包括对现有存在职业病危害的用人单位的职业病危害和“三废”的治理，改善劳动条件，保护工作环境，使工作场所职业病危害因素的浓度或强度符合国家职业卫生标准。

二级预防是对生产过程中的职业病危害的预防与控制，对存在职业危害因素的工作场所进行职业健康监护，开展职业健康检查，做到“早发现，早预防，早干预”，即早期发现职业性疾病损害并鉴别和诊断，早开展职业病危害因素检测，评价工作场所职业病危害程度，早控制职业病危害，加强防毒、防尘、防止物理性因素等有害因素的危害，使工作场所职业病危害因素符合国家职业卫生标准。

三级预防是对职业病患者的保障，对疑似职业病患者进行诊断，保障职业病待遇落到实处，调配职业病患者的治疗、康复和定期检查，对不适宜继续从事原工作的职业病患者，应当调离原岗位，并妥善安置。

“三级预防”措施有效施行，必须在地方政府领导下，企业各级管理部门及业务单位共同协作配合，认真贯彻国家的法律法规、方针政策，结合本单位情况，制定出具体措施才能落实。

课外实践练习

1. 课外查询你未来的工作环境可能存在哪些职业有害因素，思考如何预防职业环境健康危害。

2. 你知道你父母工作中存在哪些对健康不利的职业有害因素吗？

3. 针对劳动者个人，应如何采取职业保护行动？

第十三章 慢性病之心脑血管疾病防治

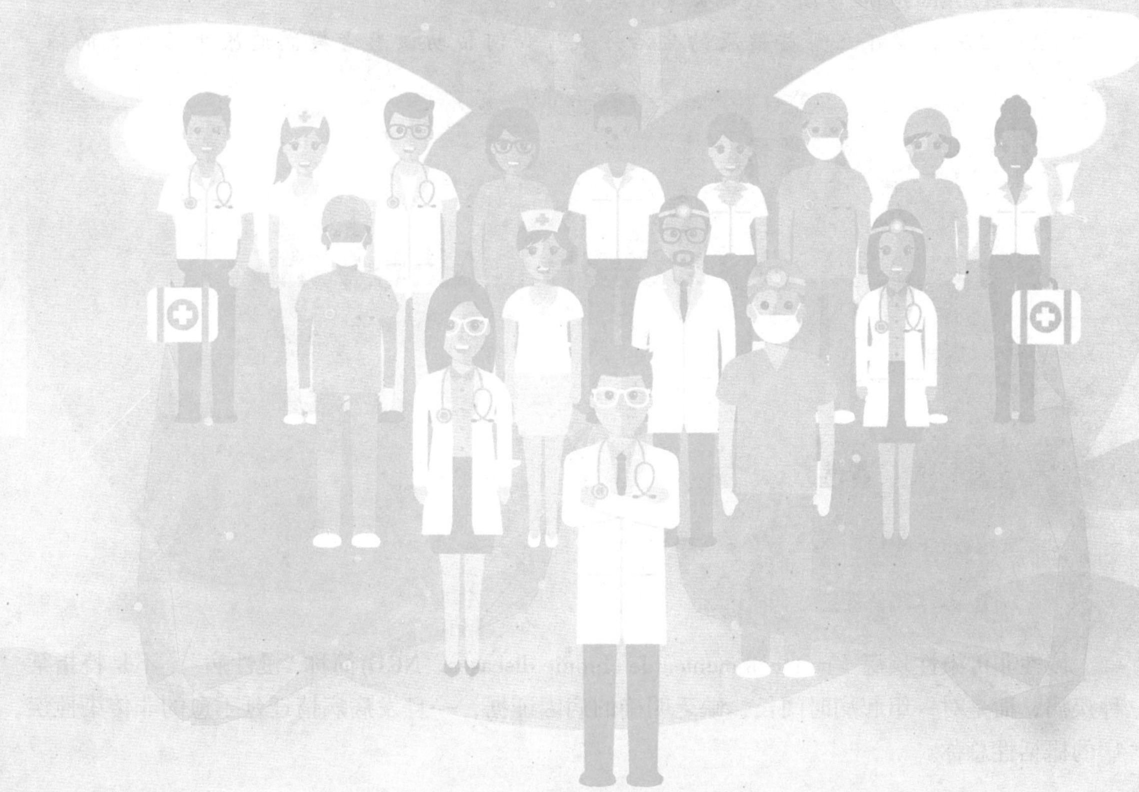

学习目标

知识目标

（1）掌握慢性非传染性疾病的概念及防治策略。

（2）掌握心脑血管疾病的种类及危险因素。

（3）掌握个人对高血压和脑卒中的干预措施。

能力目标

（1）学会并应用个人对慢性非传染性疾病危险因素的干预措施。

（2）学会高血压和脑卒中等行为危险因素的预防措施。

思政目标

（1）增强大学生对心脑血管疾病危险因素认识及参加心脑血管疾病防治行动的积极性。

（2）使大学生重视并掌握高血压和脑卒中的预防和干预措施。

思政导学

王某，男，68 岁。两年前在诊所测量血压为 170/105 mmHg，间断服用降压药物，此期间测量血压在 150~160 mmHg/90~100 mmHg。吸烟 30 年，每天约 15 支，不饮酒。

请思考以下问题。

（1）该患者的初步诊断及其依据是什么？

（2）该患者应建立哪些健康的生活方式？如何帮助该患者提高健康生活方式的依从性？

第一节　初识慢性非传染性疾病

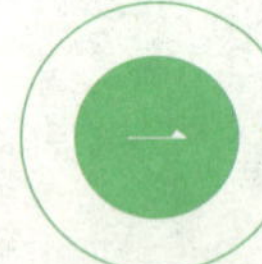

慢性非传染性疾病的概念和种类

（一）慢性非传染性疾病的概念

慢性非传染性疾病（non-communicable chronic diseases，NCD）简称"慢性病"，不是特指某种疾病，而是对一组起病时间长，缺乏明确的病因证据，一旦发病病情迁延不愈的非传染性疾病的概括性总称。

（二）慢性非传染性疾病的种类

慢性非传染性疾病按照第十次修订本《疾病和有关健康问题的国际统计分类》（ICD-10）

标准可分为 7 类。

1．精神和行为障碍

精神和行为障碍包括老年性痴呆、精神分裂症、神经衰弱、神经症等。

2．呼吸系统疾病

呼吸系统疾病包括慢性支气管炎、肺气肿、慢性阻塞性肺部疾病等。

3．循环系统疾病

循环系统疾病包括高血压、动脉粥样硬化、冠心病、心肌梗死等。

4．消化系统疾病

消化系统疾病包括慢性胃炎、消化性胃溃疡、胰腺炎、胆石症等。

5．内分泌、营养代谢疾病

内分泌、营养代谢疾病包括血脂紊乱、痛风、糖尿病、肥胖、营养缺乏等。

6．肌肉骨骼系统和结缔组织疾病

肌肉骨骼系统和结缔组织疾病包括骨关节病、骨质疏松症等。

7．恶性肿瘤

恶性肿瘤包括肺癌、肝癌、胃癌、食管癌、结肠癌等。

从广义上讲，慢性病是在多个遗传基因轻度异常的基础上，加上长期紧张疲劳、不健康的生活方式及饮食习惯、环境污染物的暴露、忽视自我保健和心理应变平衡逐渐积累而发生的疾病，其中生活方式是主要原因，即使有慢性病（如高血压）的遗传背景，发病与否很大程度上取决于生活方式。

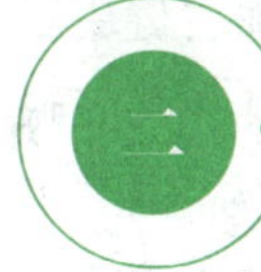

二 慢性非传染性疾病的流行病学

（一）我国慢性病流行概况

《中国居民营养与慢性病状况报告（2020 年）》显示，中国 2019 年因慢性病死亡人数占总死亡人数的 88.5%，因心脑血管疾病、恶性肿瘤、慢性呼吸系统疾病和糖尿病导致的早死亡率为 16.5%。

（二）我国慢性病的流行特点

在我国，随着人口的老龄化及社会经济发展所引起的人们生活方式与习惯的变化，慢性病已成为影响人民健康和死亡的首要原因。慢性病在我国的流行特点主要表现为高发病率、高死亡率。脑血管病、癌症、呼吸系统疾病和心脏病位列城乡人口死亡原因的前四位。

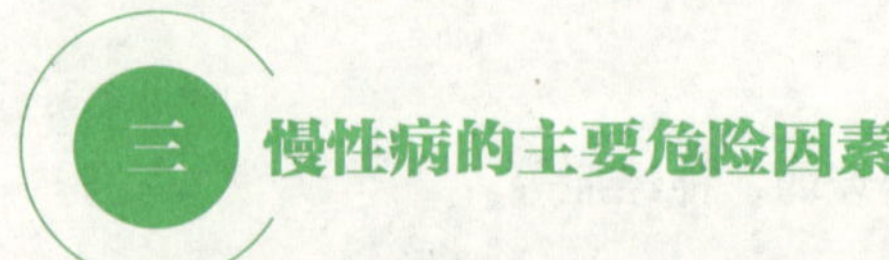

三 慢性病的主要危险因素

冠心病、脑卒中、肿瘤、糖尿病及慢性呼吸系统疾病等常见慢性非传染性疾病都与吸烟、饮酒、不健康饮食、静坐生活方式等几种共同的危险因素有关。慢性病各种危险因素之间及与慢性病之间的内在关系已基本明确，往往是“一因多果、一果多因、多因多果、互为因果”。

（一）吸烟

众所周知，吸烟是许多慢性病的危险因素，吸烟人群中患多种癌症、心血管系统疾病、呼吸系统疾病的人数明显高于非吸烟人群。世卫组织认为，每人每天吸 5 支以上的香烟，或每天连续或间断被动吸烟 15 分钟，就会对身体造成中度以上的损伤。烟草中的尼古丁、焦油等有毒成分被吸入人体后会导致组织细胞缺氧缺血，容易发生癌变，有毒成分还能导致血管硬化，诱发冠状动脉痉挛，从而出现心脑血管疾病。

（二）酗酒

长期过度饮酒对人体危害最大最直接的器官是肝脏，乙醇长期大量进入肝脏可使肝细胞反复脂肪变性、坏死和再生，最终导致纤维化和肝硬化。除此之外还会伤害到生殖器官、消化系统等，同时大量饮酒也是高血压、脑卒中等心血管疾病的危险因素。

（三）不合理膳食

专家指出，“吃出来的慢性病”危害巨大，大量研究显示，膳食中营养过剩是肥胖病、心血管疾病、糖尿病、恶性肿瘤等非传染性疾病的共同危险因素。膳食不平衡尤其对心血管健康影响最为明显，最近十年我国城乡居民的膳食和营养状况有了明显的改善，营养不良和营养缺乏患病率持续下降，但也面临着营养缺乏和营养失衡的双重挑战，全国居民消费结构正由“饥饿减少”向“慢性疾病”方向发展。城市居民膳食结构不合理，城乡居民铁、维生素A等微量元素缺乏是我国普遍存在的问题，超重的患病率呈明显上升趋势，我国成人超重率为 35.0%，肥胖率为 14.6%，预计今后还有较大幅度的增长。

（四）静坐的生活方式

静坐指缺乏运动，几乎整天坐在椅子上的一种生活方式。随着学习、生活、工作压力的增强和计算机、手机的普及，静坐的生活方式已成为一种普遍的现象，同时也成为心脑血管疾病的危险因素之一，日益危害着人类的健康和生命。缺少体力活动、钙及维生素D会使骨质丢失，容易造成骨质疏松。静坐的生活方式也容易导致肥胖、颈椎病、肩周炎、腰肌劳损等疾病。

（五）长期不健康的心理

世卫组织指出，健康应包括身体、心理的健康和良好的社会适应，心理平衡是心理健康的标志。随着社会竞争的日益激烈，生活、工作节奏紧张，人们容易出现情绪波动大、精神极度

亢奋或极度低落、精神过度压力等情况，从而导致失眠、焦虑、抑郁和心理障碍。心理问题也会导致身体上的疾病，如长期心理抑郁会造成高血压、冠心病等心血管系统功能性和器质性的损害。

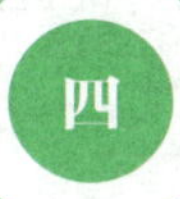

四 心脑血管疾病的流行现状

心脑血管疾病是心脏血管和脑血管疾病的统称，是一种慢性病，泛指由于高脂血症、血液黏稠、动脉粥样硬化、高血压等所导致的心脏、大脑及全身组织发生的缺血性或出血性疾病，是当今人类生命和健康受到严重威胁的疾病之一。自 20 世纪 50 年代以来，西方发达国家由于传染病得到有效的控制，一些非传染性疾病如心脑血管疾病及肿瘤等疾病的死因顺位前移，构成疾病死亡原因的前三位。世界 57 个国家的资料显示，心脑血管疾病列于前三位死因的国家有 40 个。

心脑血管疾病发病率高，致残率及死亡率也高，给患者本人、家庭及社会均带来了极大的痛苦及经济损失。研究资料表明，每千名患者中只有 5~10 名脑血管病患者存活下来，其中 3/4 的人不同程度地丧失劳动能力。

在心脑血管疾病中，目前危害人们健康最严重的、主要致死的是脑卒中和冠心病，而高血压是两者的基础。心脑血管疾病主要的且可以改变的危险因素有高血压、血脂异常、糖尿病、肥胖、吸烟、缺乏体力活动、不健康的饮食习惯。

根据《中国心血管健康与疾病报告 2020》推算，我国心血管疾病现患病人数 3.3 亿人，其中脑卒中患病人数 1 300 万人，冠心病患病人数 1 139 万人，肺源性心脏病患病人数 500 万人，心力衰竭患病人数 890 万人，风湿性心脏病患病人数 250 万人，先天性心脏病患病人数 200 万人，心房颤动患病人数 487 万人，下肢动脉疾病患病人数 4 530 万人，高血压患病人数 2.45 亿人。而且，我国每天因心血管疾病死亡约 9 590 人，每年死于心血管疾病的约 350 万人，占总死亡原因的 41%，居各种疾病之首。

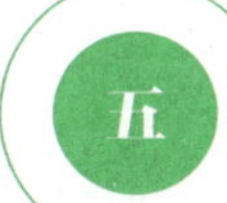

五 心脑血管疾病预防与控制行动目标

（一）戒烟

吸烟是心脑血管疾病三大危险因素（高血压、高胆固醇血症、吸烟）之一，吸烟会加速动脉硬化，增加心脑血管疾病的患病率和死亡率。

（二）提倡居民定期进行健康体检

40 岁以下血脂正常人群每 2~5 年检测 1 次血脂，40 岁及以上人群至少每年检测 1 次血脂，心脑血管疾病高危人群每 6 个月检测 1 次血脂。

（三）知晓个人血压

18 岁及以上成人定期自我监测血压，超重或肥胖、高盐饮食、活动不足者等是高血压高危人群。建议血压为正常高值者（120~139 mmHg / 80~89 mmHg）及早注意控制危险因素；建议血压正常者至少每年测量 1 次血压；建议高危人群经常测量血压，并接受医务人员的健康指导。

（四）自我血压管理

高血压患者要学会自我健康管理，认真遵医嘱服药，经常测量血压和复诊。

（五）注重合理膳食

建议高血压高危人群（具有心脑血管既往病史或血压异常、血脂异常、心脑血管疾病患病风险≥ 20% 的人群）及患者注意膳食中盐的摄入，每日食盐摄入量不超过 6 g，并戒酒，减少摄入富含油脂和高糖的食物，限量食用烹调油。

（六）酌情量力运动

建议心脑血管疾病高危人群及患者的运动形式根据个人健康和体质，确定以大肌肉群参与的有氧耐力运动为主，如健走、慢跑、游泳、太极拳等运动，活动量一般应达到中等强度。

（七）防范脑卒中发生

降低血压、控制血脂、保持健康体重可降低脑卒中风险，建议房颤患者遵医嘱采用抗凝治疗。

第二节　高血压的预防与控制

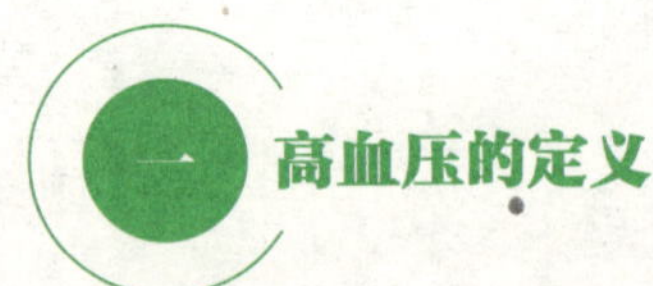

一　高血压的定义

在静息状态下，非同日 3 次测量血压，收缩压≥ 140 mmHg或舒张压≥ 90 mmHg，即为高血压。

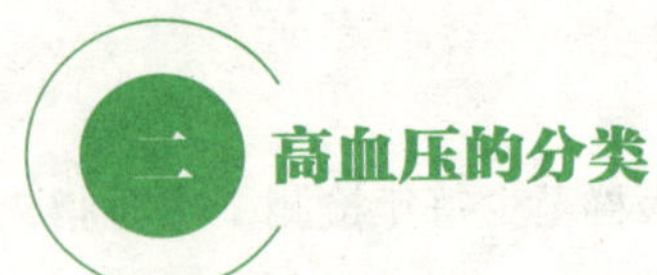

二　高血压的分类

根据最新《ISH 2020 国际高血压实践指南》规定，高血压分为两级。

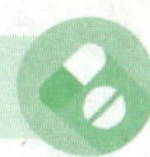

一级高血压：收缩压 140～159 mmHg或舒张压 90～99 mmHg。

二级高血压：收缩压≥ 160 mmHg或舒张压≥ 100 mmHg。

小于 65 岁患者，如能耐受，目标血压应该降至 130/80 mmHg以下；大于 65 岁患者，如能耐受，目标血压应该降至 140/90 mmHg以下；有糖尿病或肾病的高血压患者血压降至 130/80 mmHg以下。

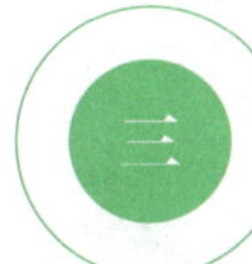

三 高血压的临床表现

高血压病早期，多无症状或症状不明显，在确诊为高血压病的患者中，有将近 40%没有自觉症状。随着病情的发展，血压可逐渐升高，并趋向持续，此时血压的波动幅度较小。当高血压病发展到损害内脏器官而出现心、脑、肾并发症时，会出现手足麻木、短暂的失语偏瘫、昏睡、昏迷、抽搐、咳喘、不能平卧及水肿等。

（一）头痛、头重

头痛是高血压最常见的症状。高血压头痛有以下几个特点：疼痛部位通常在后脑部，或两侧太阳穴部位；呈跳动性，程度较为厉害；颈后部可有搏动的感觉。有的患者也可以出现头部的沉重感或是压迫感。这类症状在早晨起床之后较为明显，在洗脸或吃完早饭之后会有一些缓解，剧烈运动时又会加重。

（二）头晕

头晕也是高血压的常见症状。有的人经常头晕失眠，到医院检查之后才发现是高血压。高血压患者感觉头晕，脑子里面嗡嗡响，还会出现失眠、焦虑烦躁等症状。

（三）心悸

心悸指患者心中发慌、感觉心脏跳动不安的一种症状。心悸分为两种，一是由于外部环境的刺激所引起的心慌心跳叫“惊悸”，二是由于内部因素如气血不足所引起的叫“怔忡”。惊悸在高血压初期较为常见。

（四）注意力不集中，记忆力减退

高血压早期多数人这类症状并不明显，但随着病情发展会逐渐加重，主要表现为注意力容易分散，不能集中；记忆力减退，很难记住近期发生的事情，而远期记忆力不受影响。

（五）烦躁、失眠

大多数高血压病患者性情较为急躁，遇事容易激动。有的患者早期出现睡眠障碍，但不一定在偶然一次就诊时就发现血压不正常，需多次反复测量才能确诊。睡眠障碍包括 3 种情况：①入睡困难，早醒，多梦等。②睡眠时对周围环境的微小刺激特别敏感，如光亮、声响、睡眠环境改变等。③有时似睡非睡，达不到真正的休息效果。

（六）手脚麻木

有一些高血压病患者，常会有手指麻木和僵硬感，也有的在手臂皮肤上出现如蚂蚁爬行的感觉，或双下肢对寒冷特别敏感，走路时腿部疼痛明显。这些现象的存在，是因为血管收缩或动脉硬化，肢体或肌肉供血不足而致。

（七）肾脏病变

长期高血压可导致肾小动脉硬化，还可出现尿频、蛋白尿等症状。

（八）耳鸣

高血压引起的耳鸣通常是双耳耳鸣，持续时间比较长。高血压患者过了初期之后，很可能会出现耳鸣健忘的状况。这些状况一方面是由高血压、血管硬化、脑部供血不足引起的，另一方面可能与神经衰弱有关。

（九）出血

高血压引起的出血以鼻出血较为多见，其次是眼底出血、结膜出血、脑出血。

（十）肌肉酸痛

很多高血压患者会出现颈部、背部肌肉酸痛紧张，无法舒展的情况，还会经常被误诊为神经炎、风湿痛等。这些症状都是由于血管收缩或动脉硬化导致的。

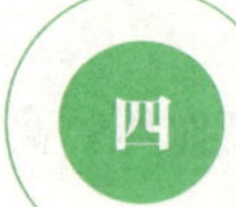

四 高血压的流行病学

据《中国心血管健康与疾病报告 2020》显示，我国高血压总体患病率呈逐年上升趋势，估计我国≥18 岁成人高血压患病人数为 2.45 亿，全国有血压正常高值人数为 4.35 亿。至 2020 年年末，我国 65 岁及以上人口有 15 831 万，该人群超过 50% 患有高血压病；80 岁及以上的高龄人群中，患病率则接近 90%。据统计，我国 2015 年老年高血压控制率为 18.2%，较 2002 年的 7.6% 有明显的提高。

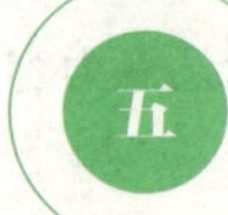

五 高血压的危险因素

我国人群高血压发病的重要危险因素包括遗传因素、年龄及多种不良生活方式等多方面因素。人群中普遍存在危险因素的聚集，随着高血压危险因素聚集的数目和严重程度的增加，血压水平呈现升高的趋势，高血压患病风险增大。

（一）高钠、低钾膳食

高钠、低钾膳食是我国人群重要的高血压发病危险因素。长期高盐饮食会导致血管硬化，使高血压风险升高。

（二）超重和肥胖

超重和肥胖显著增加全球人群全因死亡的风险，同时也是高血压患病的重要危险因素。近年来，我国人群中超重和肥胖的比例明显增加，35~64 岁中年人的超重率为 38.8%，肥胖率为 20.2%，其中女性高于男性，城市人群高于农村人群，北方居民高于南方居民。中国成年人超重和肥胖与高血压发病关系的随访研究结果发现，随着体质指数（BMI）的增加，超重成年人和肥胖成年人的高血压发病风险是体重正常成年人的 1.16~1.28 倍。由此可见，超重和肥胖与高血压患病率关联最显著。特别是内脏型肥胖与高血压的关系较为密切，随着内脏脂肪指数的增加，高血压患病风险增加。

（三）过量饮酒

过量饮酒包括危险饮酒（男性 41~60 g，女性 21~40 g）和有害饮酒（男性 60 g以上，女性 40 g以上）。我国饮酒人数众多，18 岁以上居民饮酒者中有害饮酒率为 9.3%。目前有关少量饮酒有利于心血管健康的证据尚不足，相关研究表明，即使对少量饮酒的人而言，减少酒精摄入量也能够改善心血管健康，减少心血管疾病的发病风险。

（四）长期精神紧张

长期精神紧张是高血压患病的危险因素，精神紧张可激活交感神经从而使血压升高。研究表明，精神紧张（包括焦虑、担忧、心理压力紧张、愤怒、恐慌或恐惧等）者发生高血压的风险高于正常人群。

（五）其他危险因素

除了以上高血压发病危险因素外，其他危险因素还包括年龄、高血压家族史、缺乏体力活动，以及糖尿病、血脂异常等。近年来大气污染也备受关注。研究显示，暴露于PM2.5、PM10、二氧化硫和臭氧等污染物中均伴随高血压的发生风险和心血管疾病的死亡率增加。

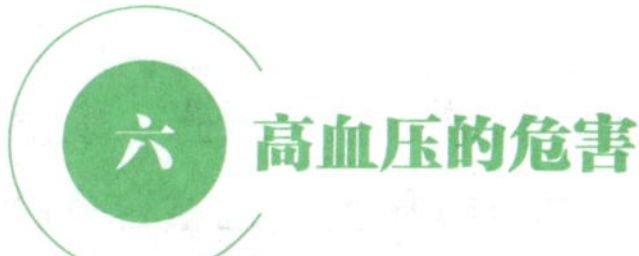

六　高血压的危害

高血压是典型的慢性病、常见病，高血压患者不能急、不能气、不能激动、不能紧张，因为血压随时随地会因为情绪甚至环境的变化而上升，高血压对人体的危害是多方面的，主要表现在以下几个方面。

（一）对肾脏造成危害

很多人患肾衰竭、尿毒症都是由于高血压所引起的，高血压对肾脏的影响具有渗透性，会

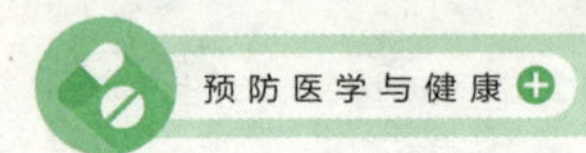

导致肾脏动脉硬化，具体表现为患者的夜尿开始增多，当逐渐发展为肾功能不全时，患者会表现为尿量减少继而出现身体水肿现象，最后不得不依靠透析或是肾脏转换术来维持生命。由高血压引起的肾功能不全对身体的损伤是不可逆转的。

（二）对脑血管造成危害

患者最显著的临床表现为头痛、头晕，如患者晒太阳时、剧烈活动后会头晕等，这是由于高血压导致脑血管病变。多数脑出血都是由于高血压合并小动脉硬化，脑出血会损坏人的神经中枢，即使治疗及时，个别患者由于身体功能的原因，还是会不可避免地出现一些并发症，如导致身体功能性障碍的肢体活动受限、语言功能受限、走路姿势改变或是抽搐等，严重的还会导致患者致残、生活无法自理等。脑出血目前并没有治疗的特效药，如不及时救治就会危及患者生命。

（三）对心脏造成危害

高血压损害心脏冠状动脉，造成心绞痛。此外，还会造成心室肥大，导致心力衰竭、猝死。

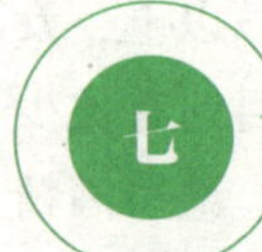

七　高血压的预防与控制

（一）规范测量血压

规范诊室血压测量、家庭自我血压监测和动态血压监测。自测血压推荐使用上臂式自动电子血压计，不推荐腕式血压计、手指血压计、水银柱血压计，建议早、晚各测 1 次，老年人要防夜间高血压。

（二）药物治疗

应遵循“小剂量开始，逐渐增量；联合长效药物；个体化治疗，保护心脑肾”等原则，达到平稳降压的目的。注意昼夜节律，夜间血压偏高者，改为睡前服用降压药；注意季节差异，冬季血压明显高于夏季，季节更替时应在医生指导下及时调整药物剂量。

（三）控制危险因素

血压水平与吸烟、血脂、血糖、肥胖、家族史，以及高盐、低钾、饮酒、精神紧张、缺乏运动等因素有关。不健康的饮食习惯导致肥胖儿童逐渐增多，预防高血压应从关注儿童合理膳食开始，控制体重，预防肥胖及早期高血压。

1．药食同源

芹菜、薏米粥、赤小豆、西瓜、玉米须、葛根粉、菊花茶、荷叶粥、白萝卜、山楂、荸荠、番茄等都有一定的降压作用。不建议使用白参、西洋参、鹿茸、冬虫夏草、桂圆肉等，这些药（食）物可以升高血压。

2．限制钠盐摄入量

世卫组织建议每人每日钠盐的摄入量在6 g以下，我国建议摄入量应努力控制在5 g以下。限制钠盐摄入的方法：少吃较咸食品，如咸鱼、香肠、腌菜、咸鸭蛋等；改变烹调方法，减少烹调用盐和少用含盐调料；改变饮食习惯，少喝含食盐的汤水，菜做好后可先将菜汤、油汤去掉。

3．合理营养

增加新鲜蔬菜、瓜果的摄入可以补充钾、镁离子。素食者血压通常比一般人低，富含蔬菜和水果的饮食有明显的降压作用。新鲜蔬菜、瓜果富含钾、镁离子，能促进肾脏排钠，减少体内水钠潴留，起到预防和降低血压的作用。蔬菜、水果摄入的增加还可以增加食物纤维的摄取。

4．限制饮酒

当饮酒时酒精量超过40 mL/d（或30 g/d）时，饮酒量和血压呈正相关，大量饮酒者高血压发病率是非饮酒者的5~7倍，大量饮酒还可减弱降压药的降压效果。建议将饮酒量控制在酒精量30 mL/d以下。

5．控制体重

中国人中心性肥胖的标准为男性腰围≥90 cm，女性腰围≥80 cm；BMI=体重（kg）/[身高（m）^{2}]，成年人正常BMI为18.5~23.9，当24≤BMI＜28为超重，BMI≥28为肥胖；饮食过量和缺乏体育运动是造成肥胖的主要原因。

6．适度体力活动

适当、有规律的体育锻炼可增加热量消耗，使体重降低，缓解精神紧张，减少高血压发生概率，改善心血管系统功能。运动时的基本原则：中等强度运动量，运动持续时间为每天20~30 min，或每周180 min有氧运动，对改善机体代谢功能和降低血压的作用更大。

7．保持良好心理状态

人的心理状态和情绪与血压水平密切相关。紧张的生活和工作节奏，长期焦虑、烦恼等不良情绪以及生活无规律，容易引发高血压。

第三节　脑卒中的预防与控制

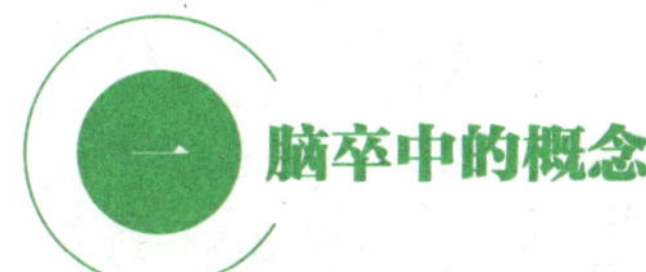

一　脑卒中的概念

脑卒中（cerebral stroke）在中医上被称为“中风”，又称脑血管意外，是一种严重威胁大众健康的慢性非传染性疾病。世卫组织将其定义为“迅速发展的局灶性或全身性的脑功能紊乱，持续时间超过24 h或死亡，并排除血管源外的其他任何致死原因所导致的脑血管意外”。脑卒中是一种严重威胁人类健康和生命的常见疾病，是由于缺血或出血引起的急性、局部、短暂或持久性的脑损害，通常指包括脑出血、脑梗塞、蛛网膜下腔出血在内的一组疾病。

脑卒中是一种具有“四高”特点的疾病，即高发病率、高死亡率、高致残率、高复发率，给个人、家庭及社会带来沉重的负担。脑卒中在治疗上也要花费大量的人力、物力、财力，并且治疗效果常难以令人满意。

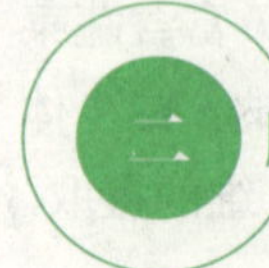

二 脑卒中的流行病学

随着经济的发展，人民生活水平的提高，以及传染病的有效控制，在许多国家，脑卒中已成为三大死亡原因之一。2019 年 6 月，权威医学杂志《柳叶刀》最新资料表明，脑卒中在我国的死亡原因中居第一位。我国的脑卒中发病率为 120~180/10 万，死亡率为 60~120/10 万。也就是说，我国脑卒中每年新发病例约 210 万例，每年死于脑卒中者近 140 万例，总患病人数更是高达 500 万人以上。幸存者中约 3/4 的人不同程度地丧失劳动能力，重度致残者占 40% 以上。从上述数据可以看出，脑卒中不仅发病率、死亡率高，并且致残率也很高，严重降低了患者的生活质量，给社会、家庭带来极大负担。

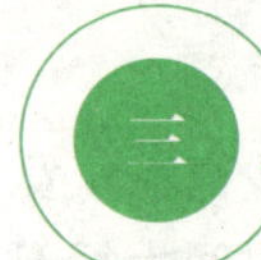

三 脑卒中的分类与临床症状

脑卒中可分为出血性脑卒中和缺血性脑卒中两大类。出血性脑卒中包括临床上诊断的脑出血和蛛网膜下腔出血 2 种。脑出血患者多会表现出剧烈头痛、频繁呕吐、半身瘫痪甚至昏迷不醒等症状，严重者甚至会很快死亡。蛛网膜下腔出血最常见的原因是颅内动脉瘤破裂或脑血管畸形破裂，一般发病较急，患者表现为头痛剧烈，以中青年人居多。缺血性脑卒中在临床常用的诊断分类名词较多，包括脑梗死、脑血栓形成、脑栓塞等。缺血性脑卒中一般症状较平缓，多数患者意识清楚，以口眼歪斜、半身不遂或无力、言语困难、肢体麻木、智力障碍等为主要表现。

脑卒中的早期症状往往容易被患者或家属忽视，因而没有及时就医，最终延误了治疗。因此，认识脑卒中的早期症状有非常重要的意义，安静或活动时突然发生下列症状，都必须高度警惕。

（一）全脑受损害症状

头痛、恶心、呕吐，严重者有不同程度的神志不清，如迷糊或昏迷不醒。

（二）局部脑损害症状

脑的某一部位出血或梗死后，依部位的不同而出现复杂多样的症状，但常见的症状主要包括：

①偏瘫，即一侧肢体没有力气，有时表现为没有先兆的突然跌倒。②偏身感觉障碍，即一

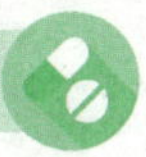

侧面部或肢体突然麻木，感觉不舒服。③偏盲，即双眼的同一侧看不见东西或视物模糊。④失语，即说话不清楚，说不出话，或听不懂别人及自己说的话，不理解也写不出以前会读、会写的字句。⑤眩晕伴恶心、呕吐，即指看东西天旋地转或感觉自身旋转。⑥复视，即看东西出现双影。⑦发音、吞咽困难，即说话时舌头发"木"，饮水呛咳。⑧共济失调，即走路不稳，左右摇晃不定，动作不协调。

以上这些症状有时单独出现一个，有时同时出现多个。美国心脏病脑卒中协会推荐患者进行自我脑卒中识别的方法简称"FAST"（面部face、上肢arm、语言测试speech、时间time)，有研究证实，"FAST"方法可以用于脑卒中的筛查诊断，并能正确判断大部分的急性脑卒中。当怀疑患者脑卒中时，"FAST"方法可以作为我国非专业神经科医生快速辨别脑卒中的一种手段。对社区群体则推荐图13-1所示的120快速脑卒中识别法，此法更适合中国国情，它特别强调"时间就是大脑"，一旦突然出现面部不对称、上肢单侧无力、言语困难的症状，必须立即拨打急救电话"120"，紧急送到有条件的医院就诊。这些症状的持续时间可能只短到几秒钟，但不论时间长短，只要发生以上症状，就应及时就医，记住口诀：1、2、0、快！千万要重视，尽快就诊很重要，可为患者赢得治疗时机，降低致残率，减少死亡率。

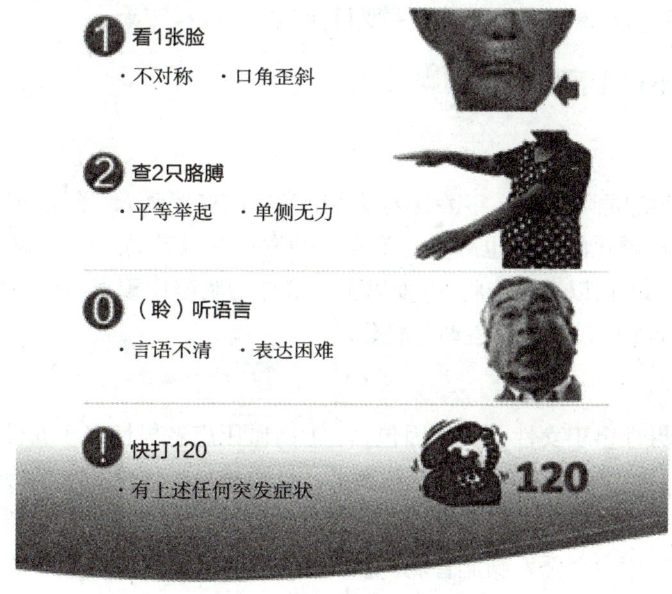

图13-1 120快速脑卒中识别法

四 脑卒中的急救

发现患者脑卒中后，要沉着冷静，将患者放平，仰卧位，头偏向一侧，禁忌去枕仰头，避免因患者口腔内的分泌物不能及时排出而发生呛咳、误吸甚至造成窒息。另外，在没有确诊以前，绝对不能随意用药，以免加重病情。家属或社区医生应该首先拨打"120"急救电话并简单叙述病情，让急救医生做好抢救的准备。

脑卒中急性期患者一般入住综合医院的神经内科进行救治，选择24小时内能做CT检查的医院。对脑卒中患者来说，越早治疗对将来的预后越有利。为脑卒中患者在超早期提供及时、规范、有效的治疗，是脑卒中救治的关键环节。尤其对缺血性脑卒中患者，超早期溶栓治疗是目前最有效的方法，而医院有无必要的溶栓条件及经验将直接影响治疗的效果。在脑卒中急救时，时间是十分关键的，医生会解释治疗的意义及风险，也要求患者及其家属抓紧时间做出决策，并配合医生做好各项治疗的准备工作，为抢救赢得时间。家属要耐心等待，切忌打扰患者，患者保持稳定的情绪有利于病情的恢复。

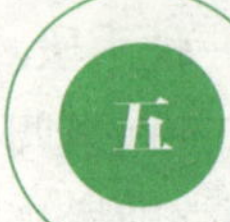

五 脑卒中的危险因素

脑卒中往往是多种危险因素共同作用的结果，单一危险因素与脑卒中的发病并不一定有着必然的因果关系。对任何个体而言，存在1个或多个危险因素，虽不能预测脑卒中的发病，但将增加脑卒中发病的概率。脑卒中的危险因素分为不可干预危险因素和可干预危险因素两大类，其中可干预危险因素是脑卒中预防的主要目标。

（一）脑卒中不可干预的危险因素

1. 年龄

年龄是不可干预的危险因素，年龄越大发生脑卒中的概率越大。年龄越大，脑卒中的危险因素越多，动脉粥样硬化的程度也越重，脑卒中的发病率也越高。55岁以后，每增加10岁，脑卒中发病率将增加1倍以上。应将50岁以上人群作为脑卒中重点防治对象。但近年来临床工作中也发现，脑卒中的发病年龄逐渐年轻化。

2. 性别

脑卒中患者中男性多于女性，其原因包括：①高血压患者男性多于女性；②男性吸烟和饮酒的人数多于女性，吸烟者脑血管病的发病率高，且与每日吸烟量和吸烟持续时间长短呈正相关关系，而男性吸烟的人数远远超过女性，所以男性较女性有着较高的危险因素；③男性从事重体力劳动多，突然用力会诱发脑血管病；④个别男性脾气暴躁或过于抑郁。这些都是脑血管病的诱发因素。然而某些因素，如服用口服避孕药和妊娠可使年轻女性的脑卒中风险增高。

3. 种族

不同种族脑血管病的发生率和病死率差别较大，如黑种人脑血管病的发生率比白种人高4~5倍。这种差别可能与不同种族和地区的生活条件、文化程度及宣教程度有关。

4. 遗传

脑卒中有明显的遗传倾向。据报道，近亲的兄弟姐妹中有脑血管病者的发病率较正常人明显增高。另有资料显示，父系、母系有脑血管病者的发病率要比一般人高4倍。这些都充分说明脑血管病与遗传因素有关。因此，有遗传倾向者应尽早预防。

5．气候

脑卒中的发生与季节有一定的相关性。脑卒中在6~7月发作较多，其原因是天气刚转暖，血管扩张，血压下降，或因流汗脱水，血黏度增加而引发脑血栓。尤其是老年高血压病患者，气温突变容易引发脑血管病。秋末冬初是脑出血的高发时期，这与气候骤变有很大关系，原因包括：①低气温可使体表血管的弹性降低，外周阻力增加，血压升高，进而导致脑血管破裂出血；②寒冷的刺激还可使交感神经兴奋，肾上腺皮质激素分泌增多，从而使小动脉痉挛收缩，增加了外周阻力，使血压升高。因此，易患脑血管病的人要特别注意气候的变化，适时添减衣物，保护自身健康，防止脑血管病的发生。

（二）脑卒中可干预的危险因素

1．高血压

无论是出血性脑卒中还是缺血性脑卒中，高血压都是最主要的独立危险因素。高血压病是引起脑卒中的最重要的危险因素，可促进脑动脉粥样硬化的发生和发展。在动脉粥样硬化处，管壁增厚，管腔狭窄或斑块破裂继发血栓形成，以及某些大动脉血栓脱落可造成脑动脉栓塞，这些情况可导致脑供血不足或脑梗死。所以说，高血压是脑血管病的首要的，也是最重要的危险因素，防治高血压预防脑卒中是重中之重。

2．糖尿病

糖尿病是一种以糖代谢紊乱为主要表现的内分泌性疾病，是脑卒中的易患因素之一。流行病学调查显示，糖尿病患者发生脑卒中的危险是非糖尿病患者的2~4倍，其中85%为缺血性脑卒中，而脑出血的发生率与非糖尿病患者相似。其中，急性脑卒中患者中约43%伴有高血糖现象，11%在发病前已确诊为糖尿病，13%是以往漏诊的糖尿病。据国内资料统计，约有20%的脑血管病患者同时患有糖尿病，并且糖尿病患者动脉粥样硬化的发生率较正常人要高5倍。

3．血脂异常

脂肪代谢或运转异常使血浆中1种或多种脂质高于正常，称为高脂血症。高脂血症是一种全身性疾病，指血浆中胆固醇和（或）甘油三酯过高或高密度脂蛋白过低，现代医学称之为血脂异常。脂质不溶或微溶于水，必须与蛋白质结合以脂蛋白形式存在。因此，高脂血症通常为高脂蛋白血症，即血清脂蛋白浓度升高。高血脂是引起人类动脉粥样硬化性疾病的主要危险因素，临床表现有头晕、头昏、胸闷乏力、易疲劳、嗜睡。所以，必须高度重视高血脂的危害，并进行积极的预防和治疗。

4．心脏病

无论在何种血压水平，有心脏病患者发生脑卒中的危险都要比无心脏病患者高2倍以上。对缺血性脑卒中而言，高血压性心脏病和冠心病是脑卒中的一个非常重要的危险因素。总之，心脏病易引起脑血管病，应加强原发病的治疗以预防脑血管病。

5．吸烟

烟草中的尼古丁被吸烟者吸入体内后，会促使肾上腺释放大量的儿茶酚胺，使血管痉挛、心搏加快、血压升高而诱发脑出血。

6．饮酒

长期大量饮酒和急性酒精中毒是导致青年人脑梗死的危险因素，同样在老年人中大量饮酒也是缺血性脑卒中的危险因素。男性每天喝白酒不超过 50 mL（酒精含量< 30 g），啤酒不超过 640 mL，葡萄酒不超过 200 mL（女性饮酒量需减半）以减少心脑血管疾病的发生。

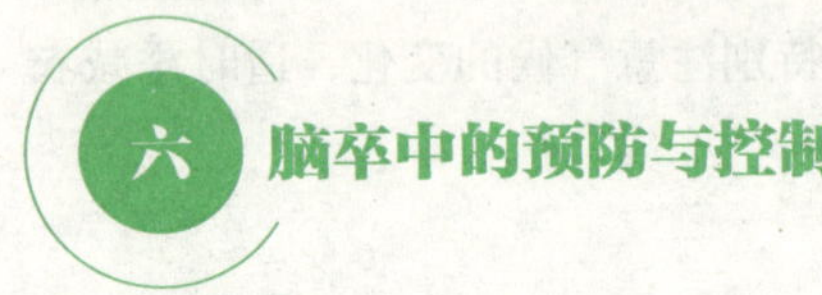

六 脑卒中的预防与控制

（一）脑卒中的预防

由于脑卒中多起病急，发展快，病情重，若抢救不及时或措施不当，病情将很快恶化，危及生命，治疗效果也并非十分理想，所以预防脑卒中的发生比治疗脑卒中的意义更大。脑卒中的预防包括一级预防和二级预防。

1．脑卒中的一级预防

脑卒中的一级预防指通过早期改变不健康的生活方式，积极主动地控制各种危险因素，降低人群发生脑卒中的危险。改善和消除危险因素，旨在降低无症状人群脑卒中的发生率或推迟患者的发病年龄。目前除了年龄、性别、种族和家庭遗传等不可干预危险因素外，已明确的脑卒中危险因素包括高血压病、糖尿病、高脂血症等，应予控制。此外，还需戒烟、戒酒、控制体重、避免过度肥胖等。

2．脑卒中的二级预防

脑卒中的二级预防指已经发生 1 次或多次脑卒中的患者通过寻找导致脑卒中事件发生的原因，治疗可逆性病因，纠正所有可干预的危险因素，以达到预防脑卒中再发的全部过程。研究表明，脑卒中后再次脑卒中的发生率很高。有 25% 脑卒中幸存者在 2 年内再次脑卒中；5 年内 42% 的男性患者及 24% 的女性患者再次发病；70%~80% 的患者常因再次脑卒中导致严重的致残或死亡。二级预防包括控制血压、血糖、血脂、肥胖、抗血小板聚集、抗血凝、手术治疗、介入治疗及改变生活方式等，其目的是预防或降低脑卒中患者再次发生脑卒中的危险性。

（二）脑卒中的预防控制措施

国内外二十余年的研究证明，对脑卒中和其他血管意外的高危患者采用阿司匹林、降压、调脂的长期治疗，各自分别可使血管意外的发生率降低约 1/4，如果联合应用这些措施，其血管意外的发生率可降低达 2/3~3/4，加上戒烟、膳食和生活习惯的调节、少量饮酒、监测血糖或治疗糖尿病、减轻体重及加强锻炼等多种措施潜在的效果，预防血管意外的效果将更加显著。脑卒中预防侧重于一级预防和二级预防。

1．改变不良生活习惯

长期保持健康的生活方式将有助于降低脑卒中的发病率，特别是中年人群，由于工作压力

大、应酬多、久坐的生活方式、烟酒过量及生活不规律等原因，极易造成高血压病和动脉粥样硬化，为以后的心脑血管疾病埋下病根。因此，保持良好的生活习惯，如合理饮食，避免暴饮暴食，饮食中宜低脂、低糖、低盐，多食富含维生素的蔬菜水果与蛋白质饮食等，适当补充钙剂，戒烟酒，适当控制体重与动物脂肪摄入，加强体育锻炼，保持良好的身体素质，生活有规律，劳逸适度，保持心情舒畅，心理平衡。通过控制危险因素及保持健康的生活方式，75%的脑卒中是可以预防的。

2. 控制脑卒中的危险因素

高血压、糖尿病、心脏瓣膜病、血液的高凝状态、高脂血症、高血小板聚集等目前均被视为脑卒中的独立危险因素，积极治疗相关疾病是二级预防的重要内容。对于高血压患者，应将血压控制在合理水平。因为血压过高，易使脑内微血管瘤及粥样硬化的小动脉破裂出血；而血压过低，脑供血不全，微循环淤滞时，易形成脑梗死。所以应防止引起血压急骤降低，脑血流缓慢，血黏度增加，以及血凝固性增高的各种因素。

3. 讲究精神心理卫生

许多脑梗死的发作都与情绪激动有关。因此，应保持乐观情绪，避免情绪激动，学会自我调整心情，消除恐惧、紧张、焦虑、抑郁等不良心理。

4. 及时应对气候变化

当气压、温度明显变化时，中老年人特别是体弱多病者，多半因不适应而患病，尤其是严寒和盛夏时，老年人的适应能力差，免疫能力降低，脑卒中的发病率及病死率均比平时高，所以在严寒和盛夏天气时，老年人应避免外出，保持室内温度适宜。

5. 定期做神经系统体检

定期到医院检查血压、血脂、血糖、心电图、血液黏稠度等，尤其是那些有过脑卒中先兆的患者及患有高血压病、动脉粥样硬化、糖尿病的患者，即使是自认为健康的中老年人，也应该定期根据医师的建议选择必要的辅助检查和化验检查，以免错失预防和早期治疗的良机。

6. 重视并积极治疗短暂性脑缺血发作

短暂性脑缺血发作是一种反复发作性临床综合征，发作期间可出现明显的局限性脑功能障碍表现，影响患者的生活质量和工作能力，不同程度地削弱患者的社会适应能力。由于部分短暂性脑缺血发作患者的症状可以自行缓解，故容易被忽视，失去最好的预防和治疗机会。

课外实践练习

1. 慢性病的共同危险因素有哪些，如何进行个人预防控制？
2. 如何进行高血压的预防与控制，请设计一个健康教育宣传方案。
3. 如何进行脑卒中的预防与控制？

第十四章 癌症防治

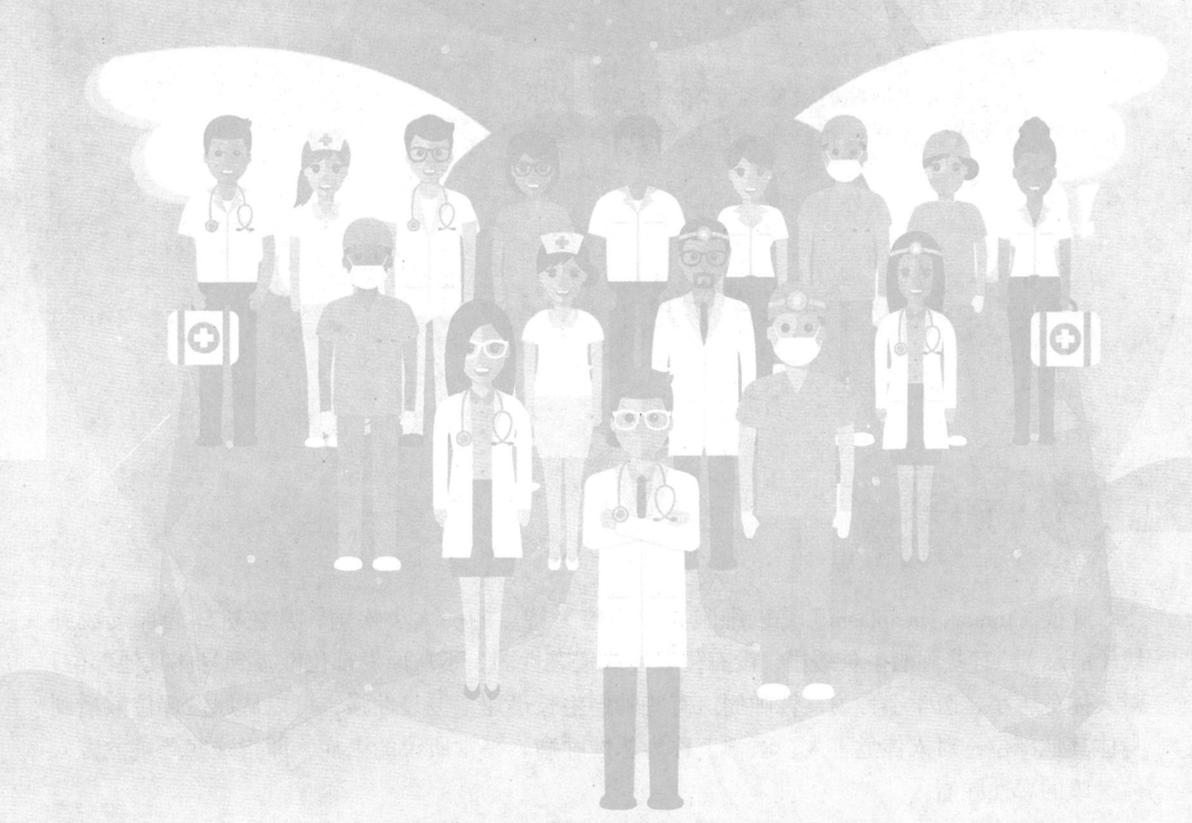

学习目标

知识目标

（1）掌握癌症的概念。

（2）掌握癌症的三级预防。

（3）熟悉环境致癌因素。

能力目标

（1）能够描述癌症的概念。

（2）能够运用三级预防的知识辨别癌症高危人群，并能针对危险因素制订干预措施。

思政目标

（1）提高大学生对癌症防治知识知晓率，关爱生命科学防癌。

（2）指导大学生践行健康文明的生活方式。

思政导学

贾先生，60 岁，矿工，因无明显诱因咳嗽、痰中带血丝 1 年余，病情加重 2 个月后入院。既往身体健康，吸烟 25 年，平均吸烟 15 支/日。辅助检查：胸部 CT 示右下肺肿块；纤维支气管镜示右侧支气管距开口约 2 cm 处黏膜水肿糜烂，表面高低不平，管腔狭小，仅留一小空隙；病理组织活检示鳞状细胞癌。

请思考以下问题。

（1）该患者发生肺癌的危险因素有哪些？

（2）该患者术后三级预防措施包括哪些？

第一节　初识癌症

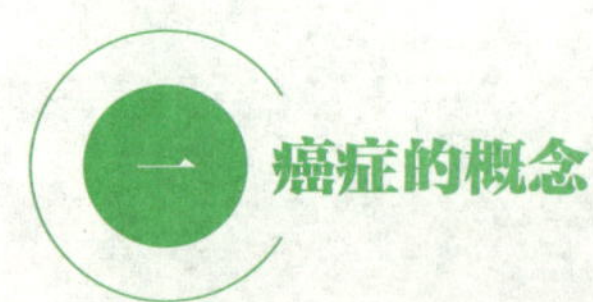

一　癌症的概念

肿瘤（tumor，neoplasm）是以细胞异常增殖为特点的一大类疾病，常在机体局部形成肿块（mass）。有些肿瘤生长缓慢，没有侵袭性或侵袭性弱，不从原发部位散播到身体其他部位，对人体危害小，医学上称为良性肿瘤。有些肿瘤生长迅速，侵袭性强，可以从原发部位散播到身体其他部位，对人体危害大，医学上称为恶性肿瘤。平常所说的癌症，即指这些严重危害人体健康的恶性肿瘤。

一方面，癌症常常表现为机体局部的肿块（见图 14－1），但某些癌症性疾病（如血液系统的癌症——白血病）并不一定形成局部肿块。另一方面，临床上表现为“肿块”者也不都是真正的癌症。

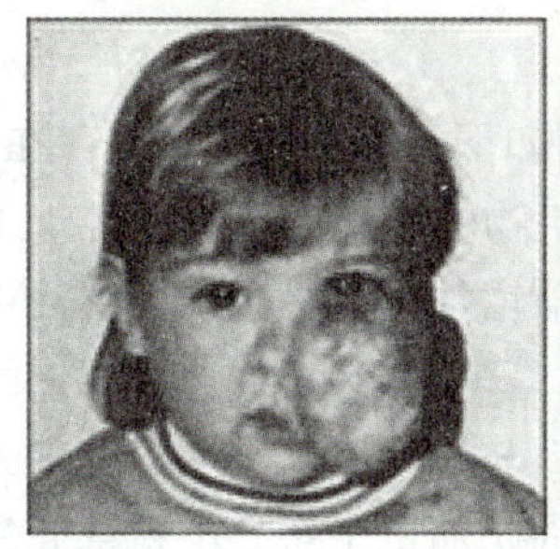
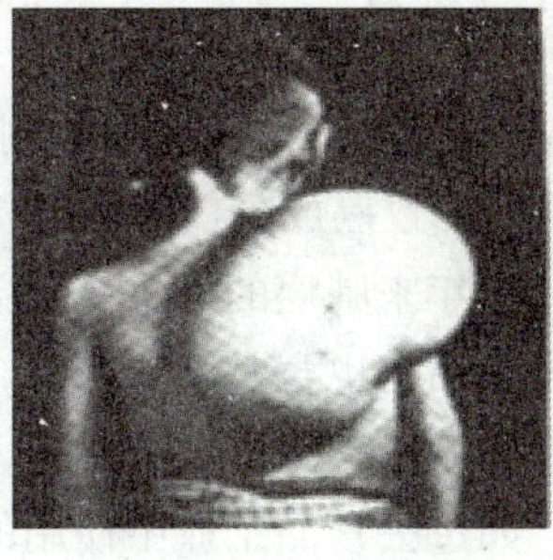
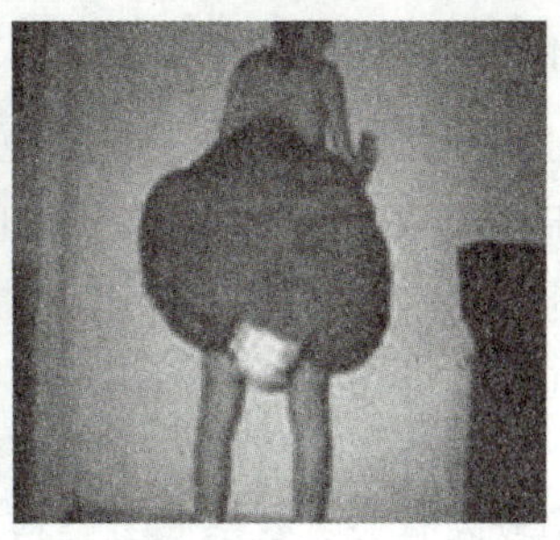

图 14-1 机体局部的异常组织团块（肿块）

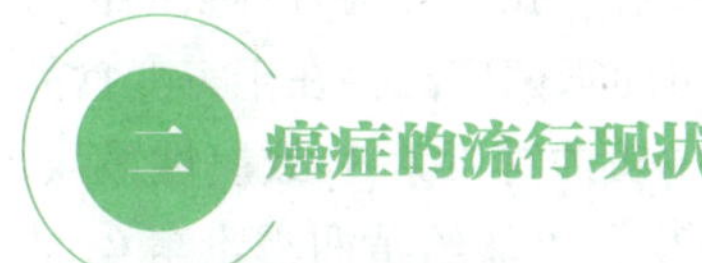

二 癌症的流行现状

近年国际期刊发表的统计数据显示，癌症仍是导致我国居民死亡的主要原因之一。2015年我国城市居民和农村人口癌症的预期死亡率分别为109.5/10万和149.0/10万。2015年我国死于癌症的人数约281.4万人，其中肺癌（61.0万人）、胃癌（49.8万人）、肝癌（42.2万人）、食管癌（37.5万人）、结直肠癌（19.1万人）、胰腺癌（7.9万人）、乳腺癌（7.1万人）、脑肿瘤（6.1万人）、白血病（5.3万人）、淋巴瘤（5.2万人）、胆囊癌（4.1万人）、鼻咽癌（3.4万人）、膀胱癌（3.3万人）和子宫颈癌（3.1万人）等为主要的癌症类型。2021年国家统计局的统计年鉴显示：2020年我国城市居民疾病死因第一位的是癌症，城市居民的癌症死亡率约161.40/10万；农村地区，癌症位居疾病死因的第三位，死亡率约161.85/10万。

癌症可以发生在各个年龄段。上皮组织的癌症发病率一般随着年龄增长而增加，尤其是40岁以上的人群中，癌的发生率显著增加。有一些癌症则好发于儿童或青年人。

癌症对人类的危害，不仅是威胁患者的生命，还在于它给患者带来的躯体痛苦、精神压力和经济负担。因此，识别癌症发生的危险因素，提高防癌意识，普及健康生活方式尤为重要。

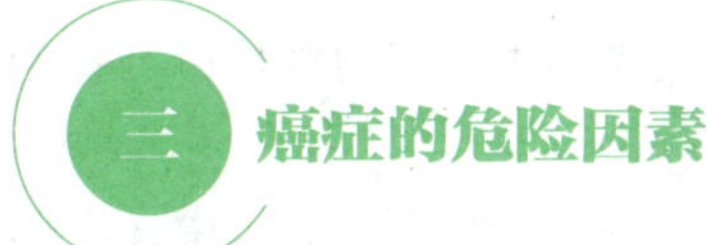

三 癌症的危险因素

（一）环境致癌因素

可以导致癌症发生的物质统称为致癌物。致癌物起启动作用（也叫作激发作用），引起癌症发生过程中的始发变化。某些物质本身无致癌性，但可以增加致癌物的致癌性，这些物质叫作促癌物。促癌物起促发作用。癌症的发生常常要经过启动和促发这两个阶段。下面简单介绍一些常见的环境致癌因素。

对动物有肯定或可疑致癌作用的化学物质很多，其中有些可能和人类癌症有关。多数化学致癌物需在体内（主要是在肝脏）代谢活化后才致癌，称为间接致癌物。少数化学致癌物不需在体内进行代谢活化即可致癌，称为直接致癌物。

1. 化学致癌物

（1）间接化学致癌物。一些重要的间接化学致癌物举例如下：①多环芳烃，存在于石油、煤焦油中。3，4-苯并芘是煤焦油的主要致癌成分，可由有机物的燃烧产生，存在于工厂排出的煤烟和烟草点燃后的烟雾中。近几十年来肺癌的发生率日益增加，与吸烟和大气污染有密切关系。此外，烟熏和烧烤的鱼、肉等食品中也含有多环芳烃，这可能和某些地区胃癌的发病率较高有一定关系。②致癌的芳香胺类，如乙萘胺、联苯胺等，与印染厂工人和橡胶工人的膀胱癌发生率较高有关。氨基偶氮染料，如过去食品工业中使用的奶油黄（对二甲氨基偶氮苯）和猩红，可引起实验性大白鼠肝细胞癌。③亚硝胺类物质，诱发许多实验动物生成各器官的肿瘤，可能引起人胃肠道癌等。肉类食品的保存剂与着色剂可含有亚硝酸盐。我国河南省林县的食管癌发病率很高，与食物中的亚硝胺含量高有关。④真菌毒素，如黄曲霉菌广泛存在于霉变食品中。霉变的花生、玉米及谷类含量最多。黄曲霉毒素有多种，其中黄曲霉毒素B_1致癌性最强，并可诱发肝细胞癌。乙型肝炎病毒感染导致肝细胞慢性损伤和再生，可能给黄曲霉毒素B_1的致突变作用提供了条件，其与黄曲霉毒素B_1的协同作用可能是我国肝癌高发地区的重要致肝癌因素。

（2）直接化学致癌物。直接化学致癌物较少，主要是烷化剂和酰化剂。有些烷化剂用于临床，如环磷酰胺既是抗癌药物又是很强的免疫抑制剂，用于抗肿瘤治疗和抗免疫治疗。由于它们可能诱发恶性肿瘤（如粒细胞性白血病），应谨慎使用。一些金属元素、非金属元素和有机化合物对人类具有致癌作用。其中，金属元素（如镍、铬、镉等）的致癌性可能与其二价阳离子能够与DNA反应有关。

2. 物理致癌物

紫外线可引起皮肤鳞状细胞癌、基底细胞癌和恶性黑色素瘤。电离辐射（包括X射线、γ射线及粒子形式的辐射如β粒子等）可引起癌症。放射工作者如长期接触射线而又缺乏有效防护措施的，皮肤癌和白血病的发生率较一般人高。

3. 生物致癌物

生物致癌物主要是病毒。导致肿瘤形成的病毒称为肿瘤病毒，分为DNA肿瘤病毒和RNA肿瘤病毒两大类。近年研究显示，在慢性胃炎和胃溃疡发病中起重要作用的幽门螺杆菌与胃的一些癌症有关。

（1）DNA肿瘤病毒。DNA肿瘤病毒感染细胞后，若病毒基因组整合到宿主DNA中，它们的一些基因产物可以导致细胞转化。有许多DNA病毒可引起动物肿瘤。与人类肿瘤发生密切相关的DNA病毒主要有以下几种：①人乳头瘤病毒；②Epstein-Barr 病毒（以下简称EB病毒），它与伯基特淋巴瘤和鼻咽癌等肿瘤有关，鼻咽癌在我国南方地区和东南亚地区多见，肿瘤细胞中有Epstein-Barr 病毒基因组；③乙型肝炎病毒，一些研究发现，乙型肝炎病毒感染者发生肝细胞癌的概率是未感染者的200倍。

（2）RNA肿瘤病毒。RNA肿瘤病毒是反转录病毒，可分为急性转化病毒和慢性转化病毒。急性转化病毒含有病毒癌基因，慢性转化病毒本身不含癌基因，但是有很强的促进基因转录的启动子或增强子。

（3）细菌。幽门螺杆菌为革兰阴性杆菌，是慢性胃炎和胃溃疡的重要病原因素，与胃的黏膜相关淋巴组织发生的MALT淋巴瘤密切相关。幽门螺杆菌胃炎与一些胃腺癌的发生也有关系，特别是局限于胃窦和幽门的幽门螺杆菌胃炎。

（二）遗传因素

遗传因素对散发性癌症的作用是使患者对某些癌症具有易感性。遗传性或家族性癌症综合征患者具有特定的染色体和基因异常，使他们比一般人群患某些癌症的机会显著增加。

1. 常染色体显性遗传的遗传性癌症综合征

家族性视网膜母细胞瘤患者从亲代遗传了一个异常的视网膜母细胞瘤基因（retinoblastoma gene，RB基因），当另一个视网膜母细胞瘤基因发生突变、丢失等异常时，会发生视网膜母细胞瘤。一些癌前疾病（如家族性腺瘤性息肉病、神经纤维瘤病等）也以常染色体显性遗传方式出现。

2. 常染色体隐性遗传的遗传性癌症综合征

着色性干皮病患者受紫外线照射后易患皮肤癌。Bloom综合征（先天性毛细血管扩张性红斑及生长发育障碍）患者易发生白血病等癌症。这些遗传综合征与DNA修复基因异常有关。

3. 一些癌症有家族聚集倾向

一些癌症有家族聚集倾向如乳腺癌、胃肠癌等，可能与多因素遗传有关。

（三）常见癌症的危险因素

1. 肺癌

①年龄、性别，随年龄增长肺癌发生风险增加，男性风险高于女性；②吸烟；③肺部慢性炎症，慢性阻塞性肺病及肺纤维化；④石棉、氡、煤烟废气暴露等；⑤室内外空气污染；⑥恶性肿瘤及肺癌家族史。

2. 乳腺癌

①吸烟、饮酒、肥胖及缺少运动；②月经初潮早，绝经晚；③无生育或初产年龄大；④无哺乳史或哺乳时间较少；⑤绝经后使用激素；⑥乳腺密度高；⑦良性乳腺疾病史；⑧乳腺癌、卵巢癌家族史。

3. 结直肠癌

①年龄，随年龄增长结直肠癌发生风险增加；②男性风险高于女性；③家族史；④高脂饮食、肥胖、吸烟、酗酒、缺乏锻炼等；⑤糖尿病；⑥全谷物和膳食纤维摄入不足，大量食用加工肉类；⑦炎性肠病；⑧家族性腺瘤性息肉病、林奇综合征等遗传史。

4. 胃癌

①年龄，随年龄增长胃癌发生风险增加；②幽门螺杆菌感染；③高盐饮食，烟熏煎烤炸食品、红肉及加工肉类摄入过多；④饮食不规律、吃饭速度快、暴饮暴食、长期吃剩饭菜等；⑤水果、蔬菜摄入不足；⑥吸烟、饮酒；⑦胃癌家族史；⑧胃部慢性疾病；⑨糖尿病、肥胖、精神心理社会因素、免疫因素等。

5. 食管癌

①年龄，随年龄增长食管癌发生风险增加；②长期食用腌制、油炸、红肉类和受到真菌污

染的食品，喜烫饮、烫食，水果、蔬菜摄入不足；③吸烟与饮酒；④肥胖、食管反流、食管裂孔疝；⑤口腔卫生不良；⑥食管癌家族史。

6. 肝癌

①乙型肝炎病毒和丙型肝炎病毒慢性感染；②黄曲霉毒素污染；③饮酒与吸烟；④肥胖、脂肪肝及代谢综合征；⑤肝硬化；⑥恶性肿瘤家族史。

7. 子宫颈癌

①高危型人乳头状瘤病毒持续性感染；②艾滋病病毒、疱疹病毒、沙眼衣原体和淋病奈瑟菌等病原微生物协同感染；③过早开始性生活，有多个性伴侣；④吸烟；⑤子宫颈癌家族史。

8. 卵巢癌

①年龄，随年龄增长卵巢癌发生风险增加；②肥胖；③月经初潮早，绝经晚；④吸烟；⑤子宫内膜异位症；⑥绝经期激素使用；⑦卵巢癌家族史。

9. 鼻咽癌

①EB病毒感染；②鼻咽癌家族史；③腌制食品摄入过多；④吸烟；⑤高发地区（华南地区）。

10. 白血病

①病毒感染；②遗传，遗传因素和某些白血病发病有关；③辐射，电离辐射有致白血病作用；④化学因素，包括苯及烷化剂和细胞毒药物。

11. 甲状腺癌

①性别，女性发病风险高于男性；②肥胖；③辐射；④碘摄入量（低碘或高碘饮食人群）；⑤甲状腺癌或良性甲状腺疾病家族史。

12. 前列腺癌

①年龄，随着年龄的增长，前列腺癌的发病率明显升高；②种族，不同人种之间差异显著；③遗传因素，患前列腺癌的风险与家庭成员中发病人数、血缘关系及亲属的发病年龄等因素相关。

第二节 癌症的危害

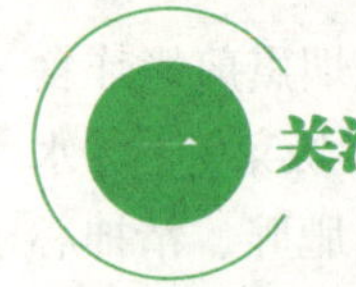

一 关注癌症危险信号

癌症早期多无症状，即使有症状也常无特征性。待患者有特征性症状时病变常已属晚期。下列 10 项症状并非癌症的特征性症状，但常被认为是癌症的早期信号：①身体任何部位发现肿块并逐渐增大；②身体任何部位发现经久不愈的溃疡；③中年以上妇女出现阴道不规则流血或白带增多；④进食时胸骨后不适，有灼痛、异物感或进行性吞咽困难；⑤久治不愈的干咳或痰中带血；⑥长期消化不良，进行性食欲减退，不明原因的消瘦；⑦大便习惯改变或便血；⑧鼻塞、鼻出血；⑨黑痣增大或破溃出血；⑩无痛性血尿。注意到这些癌症早期信号并及时进行必要的检查常可发现较早期的癌症患者。

（一）局部表现

1. 肿块

位于体表或浅在的肿瘤，肿块常是第一表现，可见扩张或增大增粗的静脉。因肿瘤性质不同而硬度、移动度及边界均可不同。位于深部或内脏的肿块不易触及，但可出现脏器受压或空腔器官梗阻症状。良性肿瘤多生长慢，癌症（恶性肿瘤）则快，后者可出现相应的转移灶，如肿大淋巴结、骨和内脏的结节与肿块等表现。

2. 疼痛

肿块的膨胀性生长、破溃或感染等使末梢神经或神经干受刺激或压迫，可出现局部刺痛、跳痛、灼热痛、隐痛或放射痛，常难以忍受，尤以夜间更明显。癌症可致空腔脏器痉挛，产生绞痛，如癌症致肠梗阻后发生的肠绞痛。

3. 溃疡

体表或胃肠的癌症，若生长过快，可因供血不足而继发坏死，或因继发感染而形成溃烂。恶性者常呈菜花状，或肿块表面有溃疡，可有恶臭及血性分泌物（见图 14－2）。

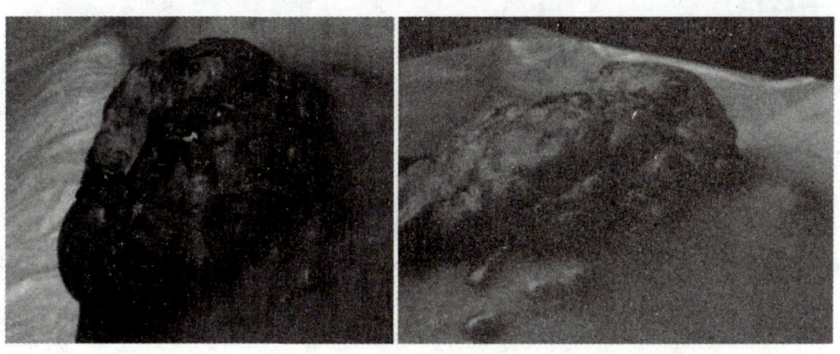

图 14－2 乳腺癌菜花状肿块并破溃出血

4. 出血

体表及与体外相交通的癌症，发生破溃、血管破裂可致出血。上消化道癌症有呕血或黑便；下消化道癌症可有血便或黏液血便；泌尿道癌症除出现血尿外，常伴局部绞痛；肺癌可有咯血或痰中带血；子宫颈癌可有血性白带或阴道出血；肝癌破裂可致腹腔内出血。

5. 梗阻

癌症可导致空腔器官梗阻，随其部位不同可出现不同症状。例如，胰头癌、胆管癌可合并阻塞性黄疸、胃癌伴幽门梗阻可致呕吐、肠癌可致肠梗阻、支气管癌可致肺不张。

6. 转移症状

转移症状如区域淋巴结肿大；相应部位静脉回流受阻，致肢体水肿或静脉曲张；骨转移可有疼痛或触及硬结，甚至发生病理性骨折；肺癌、肝癌、胃癌可致癌性胸、腹积液等。

（二）全身症状

良性及早期癌症多无明显的全身症状。癌症患者常见的非特异性全身症状有贫血、低热、消瘦、乏力等。如癌症影响营养摄入（如消化道梗阻）或并发感染出血时，则可出现明显的全身症状。恶病质常是癌症晚期全身衰竭的表现（见图 14-3），不同部位癌症，恶病质出现迟早不一，消化道癌症患者可较早发生。

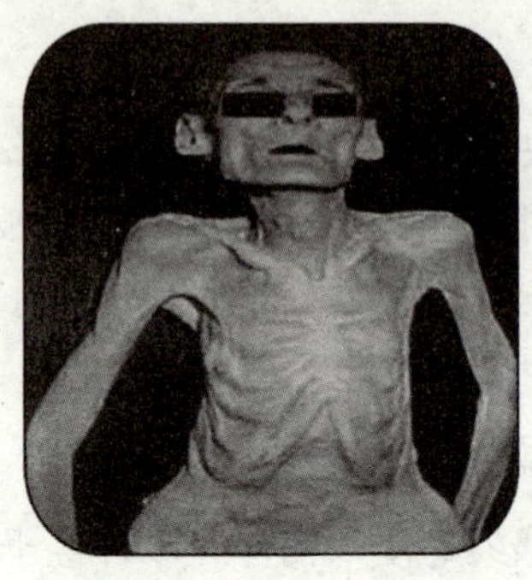

图 14-3　癌症晚期恶病质

不少癌症患者是以全身症状作为就医的主诉。因此，对病因不明而有全身症状的患者，必须重视和深入检查。

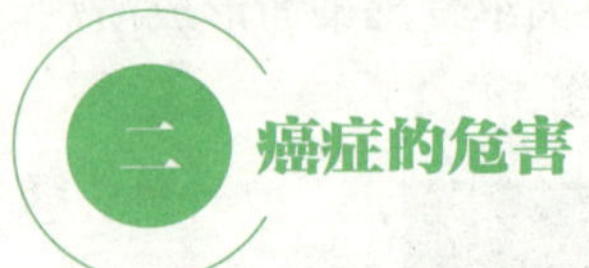

二　癌症的危害

（一）对个人的危害

癌症分化不成熟，生长迅速，浸润并破坏器官的结构和功能，还可发生转移，对机体的影响严重，治疗效果尚不理想，患者的死亡率高，生存率低。癌症除可引起局部压迫和阻塞症状外，还易并发溃疡、出血、穿孔等症状。癌症累及局部神经，可引起顽固性疼痛。癌症产物或合并感染可引起发热。癌症晚期患者，往往发生癌症性恶病质，表现为机体严重消瘦、贫血、厌食和全身衰弱。

（二）对社会的危害

癌症会给社会、国家带来沉重的负担，进而干扰国民经济的发展与社会建设，成为非常突出的社会公共卫生问题。此外，癌症高发会缩短社会平均寿命，癌症患者占用医疗资源的现象也带来了难以解决的医学伦理问题（例如姑息治疗的选择问题）。

第三节 癌症的预防与控制

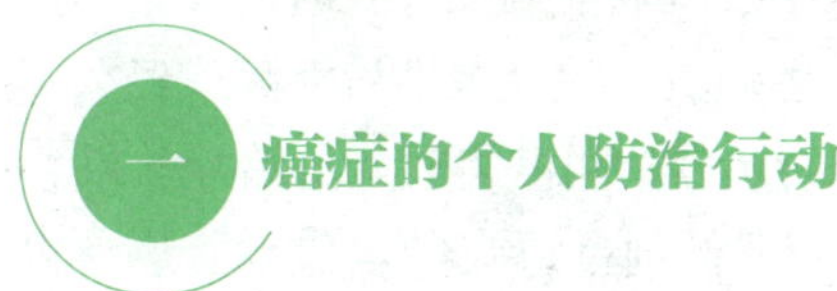

一 癌症的个人防治行动

（一）癌症的三级预防

癌症是由环境、营养、饮食、遗传、病毒感染和生活方式等多种不同的因素相互作用而引起的，所以目前尚无可利用的单一预防措施。国际抗癌联盟认为，1/3 的癌症是可以预防的，1/3 的癌症如能早期诊断是可以治愈的，1/3 的癌症可以减轻痛苦、延长寿命，并据此提出了恶性肿瘤的三级预防概念：一级预防是消除或减少可能致癌的因素，防止癌症的发生；二级预防指癌症一旦发生，如何在其早期阶段发现它并及时治疗；三级预防是治疗后的康复，防止病情恶化，提高生存质量及减轻痛苦，延长生命。

1. 一级预防

约 80% 以上的人类癌症与环境因素有关。通过改变不良的生活方式、避免接触与癌症相关的危险因素及接种预防性疫苗等措施，约有 45% 的癌症可以有效预防，具体措施包括：①控烟；②远离致癌病原体；③限酒；④保持健康体重；⑤适度运动；⑥合理膳食；⑦减少室内空气污染物暴露；⑧加强职业防护，防止过度电离辐射和曝晒；⑨倡导母乳喂养等。

近年来开展的免疫预防和化学预防均属于一级预防范畴（见表 14-1），有希望为癌症预防开拓新的领域。如应用乙型肝炎疫苗对大规模人群实施肝癌“免疫预防战略”。

表 14-1 国家免疫规划疫苗的接种程序

疫苗	年（月）龄										
	出生时	1月	2月	3月	4月	5月	6月	8月	18~24月	4岁	6岁
乙型肝炎疫苗	第 1 剂	第 2 剂					第3剂				
卡介苗	1 剂										
脊髓灰质炎疫苗			第 1 剂	第 2 剂	第 3 剂					第 4 剂*	
百白破疫苗				第 1 剂	第 2 剂	第 3 剂			第 4 剂*		
白喉破伤风疫苗											1 剂
麻疹疫苗								第1剂	第 2 剂*		

注：*加强免疫。

2．二级预防

二级预防要做到早期发现、早期诊断与早期治疗癌症。对高发区及高危人群定期筛查是较确切可行的方法，是二级预防中的一级预防效应。一方面从中发现癌前病变并及时治疗，如切除胃肠道腺瘤或息肉，及时治疗子宫颈慢性炎症伴不典型增生病变，治疗慢性胃溃疡或经久不愈的下肢溃疡等。另一方面尽可能发现较早期的恶性肿瘤进行治疗，可获得较好的治疗效果。

针对常见癌症高危人群，推荐使用以下筛查方法。①肺癌：低剂量螺旋CT。②食管癌、胃癌：上消化道内镜检查（见图14－4）。③结直肠癌：大便隐血试验、结肠镜。④乳腺癌：乳腺X线摄影联合乳腺超声。⑤肝癌：血清乙型肝炎表面抗原、血清甲胎蛋白检测、腹部超声。⑥宫颈癌：细胞学检查（巴氏涂片、薄层液基细胞学）、高危型人乳头瘤病毒DNA检测、醋酸碘染色肉眼观察。⑦鼻咽癌：血清EB病毒相关抗体检测、鼻咽纤维镜检查。

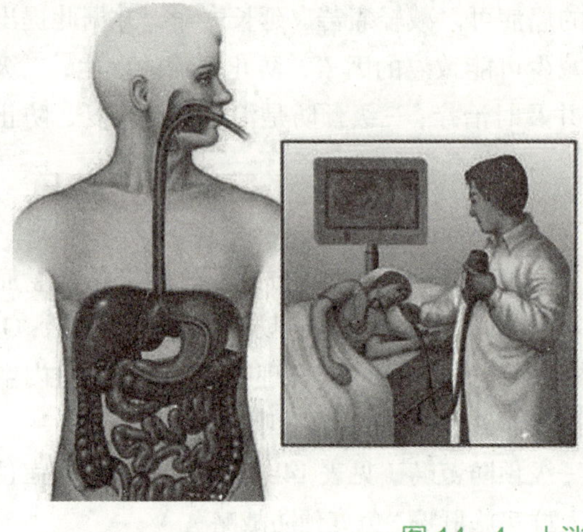
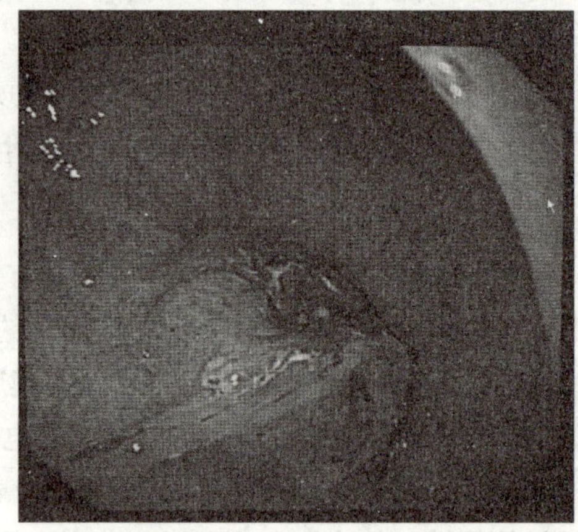

图14－4　上消化道内镜检查

3．三级预防

三级预防是对症治疗以改善生存质量或延长生存时间，包括各种姑息治疗和对症治疗。对癌痛的治疗，世卫组织提出了三级止痛阶梯治疗方案，其基本原则为：①最初用非吗啡类药，效果不明显时追加吗啡类药，仍不明显时换为强吗啡类药或考虑药物以外的治疗；②从小剂量开始，视止痛效果逐渐增量；③口服为主，无效时直肠给药，最后注射给药；④定期给药。

对症治疗手段主要包括手术治疗、放射治疗、化学治疗、靶向治疗、免疫治疗、内分泌治疗、中医治疗等，目前提倡多学科综合治疗。癌症治疗须前往正规医院，切忌有病乱投医。

（二）常见癌症的预防措施

1．肺癌

①控烟；②避免危险因素暴露；③避免室内外空气污染；④做菜时打开抽油烟机，少爆炒、少油炸。

2．乳腺癌

①践行健康生活方式；②戒烟限酒、适度运动、多吃蔬菜、保持体重；③尽量适时生育，倡导母乳喂养；④保持良好平和的心态。

3. 胃癌

①降低食盐、腌制、烟熏、油煎食物及红肉、加工肉类的摄入，增加蔬菜和水果的摄入；②细嚼慢咽；③戒烟限酒；④重视胃上皮内瘤变、慢性萎缩性胃炎、胃息肉、手术后残胃、肥厚性胃炎和胃肠上皮化生等胃部疾病，及时治疗并定期复查；⑤幽门螺杆菌感染者及时治疗。

4. 结直肠癌

①坚持体育锻炼，避免肥胖；②健康膳食，增加粗纤维、新鲜水果摄入，避免高脂肪、高蛋白质饮食；③戒烟限酒，避免其对消化道长期的炎性刺激。

5. 肝癌

①接种乙型肝炎疫苗；②戒烟限酒，保持健康体重；③及时治疗和控制代谢性疾病；④不要吃发霉的食物，如发霉的花生、玉米等，避免黄曲霉毒素暴露。

6. 食管癌

①少吃腌制食品、红肉类食品、加工肉类及油炸食品；②合理饮食，营养平衡，多吃新鲜水果蔬菜，不吃霉变食品；③戒烟限酒；④避免烫饮、烫食。

7. 宫颈癌

①接种人乳头瘤病毒预防性疫苗；②避免高危性行为；③推迟初次性行为年龄；④不吸烟或戒烟；⑤积极预防并治疗慢性宫颈炎等疾病。

8. 甲状腺癌

①加强职业防护措施，避免辐射因素过度暴露；②避免头颈部放射线照射和放射性尘埃接触，减少不必要的医疗辐射暴露；③健康生活，合理饮食，维持适量碘摄入，增加运动；④合理疏导不良情绪，保持良好心态。

9. 前列腺癌

①减少动物脂肪摄入；②适当饮用绿茶，增加大豆、水果、蔬菜和维生素E的摄入。

10. 子宫内膜癌

①控制体重，坚持体育锻炼，避免肥胖；②正确掌握雌激素应用指征及方法；③定期进行妇科检查。

11. 脑瘤

①减少或远离电离辐射及有害化学物品的接触和暴露；②养成良好的生活习惯，少熬夜，戒烟限酒；③合理膳食，多吃新鲜蔬菜水果，不吃过期、变质或被污染的食物；④有良好的心态应对压力，劳逸结合，不要过度疲劳；⑤加强体育锻炼，增强体质，多在阳光下运动。

12. 卵巢癌

①坚持体育锻炼，控制体重，避免肥胖；②不吸烟，保持健康的生活方式；③在医生指导下进行激素治疗；④高危人群定期体检。

13. 胰腺癌

①及时治疗和控制糖尿病；②健康生活，戒烟限酒，控制体重；③合理饮食，营养均衡，

多吃新鲜水果蔬菜；④保持良好的精神状态，采取乐观的生活态度。

14. 膀胱癌

①戒烟；②饮用水安全；③避免芳香胺类物质的职业暴露；④避免马兜铃酸摄入。

15. 鼻咽癌

①避免EB病毒感染，EB病毒可通过唾液传播，感染多发在婴幼儿阶段；②注意饮食结构和生活习惯，少吃咸鱼、腌肉和腌菜等含有大量亚硝胺类的食物；③戒烟。

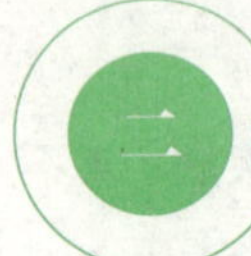

二 癌症的社会和政府防治行动

国务院发布的《"健康中国2030"规划纲要》中提出，到2030年实现总体癌症五年生存率提高15%的战略目标，吹响了我国癌症防控战役的总号角。国家卫生和疾病预防控制部门一直高度重视癌症防控工作。

每年4月15日至21日规定为全国肿瘤防治宣传周，简称"4·15全国肿瘤防治宣传周"，2021年是第二十七个全国肿瘤防治宣传周。每年全国肿瘤防治宣传周都有主题，2021年宣传周主题是"点亮抗癌之路，助力健康中国"，旨在广泛倡导发挥家庭在防癌抗癌中的重要作用，宣传家庭关爱的理念，推动以家庭为单位，成员间相互支持，共同践行健康文明的生活方式，定期防癌体检，关爱陪伴患癌家人，促进家庭健康和谐，切实降低癌症带来的家庭负担和社会危害。

历届全国肿瘤防治宣传周的主题见表14-2。

表14-2 历届全国肿瘤防治宣传周的主题

时间	主题
第一届（1995年）	提倡科学、文明、健康的生活方式；人人参与抗癌防癌活动；癌症可防可治；癌症不等于死亡
第二届（1996年）	同第一届
第三届（1997年）	肿瘤不可怕、可防又可治，携起手来，共同抗癌
第四届（1998年）	饮食与癌
第五届（1999年）	呼吁全社会都来关心癌症患者，为癌症患者献爱心
第六届（2000年）	坚持正确导向、提倡科学防癌
第七届（2001年）	倡导防癌治癌科学规范、反对封建迷信、假医假药
第八届（2002年）	预防为主，科学治癌
第九届（2003年）	早期发现、早期诊断、早期治疗
第十届（2004年）	科学抗癌，关爱生命
第十一届（2005年）	关爱妇女、远离乳癌

续表

时间	主题
第十二届（2006 年）	合理饮食，预防癌症
第十三届（2007 年）	拒绝烟草，远离癌症
第十四届（2008 年）	提倡全民戒烟，让儿童远离癌症
第十五届（2009 年）	规范癌痛治疗，改善生活质量
第十六届（2010 年）	关爱生命，科学防癌，让生活更美好
第十七届（2011 年）	科学抗癌，关爱生命
第十八届（2012 年）	科学抗癌，关爱生命。副标题为“饮食与癌症”
第十九届（2013 年）	保护环境，远离癌症
第二十届（2014 年）	科学抗癌，关爱生命。副标题为“走出癌症误区，实现早诊早治”
第二十一届（2015 年）	科学抗癌，关爱生命。副标题为“抗击癌症，从了解开始”
第二十二届（2016 年）	科学抗癌，关爱生命。副标题为“癌症防治，我们在行动”
第二十三届（2017 年）	科学抗癌，关爱生命。副标题为“加强健康教育，远离不良习惯”
第二十四届（2018 年）	科学抗癌，关爱生命。副标题为“抗癌路上　你我同行”
第二十五届（2019 年）	科学抗癌，关爱生命。副标题为“抗癌路上　你我同赢”
第二十六届（2020 年）	“抗癌路上，你我同心”
第二十七届（2021 年）	“点亮抗癌之路，助力健康中国”

课外实践练习

2021 年 4 月 15 日至 21 日是第二十七个全国肿瘤防治宣传周，主题是“点亮抗癌之路，助力健康中国”，请根据所学知识，设计一份宣传海报。

要求：①围绕活动主题，广泛宣传国家癌症防治政策，传播防癌抗癌健康知识。②将专业知识转化为科普知识，通俗易懂。

第十五章

糖尿病防治

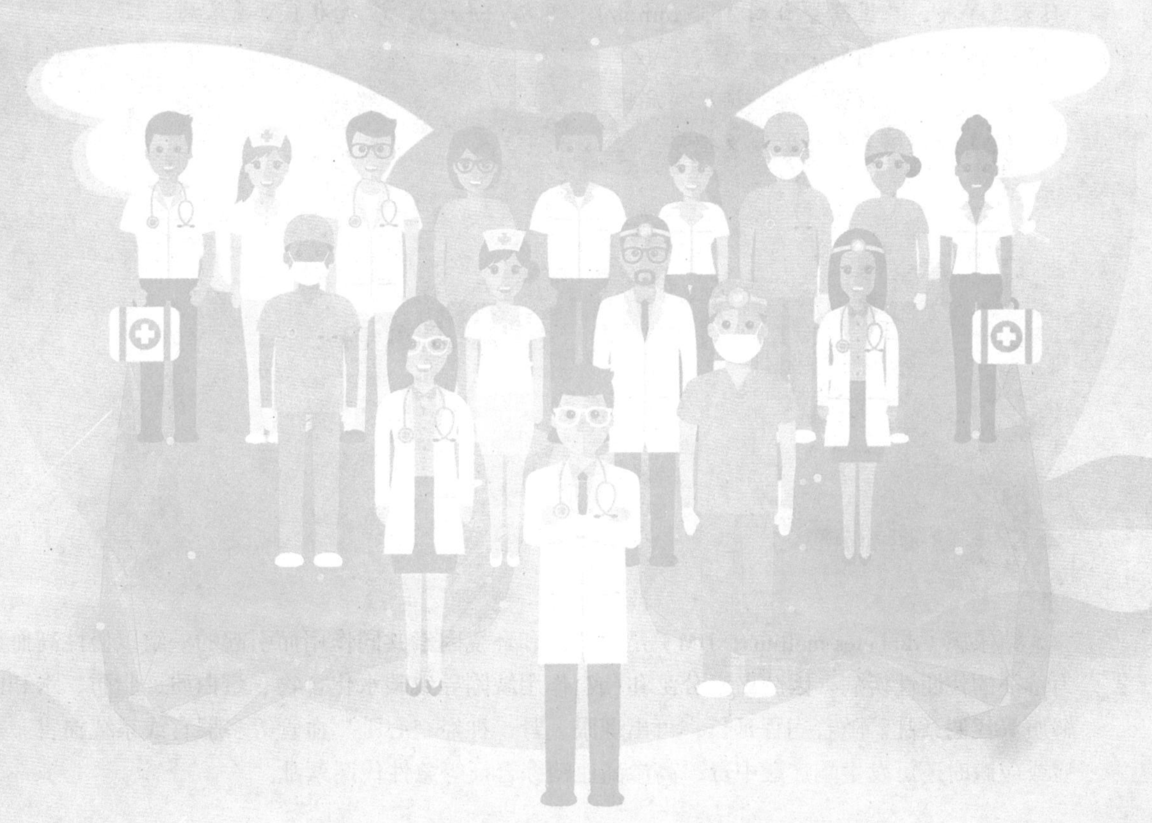

学习目标

知识目标

（1）掌握糖尿病的概念、种类、危险因素。

（2）掌握个人对糖尿病的干预措施。

（3）熟悉糖尿病的症状表现。

能力目标

（1）学会并应用个人对糖尿病危险因素的干预措施。

（2）学会并应用家庭对糖尿病危险因素的干预措施。

思政目标

（1）增强大学生对糖尿病危险因素的认识。

（2）指导大学生参加糖尿病防治行动。

思政导学

李先生，28 岁，最近一段时间一日三餐比平时吃得多，工作间歇经常觉得饿，需要吃些零食充饥。除了能吃，水喝得也比以前勤，半天就需去四五趟厕所，但喝完后不一会儿又口干舌燥。然而，能吃能喝的李先生并没有发福，体重反而轻了，这引起了家人的担心。某日未进早餐，在医院查血糖 21.3 mmol/L，尿糖(++++)，诊断为 1 型糖尿病。

请思考以下问题。

（1）李先生出现了哪些糖尿病症状？

（2）如何给李先生做健康指导？

第一节　初识糖尿病

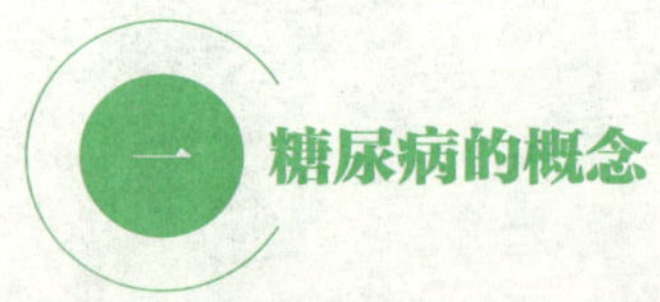

一　糖尿病的概念

糖尿病（diabetes mellitus，DM）是由遗传和环境因素共同作用而引起的一组以慢性高血糖为特征的代谢性疾病。因胰岛素分泌和(或)作用缺陷导致碳水化合物、蛋白质、脂肪、水和电解质等代谢紊乱。随着病程延长，可出现眼、肾、神经、心脏、血管等多器官或系统损害。重症或应激时还可发生酮症酸中毒、高渗高血糖综合征等急性代谢紊乱。

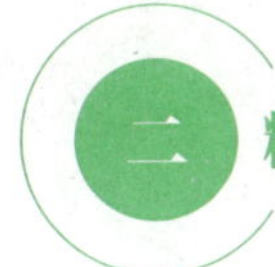

二 糖尿病的分型与临床表现

（一）糖尿病的诊断

按照国际统一标准，空腹血糖≥7.0 mmol/L（126 mg/dL）和（或）餐后2 h血糖≥11.1 mmol/L（200 mg/dL），即可诊断为糖尿病。

（二）糖尿病的分型

我国目前采用世卫组织1999年的病因学分型体系，将糖尿病分为以下四大类。

1. 1型糖尿病

1型糖尿病（T1DM）胰岛β细胞破坏，导致胰岛素绝对缺乏。1型糖尿病又分为免疫介导性和特发性(无自身免疫证据)两种类型。

2. 2型糖尿病

2型糖尿病（T2DM）分为以胰岛素抵抗为主伴胰岛素进行性分泌不足和以胰岛素进行性分泌不足为主伴胰岛素抵抗两种类型。

3. 其他特殊类型糖尿病

其他特殊类型糖尿病病因学相对明确，如胰腺炎、库欣综合征、糖皮质激素一次分泌入血过多、巨细胞病毒感染等引起的一些高血糖状态。

4. 妊娠糖尿病

妊娠糖尿病即妊娠期间首次发生或发现的糖尿病或糖耐量降低，不包括妊娠前已诊断为糖尿病的患者。

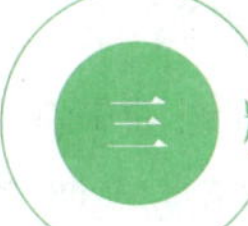

三 糖尿病的流行现状

随着城市化进程加快、生活方式改变及人口老龄化，糖尿病的患病率正呈快速上升趋势，成为继心脑血管疾病、肿瘤之后另一个严重危害人类健康的慢性非传染性疾病。根据国际糖尿病联盟统计，2011年全球糖尿病患者已达3.7亿人，估计到2030年，全球将有接近5.5亿糖尿病患者。中国成人糖尿病患病率已达12.4%，糖尿病患者约有1.3亿人，居世界之首，糖尿病前期患者约1.5亿人，占50.1%。65岁及以上老年人口约1.76亿，占比为12.6%，65岁以上老年糖尿病患者约3 550万人，居世界首位，占全球老年糖尿病患者的1/4。更为严重的是，我国约有60%的糖尿病患者未被诊断，而已接受治疗者，糖尿病的控制状况也很不理想。此外，儿童和青少年2型糖尿病的患病率也显著增加。糖尿病已成为严重威胁国人健康的公共卫生问题。

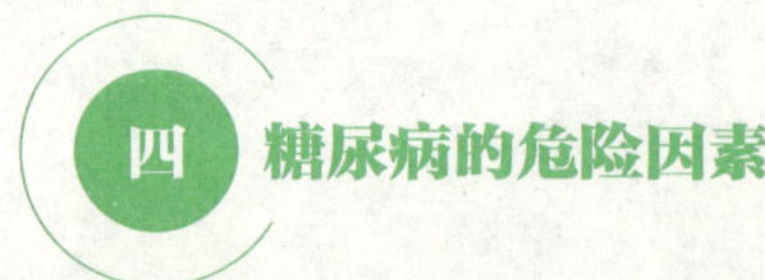

四 糖尿病的危险因素

（一）1 型糖尿病的危险因素

1 型糖尿病的危险因素及发病机制尚不十分清楚，其病因乃遗传和环境因素的共同参与。其主要由于免疫介导的胰岛 β 细胞的选择性破坏所致。

（二）2 型糖尿病的危险因素

2 型糖尿病的危险因素很多，可分为不可改变的危险因素和可改变的危险因素两大类（见表 15－1）。

表 15－1　2 型糖尿病的危险因素

不可改变的危险因素	可改变的危险因素
年龄	糖尿病前期糖耐量异常或空腹血糖受损(最重要的危险因素）
家族史或遗传倾向	代谢综合征
种族	超重、肥胖、抑郁症
妊娠糖尿病史或巨大儿生产史	饮食热量摄入过高，体力活动减少
多囊卵巢综合征	可增加糖尿病发生风险的药物
宫内发育迟缓或早产	致肥胖或糖尿病的社会环境

1．年龄

年龄越大，2 型糖尿病的患病率越高。国际糖尿病联盟及美国糖尿病协会的研究报告认为，几乎所有的 2 型糖尿病患者在发病前都要经过糖耐量异常（以下简称IGT）阶段，最新调查结果显示45~55 岁是男性糖尿病的高发阶段。一般认为随着年龄的增长，肌肉组织含量逐渐减少，脂肪组织含量逐渐增多，葡萄糖的摄取、储存和利用能力均下降，β 细胞对内源性胰岛素刺激因子，如胰升糖素、抑胃肽的反应性降低，与胰岛素抵抗激素的分泌增加也有一定关系。

2．遗传

2 型糖尿病有很强的家族聚集性，糖尿病亲属中的患病率比非糖尿病亲属高 4~8 倍。中国人 2 型糖尿病的遗传度为 51.2%~73.8%，一般高于 60%，而 1 型糖尿病的遗传度为 44.4%~53.7%，低于 60%，可见两型糖尿病的遗传是各自独立的，2 型糖尿病具有更强的遗传倾向。

3．妊娠

有关妊娠期糖尿病的发病机制目前尚不清楚，推测可能与 2 型糖尿病的发病有类似之处，妊娠本身是一种对葡萄糖相对不耐受的生理状态，若女性在妊娠时有糖耐量异常现象或分娩过巨大胎儿（出生时胎儿体重≥ 4 000 g），那么，在未来 5 年内发生糖尿病的概率可达 50%。

4. 多囊卵巢综合征

妊娠期糖尿病（gestational diabetes mellitus，GDM）与多囊卵巢综合征（PCOS）由于具有共同的病理生理基础，两病之间有密切关系。大多数PCOS患者既往有GDM、高胰岛素血症，而GDM的孕妇空腹胰岛素也较正常孕妇高。研究显示，GDM孕妇胰岛素抵抗程度明显高于正常孕妇。多囊卵巢综合征患者胰岛素抵抗状态和高胰岛素血症、肥胖相关，易发展为隐性糖尿病或糖尿病。

5. 胎儿宫内发育迟缓

胎儿期的营养状态、出生时低体重及由消瘦到肥胖的追赶生长，也是糖尿病发生的危险因素之一。有人提出生命早期营养不良可以导致后来的代谢障碍和增加发生IGT和 2 型糖尿病的危险。低体重新生儿较高体重新生儿在成长期更容易发生糖尿病，母亲营养不良或胎盘功能不良可以阻碍胎儿胰岛 β 细胞的发育，尤其是胰岛细胞发育的关键期营养不良，可能会造成其结构和功能的永久性损害。

6. 肥胖、超重

肥胖是 2 型糖尿病最重要的易患因素之一。大量的横断面研究和纵向研究都表明，体质指数与发生 2 型糖尿病的危险性呈正相关关系，无论性别、种族均如此。对我国 11 个省市的调查发现，糖尿病和IGT患病率随着体重的增加而上升，超重患糖尿病的相对危险度为正常人的 2.36 倍，而肥胖的相对危险度达 3.43 倍。

7. 体力活动不足

许多研究发现，体力活动不足增加糖尿病发病的危险，活动最少的人与最爱活动的人相比，2 型糖尿病的患病率相差 2~6 倍。有规律的体育锻炼能增加胰岛素的敏感性和改善糖耐量。

8. 膳食

高能饮食是明确肯定的 2 型糖尿病的重要膳食危险因素。日本相扑运动员每日摄能达 4 500~6 500 kcal，比一般日本人的 2 500 kcal 高得多。他们中有 40% 发展为 2 型糖尿病。目前认为，摄取高脂肪、高蛋白质、高碳水化合物和缺乏纤维素的膳食习惯也可能导致 2 型糖尿病发生。

9. 糖耐量异常

糖耐量异常指患者血糖水平介于正常人和糖尿病之间的一种中间状态。世卫组织在 1999 年公布的糖尿病诊断标准与分型方案中，已正式将IGT看成 2 型糖尿病的一个高危险因素。在IGT患病率高的人群，糖尿病患病率一般也高。研究发现，IGT在诊断后 5~10 年进行复查时，大约有 1/3 的人发展为糖尿病，1/3 的人转化为血糖正常，1/3 的人仍维持IGT状态。如果IGT伴有以下因素，即原空腹血糖≥ 5.0 mmol/L，餐后 2 小时血糖≥ 9.4 mmol/L，体质指数> 25，腹部肥胖和空腹胰岛素水平增加等，更易转化为糖尿病。而改善膳食和增加体力活动有利于降低IGT向糖尿病的转化率。

10. 胰岛素抵抗

临床观察发现，肥胖、2 型糖尿病、高脂血症、高血压、冠心病及脑血管意外等病理过程常合并存在，显示这些疾病可能存在共同的病理生理机制，即胰岛素抵抗（insulin resistance，IR）。胰岛素抵抗指机体对一定量的胰岛素的生物学反应低于预期正常水平的一种现象，常伴有高胰岛素血症。研究证实，胰岛素抵抗是 2 型糖尿病高危人群的重要特征之一。空腹胰岛素水平高的人更易发展为IGT或 2 型糖尿病。肥胖者在发展成 2 型糖尿病之前，先有胰岛素抵抗出现。

11. 社会经济状况

糖尿病与社会经济状况紧密相关。发达国家的糖尿病患病率高于发展中国家。即使在不发达国家，富人的糖尿病患病率也明显高于穷人。我国的调查亦发现，糖尿病的患病率随收入的增加而增加，而且经济收入越高发生糖尿病的危险性越大。

12. 高血压及其他易患因素

许多研究发现，高血压患者发展为糖尿病的概率比正常血压者高，其他如文化程度、社会心理因素、出生及 1 岁时低体重、服药史、心血管疾病史也可能是 2 型糖尿病的易患因素。

总之，糖尿病是遗传与环境因素共同作用所致。1 型糖尿病的发生可能与T细胞介导的自身免疫导致胰岛β细胞的选择性破坏，胰岛素分泌减少和绝对缺乏有关。遗传、环境、免疫调节和化学因子等多种因素都可能促发，也可能保护从而防止糖尿病的发生。遗传因素的作用可能是提供了发病的易感性，而环境因素可能具有促发疾病的作用。2 型糖尿病主要是由遗传和环境因素引起外周组织（主要是肌肉和脂肪组织）胰岛素抵抗和胰岛素分泌缺陷，导致机体胰岛素相对或绝对不足，使葡萄糖摄取利用减少，从而引发高血糖，导致糖尿病。无论是 1 型糖尿病还是 2 型糖尿病，单由遗传因素或环境因素引起者仅占少数，95%是由遗传、环境、行为多种危险因素共同参与和（或）相互作用引起的多因子病。遗传因素是糖尿病发生的潜在原因，具有遗传易感性的个体在环境因素如肥胖、体力活动减少、高能膳食、纤维素摄入减少及生活水平迅速提高等因素的作用下，更易发生 2 型糖尿病。

第二节　糖尿病的危害

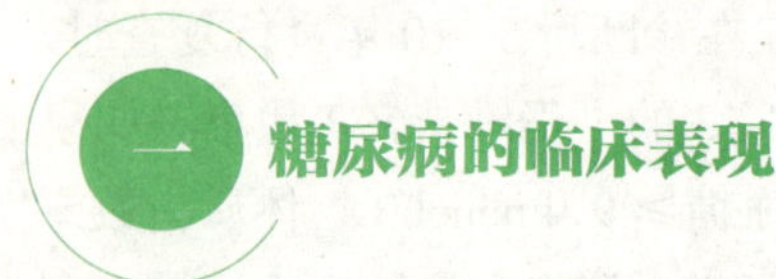

一　糖尿病的临床表现

（一）1 型糖尿病

发病年龄通常小于30岁，起病迅速，有中度至重度的临床症状，体重明显减轻或体形消瘦，容易发生酮症酸中毒。空腹或餐后血清C肽浓度明显降低或缺失，自身免疫抗体一般呈阳性。多数患者起病初期都需要胰岛素治疗。某些成年患者早期临床症状不明显，甚至可能不需要胰岛素治疗，称为成人隐匿性自身免疫性糖尿病（latent autoimmune diabetes in adults，LADA）。

（二）2 型糖尿病

2 型糖尿病可发生在任何年龄，多见于 40 岁以上中年人和老年人，但近年来发病趋向低龄化，尤其在发展中国家，儿童发病率上升。多数起病隐匿，症状相对较轻，半数以上患者可长期无任何症状，常在体检时发现高血糖，随着病程进展，出现各种急慢性并发症。通常还有肥胖、血脂异常、高血压等代谢综合征表现及家族史。

（三）代谢紊乱症状群

代谢紊乱症状群主要包括：①多尿、多饮、多食和体重减轻。由于血糖升高引起渗透性利尿导致尿量增多，多尿导致失水，患者口渴而多饮；由于机体不能利用葡萄糖，且蛋白质和脂肪消耗增加，引起消瘦、疲乏、体重减轻；为补充糖分，维持机体活动，患者常易饥多食。故糖尿病的临床表现常被描述为“三多一少”(多尿、多饮、多食和体重减轻)，常见于 1 型糖尿病患者。②由于高血糖及末梢神经病变导致皮肤干燥和感觉异常，患者常有皮肤瘙痒，如女性患者可因尿糖刺激局部皮肤，出现外阴瘙痒。③其他症状有四肢酸痛、麻木，腰痛，性欲减退，阳痿不育，月经失调，便秘，视力模糊，等等。

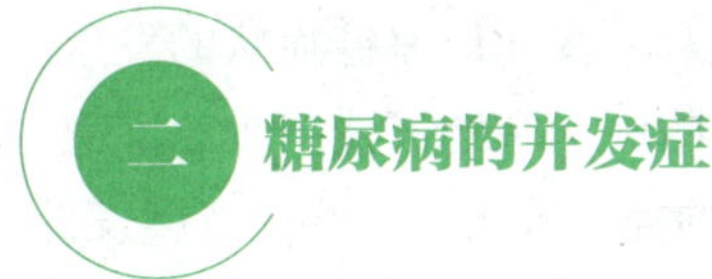

二 糖尿病的并发症

（一）糖尿病的急性并发症

糖尿病的急性并发症包括：①糖尿病酮症酸中毒（diabetic ketoacidosis，DKA）。由于胰岛素不足和升糖激素不适当升高引起的糖、脂肪和蛋白质严重代谢紊乱综合征，临床以高血糖、高血酮和代谢性酸中毒为主要表现。糖尿病代谢紊乱加重时，脂肪动员和分解加速，脂肪酸在肝脏经 β 氧化产生大量乙酰乙酸、β－羟丁酸和丙酮，三者统称为酮体。当血清酮体积聚超过肝外组织的氧化能力时，出现血酮体升高，称酮血症，尿酮体排出增多称为酮尿，临床上统称为酮症。而乙酰乙酸和 β－羟丁酸均为较强的有机酸，大量消耗体内储备碱，若代谢紊乱进一步加剧，血酮体继续升高，超过机体的处理能力时，便发生代谢紊乱。②感染。糖尿病患者代谢紊乱，导致机体各种防御功能缺陷，对入侵微生物的反应能力减弱，因而极易感染，且常较严重。同时，血糖过高和血糖控制不佳，有利于致病菌的繁殖，尤其是在呼吸道、泌尿道、皮肤和女性患者外阴部。糖尿病并发的感染常导致难以控制的高血糖，而高血糖进一步加重感染，形成一个恶性循环。泌尿系统感染最常见，如肾盂肾炎和膀胱炎，尤其常见于女性患者，常反复发作，可转变为慢性肾盂肾炎，严重者可发生肾及肾周脓肿、肾乳头坏死。真菌性阴道炎也常见于女性患者。糖尿病患者还是肺炎球菌感染的高风险人群，合并肺结核的发生率也显著增高。疖、痈等皮肤化脓性感染多见，可导致败血症或脓肿。

（二）糖尿病的慢性并发症

糖尿病的慢性并发症包括：①糖尿病大血管病变是糖尿病最严重和突出的并发症，患病率比非糖尿病人群高，发病年龄较轻，病情进展快。主要表现为动脉粥样硬化，侵犯主动脉、冠状动脉、脑动脉、下肢动脉等，引起冠心病、缺血性脑血管病、高血压、下肢血管病变等。②糖尿病微血管病变。微血管指微小动脉和微小静脉之间、直径在 100 μm 以下的毛细血管及微血管网，其病变是糖尿病的特异性并发症。病变可累及全身各组织器官，主要表现在视网膜、肾脏，表现为糖尿病肾病、糖尿病视网膜病变。③糖尿病神经病变。病变可累及神经系统任何一部分，以周围神经病变最常见，典型表现呈手套或袜套式对称分布，下肢较上肢严重，患者常先出现肢端感觉异常（麻木、烧灼、针刺感或踩棉花感），有时伴痛觉过敏，随后有肢体疼痛，呈隐痛、刺痛，夜间及寒冷季节加重；后期感觉丧失，累及运动神经，可有手足小肌群萎缩，出现感觉性共济失调及神经性关节病（Charcot 关节病）。④糖尿病足指与下肢远端神经异常和不同程度的周围血管病变相关的足部感染、溃疡和（或）深层组织破坏，是糖尿病最严重和治疗费用最高的慢性并发症之一，重者可导致截肢。

（三）低血糖症

低血糖临床表现呈发作性，发作时间、频率随病因不同而异，与血糖水平及血糖下降速度有关。具体可分为两类：①交感神经兴奋。多有肌肉颤抖、心悸、出汗、饥饿感、软弱无力、紧张、焦虑、流涎、面色苍白、心率加快、四肢冰冷等。老年糖尿病患者由于常有自主神经功能紊乱而掩盖交感神经兴奋表现，导致症状不明显，特别应注意观察夜间低血糖症状的发生。②中枢神经症状。初期为精神不集中、思维和语言迟钝、头晕、嗜睡、视物不清、步态不稳，后期可有幻觉、躁动、易怒、性格改变、认知障碍，严重时发生抽搐、昏迷。有些患者屡发低血糖后，可表现为无先兆症状的低血糖昏迷。持续 6 小时以上的严重低血糖常导致永久性脑损伤。

第三节　糖尿病的预防与控制

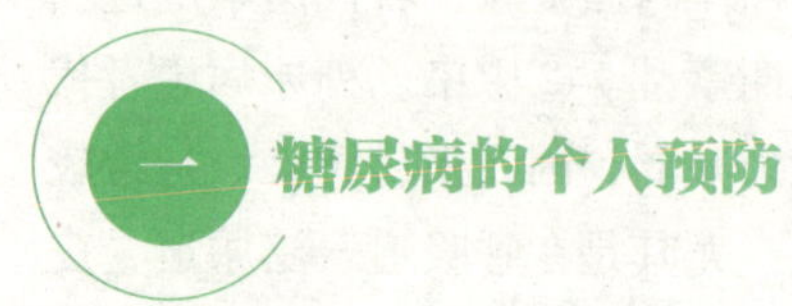

一　糖尿病的个人预防

（一）心理调节

一个好的心态对糖尿病的预防有积极作用。各种心理不平衡会进一步加强胰岛素抵抗，促使糖尿病的发生。

（二）坚持体检

年龄超过45岁、有糖尿病家族史、高脂血症、高血压、超重肥胖、嗜好抽烟、有长期偏食习惯、有巨大儿生育史的女性等人群应及早检测血糖。肥胖患者尤应定期抽检血糖。40岁以上的人和在妊娠过程中出现过高血糖的女性也要特别注意。

（三）加强预防糖尿病知识的宣传教育

加强预防糖尿病知识的宣传教育，增强对预防糖尿病重要性的认识。糖尿病患者和家属应主动学习糖尿病相关知识，了解糖尿病的危害性。掌握监测血糖的方法，充分认识糖尿病需要终生治疗的情况。

（四）合理膳食

按照《中国居民膳食指南（2022）》《中国居民平衡膳食宝塔（2016）》的要求，合理搭配，保证各种营养成分比例适宜。供给适量的碳水化合物，目前主张不要过严地控制碳水化合物，糖类应占总热能的60%左右，每日进食量可在250~300 g。肥胖者应在150~200 g。谷类是日常生活中热能的主要来源，每50 g的米或白面供给碳水化合物约38 g。其他食物如乳制品、豆制品、蔬菜、水果等也含有一定数量的碳水化合物。莜麦、燕麦片、荞麦面、玉米渣、绿豆、海带等均有降低血糖的功能。供给充足的食物纤维，流行病学的调查提出食物纤维能够降低空腹血糖、餐后血糖及改善糖耐量异常。

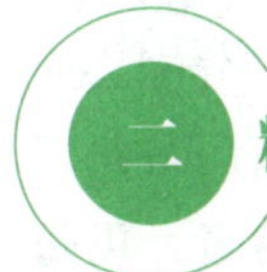

二 糖尿病的预防与控制

强调早期、长期、综合、全面达标及治疗方法个体化的原则。综合治疗包括2个含义：糖尿病教育、饮食治疗、运动锻炼、药物治疗、自我监测和心理疏导6个方面，以及降糖、降压、调脂和改变不良生活习惯4项措施。治疗目标是通过纠正患者不良的生活方式和调整代谢紊乱，防止急性并发症的发生和降低慢性并发症的风险，提高患者生活质量，降低病死率。近年来，糖尿病的控制已经从传统意义上的治疗转变为以患者为中心的团队式管理，团队主要成员包括医师、糖尿病教育者、营养师、运动康复师、心理治疗师、患者及其家属等，并建立定期随访和评估系统。

（一）健康教育

健康教育是重要的糖尿病基础管理措施，包括患者及其家属和民众的卫生保健教育、糖尿病防治专业人员的培训、医务人员的继续医学教育等。应在各级政府和卫生部门领导下，共同参与糖尿病的预防、治疗、教育、保健计划，以自身保健和社区支持为主要内容。每位糖尿病患者均应接受全面的糖尿病教育，充分认识糖尿病并掌握自我管理技能。良好的健康教育能充分调动患者的主观能动性，使其积极配合治疗，有利于疾病控制达标，防止各种并发症的发生和发展，提高患者的生活质量。

（二）医学营养治疗

医学营养治疗（medical nutrition therapy，MNT）又称饮食治疗，是所有糖尿病治疗的基础，是预防和控制糖尿病必不可少的措施；也是年长者、肥胖型、少症状轻型患者的主要治疗措施，对重症和1型糖尿病患者更应严格执行饮食计划并长期坚持。医学营养治疗的目的是维持理想体重，保证未成年人的正常生长发育，纠正已发生的代谢紊乱，使血糖、血脂达到或接近正常水平，减缓β细胞功能障碍的进展。

1．制订总热量

首先根据患者性别、年龄、理想体重［理想体重（kg）= 身高（cm）- 105］、工作性质、生活习惯计算每天所需总热量。成年人休息状态下每天每千克理想体重给予热量25～30 kcal，轻体力劳动30～35 kcal，中度体力劳动35～40 kcal，重体力劳动40 kcal以上。儿童、孕妇、乳母、营养不良和消瘦、伴有消耗性疾病者每天每千克理想体重的基础上酌情增加，肥胖者酌情减少，使体重逐渐恢复至理想体重。

2．食物的组成和分配

主要包括：①食物组成。总的原则是高碳水化合物、低脂肪、适量蛋白质和高纤维的膳食。碳水化合物占饮食总热量的50%~60%，脂肪不超过30%，且饱和脂肪酸不超过7%。肾功能正常的糖尿病患者蛋白质占10%~15%，其中优质蛋白质超过50%。有显性蛋白尿的患者蛋白质摄入量应限制在低于每天每千克理想体重0.8 g，但从肾小球滤过率下降起，推荐蛋白质摄入量为每天每千克理想体重0.6 g。提倡低血糖指数食物。胆固醇摄入量应在每天300 mg以下。多食富含膳食纤维的食物，每天饮食中膳食纤维含量14 g/1 000 kcal为宜。②主食的分配。应定时定量，根据患者生活习惯、病情和配合药物治疗安排。对病情稳定的糖尿病患者可按每天3餐1/5、2/5、2/5或各1/3分配；对注射胰岛素或口服降糖药且病情有波动的患者，可每天进食5~6餐，从3次正餐中匀出25~50 g主食作为加餐用。③其他注意事项。超重者忌吃油炸、油煎食物，炒菜宜用植物油，少食动物内脏、蟹黄、虾子、鱼子等高胆固醇食物；戒烟限酒。女性每天饮用酒精量不超过15 g，男性不超过25 g；每天食盐摄入量＜5 g；严格限制各种甜食，包括各种食用糖、糖果、甜点心、饼干及各种含糖饮料等。可使用非营养性甜味剂，如蛋白糖、木糖醇、甜菊片等。对于血糖控制接近正常范围者，可在两餐间或睡前加食水果，如苹果、橙子、梨等；可根据营养评估结果适量补充维生素和微量营养素；每周定期测量体重1次，如果体重增加＞2 kg，进一步减少饮食总热量；如消瘦患者体重有所恢复，也应适当调整饮食方案，避免体重继续增加。

（三）运动治疗

适当的运动有利于减轻体重、提高胰岛素敏感性、改善血糖和脂代谢紊乱，还可减轻患者的压力和紧张情绪。运动治疗的原则是适量、经常性和个体化。应根据患者年龄、性别、体力、病情及有无并发症等安排适宜的活动，循序渐进，并长期坚持。

1．运动的方式

运动的方式以有氧运动为主，如快走、骑自行车、做广播操、练太极拳、打乒乓球等。最佳运动时间是餐后 1 小时(以进食开始计时)。如无禁忌证，每周最好进行 2 次抗阻运动。若有心脑血管疾病或严重微血管病变者，应按具体情况选择运动方式。

2. 运动量的选择

合适的运动强度为患者运动时的心率（心率=170－年龄）达到个体 60% 的最大耗氧量。运动时间为每周至少 150 min，每次 30~40 min，包括运动前准备活动和运动结束后整理活动时间，可根据患者具体情况逐渐延长。肥胖患者可适当增加活动次数。使用胰岛素或口服降糖药者最好每天定时活动。

3. 注意事项

注意事项包括：①运动前评估糖尿病的控制情况，根据患者具体情况决定运动方式、时间及运动量。②运动中需注意补充水分。③在运动中若出现胸闷、胸痛、视力模糊等应立即停止运动，并及时处理。④运动后应做好运动日记，以便观察疗效和不良反应。⑤运动前后要加强血糖监测。当空腹血糖> 16.7 mmol/L，应减少活动，增加休息。运动不宜在空腹时进行，防止低血糖发生。

4. 不宜锻炼或适量减少锻炼患者

以下情况的糖尿病患者不宜锻炼或应适量减少锻炼：①较严重的糖尿病肾病；②较重的糖尿病眼底病变；③较重的糖尿病大血管病变；④血糖控制很差；⑤其他应激情况，如各种感染，心或脑血管急症尚未稳定之时，糖尿病酮症酸中毒或高血糖高渗状态的恢复期。

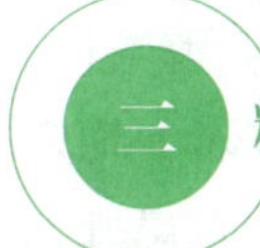

三 糖尿病的社会和政府防治行动

（一）糖尿病健康促进策略

一是把糖尿病防治规划列入政府的议事日程，全面规划。

二是开展以社区为基础的糖尿病综合性防治，把医疗服务与社会服务紧密结合起来。如在社区免费测血糖，测量人员要经过严格培训，考核上岗。将确诊的患者上报。

三是完善社区健康服务可持续发展体系和服务。发挥社区卫生服务站的功能，为居民提供方便及时的干预措施。

四是发挥慢病工作者的作用，实施健康教育，定期开展糖尿病的防治讲座，分发资料，精心制作糖尿病知识宣传资料，供流动展出。

五是实施糖尿病病例的分级管理和干预措施。对严重者进行定期测血糖、血压和做心电图等，一般患者可随访一次掌握病情，提供健康咨询和进行行为干预，适当药物治疗。

（二）糖尿病健康促进规划

1. 建立糖尿病防治领导班子

糖尿病防治必须由政府牵头，在开展具体糖尿病防治工作时，各社区卫生管理服务中心应给予大力配合，以及社会各界相关行业人士为糖尿病防治提供有效的环境支持，切实开展群防群治。

2．建立和发展社区健康服务中心

把糖尿病的防治作为社区健康服务中心的重要服务内容，包括糖尿病的筛检、建立健康档案，发展预防、保健、临床、康复、健康教育一体化服务。当前要特别重视对医务人员尤其是基层医务工作者的培训，提高他们的糖尿病防治水平。为使社区服务中心更好地持续开展糖尿病防治工作，政府必须给予政策支持和解决补偿机制。

3．强化健康教育的力度

普及糖尿病防治知识，目前，我国广大群众包括领导和知识分子对糖尿病的预防保健知识普遍认知不足，不知道如何自我保健，只有等出现较重的病情，才开始注意，甚至对已经出现的糖尿病还不在乎，这对开展糖尿病防治工作有很大的影响。所以，当前教育的目标是使广大群众，尤其是糖尿病患者及其家属认识到糖尿病是一种严重的疾病，如不及时治疗可导致失明、心脑血管疾病、慢性肾衰竭等，严重者甚至引起死亡。糖尿病一般没有根治的方法，但防治的方法很多，糖尿病的治疗以糖尿病健康教育、饮食治疗和体育锻炼为基础，视具体情况给予药物治疗。

4．建立糖尿病筛检机制

糖尿病的筛检包括：①普查。由于大量糖尿病患者没有症状或症状不明显，因此在人群中筛检糖尿病是一项重要措施。特别是对年龄在 40 岁以上的人群进行筛检成效显著。糖尿病的防治应从娃娃抓起，在儿童时期进行干预可有效预防或推迟糖尿病的发生。②高危人群筛检。以高危人群为筛检的重点对象，能收到事半功倍的效果。凡具有下列一项危险因素者，均定为高危人群：年龄在 40 岁以上、有糖尿病阳性家族史、体质指数≥ 25 的肥胖人群、曾患妊娠糖尿病的妇女、分娩过巨大儿的妇女、高血压者（收缩压≥ 140 mmHg 或舒张压≥ 90 mmHg）、血脂异常者。糖尿病高危人群应定期检查血糖。③糖尿病的分类管理。建立高危人群档案，分地区或按单位进行管理，经常进行糖尿病防治知识的教育；建立糖尿病患者档案，定期随访观察，同时进行药物和非药物相结合的治疗；为糖尿病患者提供免费的测量血糖服务。

5．创造控制糖尿病的支持环境

可以通过以下途径创造控制糖尿病的支持环境。①争取领导的支持。糖尿病的防治需要得到各级领导的支持、关心与精心组织，鼓励群众或职工积极参与筛检，并安排一定时间对患者进行随访。②把家庭成员放入健康教育干预中，互相作为教育对象，以促使其关心亲属、督促患者的行为。③提升医务人员的技术水平，增强医生的社会责任感。④对中学生、大学生开展糖尿病知识与预防技能培训，提高年轻人对糖尿病的认识及预防意识，重要的是可以在居民中普及糖尿病知识，对其家中的糖尿病患者能起很好的强化教育作用。

（三）糖尿病健康促进规划的评价体系

1．过程评价

评价内容包括办学习班、发放宣传资料、糖尿病患者的管理等各项工作的质量，如这些工作是否按规划得以实施，实施的质量如何，工作人员的责任心与群众的满意程度如何。这样的评估有利于改进工作中的不足，提高工作效率。为了做好过程评估，应该记录日常性的工作，记录的表格应统一、规范，便于分析统计。

2. 效果评价

早期效果评价包括防治领导小组的成立，各社区卫生服务中心糖尿病防治工作的开展，防治网络的形成，居民健康档案的建立，居民与患者对糖尿病认识是否有所提高。要使他们相信糖尿病是可以控制的，从而积极参加糖尿病的防治。中期效果评价包括患者的行为是否改变，能否很好地遵医嘱服药，以及影响患者行为的不良因素的调查。患者进行食疗、运动治疗的效果如何，能否得到现有的保健医疗服务。远期效果评价包括评估人群糖尿病的患病率和糖尿病患者的控制率，特别是控制血糖的指标对糖尿病有很大作用，进而评估并发症和死亡率的下降。

3. 组织领导参与

在评价过程应邀请社区的领导参加，调查结果向领导和群众汇报，使领导与群众完全以主人翁的态度积极参与，通过对糖尿病的有效干预减少糖尿病的发生，使糖尿病患者的病情得到有效控制。

课外实践练习

1. 糖尿病的危险因素有哪些，如何进行个人预防控制？
2. 如何进行糖尿病的社会和政府预防与控制？
3. 结合所学知识，请设计一个糖尿病健康教育宣传展板。

参考文献

[1] 中共中央，国务院."健康中国2030"规划纲要[EB/OL].(2016-12-30).http://www.mohrss.gov.cn/SYrlzyhshbzb/zwgk/ghcw/ghjh/201612/t20161230_263500.html.

[2] 健康中国行动推进委员会.健康中国行动（2019—2030年）[EB/OL].(2019-07-15).http://www.gov.cn/xinwen/2019-07/15/content_5409694.htm.

[3] 傅华.预防医学[M].6版.北京：人民卫生出版社，2013.

[4] 赵景波，李晓霞.预防医学[M].3版.北京：科学出版社，2020.

[5] 杨克敌.环境卫生学[M].8版.北京：人民卫生出版社，2017.

[6] 詹思延.流行病学[M].8版.北京：人民卫生出版社，2017.

[7] 邬堂春.职业卫生与职业医学[M].8版.北京：人民卫生出版社，2017.

[8] 李兰娟，任红.传染病学[M].8版.北京：人民卫生出版社，2013.

[9] 李凡，徐志凯.医学微生物学[M].9版.北京：人民卫生出版社，2018.

[10] 孙长颢.营养与食品卫生学[M].8版.北京：人民卫生出版社，2017.

[11] 步宏，李一雷.病理学[M].北京：人民卫生出版社，2018.

[12] 陈孝平，汪建平，赵继宗.外科学[M].北京：人民卫生出版社，2018.

[13] 李乐之，路潜.外科护理学[M].北京：人民卫生出版社，2017.

[14] 中国性病艾滋病防治协会.健康要设防：与大学生谈艾滋病[M].北京：人民卫生出版社，2015.

[15] 苟建军，赵菁，丁荣晶.吸烟与控烟[M].郑州：河南科学技术出版社，2017.

[16] 国家癌症中心.癌症预防与筛查指南：科普版[M].北京：人民卫生出版社，2020.

[17] 国家癌症中心.家庭防癌指南[M].北京：中国人口出版社，2021.

[18] 国家卫生健康委员会.2020中国卫生健康统计年鉴[M].北京：中国协和医科大学出版社，2020.

[19] 涂明义，张武昌，傅懋林.脑卒中预防与控制[M].武汉：湖北科学技术出版社，2014.

[20] 郭力，李延俊.高血压预防与调养[M].北京：中国中医药出版社，2016.

[21] 薛茜.脑卒中诊疗与康复问答[M].北京：化学工业出版社，2015.

[22] 中华人民共和国住房和城乡建设部.民用建筑工程室内环境污染控制标准[M].北京：中国计划出版社，2020.

[23] 杨绍基.传染病学[M].8版.北京：人民卫生出版社，2013.

[24] 张东枚，陈青松.新型冠状病毒肺炎大学生科普手册[M].广州：广东音像教材出版社，2020.

[25] 中国疾病预防控制中心，性病艾滋病预防控制中心.男男性行为人群预防艾滋病干预工作指南[EB/OL].(2016-05).https://www.chinacdc.cn/jkzt/crb/zl/azb/jsz1_2219/201609/t20160922_134279.html.

[26] 中国疾病预防控制中心，性病艾滋病预防控制中心.异性性传播高危人群预防艾滋病干预工作指南[EB/OL].(2016-05).https://www.chinacdc.cn/jkzt/crb/zl/azb/jszl_2219/201609/

t20160922_134279.html.

[27] 中国疾病预防控制中心，性病艾滋病预防控制中心.艾滋病病毒暴露后预防技术指南（试用）[EB/OL].（2020-11-16）. http://ncaids.chinacdc.cn/zxzx/zxzx/202011/t20201116_222780.htm.

[28] 中国健康教育中心.我会得艾滋病么？我该怎么办.艾滋病咨询检测指南[EB/OL].（2020-11-11）.http://www.nihe.org.cn/portal/yjjkkp/zdjb/crb/webinfo/2020/11/1604220794954874.htm.

[29] 中国国家卫生健康委员会规划发展与信息化司.2020年我国卫生健康事业发展统计公报[R/OL].（2021-07-13）.http://www.nhc.gov.cn/guihuaxxs/s10743/202107/af8a9c98453c4d9593e07895ae0493c8.shtml.

[30] 中国国家卫生健康委员会.中国吸烟危害健康报告2020[R/OL].（2021-05-28）. http://www.nhc.gov.cn/guihuaxxs/s7788/202105/c1c6d17275d94de5a349e379bd755bf1.shtml.

[31] 中国疾病控制中心.2019年中国中学生烟草调查结果发布[EB/OL].（2020-05-31）. https://www.chinacdc.cn/jkzt/sthd_3844/slhd_4156/202005/t20200531_21694 2.html.

[32] 中国疾病控制中心.全球控烟策略与措施[EB/OL].（2012-06-21）.https:// www.chinacdc.cn/jkzt/sthd_3844/slhd_4156/201206/t20120621_63687.html.

[33] 钟艳平.江苏通报6批次食品不合格 牛蛙恩诺沙星超标近5倍[EB/OL].（2021-05-10）. https://www.cfsn.cn/front/web/site.indexnewshow?id=2310.

[34] 刘志刚.党的十八大以来中国食品安全状况的研究报告[EB/OL].（2020-01-18）. https://www.cfsn.cn/front/web/site.newshow?hyid = 22 & newsid = 20359.

[35] 张厚美.高温天气下需加大臭氧污染防治力度[N/OL].中国环境报，2021-07-02（3）. http://epaper.cenews.com.cn/html/2021-07/02/content_67496.htm.

[36] 李玲玉.7月我国重点区域可能出现2~4次臭氧污染过程[N/OL].中国环境报，2021-07-12（1）.http://epaper.cenews.com.cn/html/2021-07/12/content_67761.htm.

[37] 杜宣逸，牛秋鹏.生态环境部通报近期重点工作和2017年全国生态环境状况[N/OL].中国环境报，2021-07-12（1）.http://epaper.cenews.com.cn/html/2018-06/01/content_73377.htm.

[38] 中华人民共和国生态环境部.生态环境部对辽宁省阜新市清源污水处理厂等2个突出生态环境问题进行挂牌督办[EB/OL].（2021-05-12）. https:/www.mee.gov.cn/xxgk2018/xxgk/xxgk15/202105/t20210512_832583.html.

[39] 中华人民共和国水利部.2019年中国水资源公报[R/OL].（2020-08-03）. http://www.mwr.gov.cn/sj/tjgb/szygb/202008/t20200803_1430726.html.

[40] 中华人民共和国水利部.2020年中国水资源公报[R/OL].（2021-07-09）. http://www.mwr.gov.cn/sj/tjgb/szygb/202107/t20210709_1528208.html.

[41] 广东省疾病预防控制中心.权威完整版！关于艾滋病病毒检测的六大问题[EB/OL].（2020-11-30）.http://cdcp.gd.gov.cn/jkjy/jkts/content/post_3441466.html.

[42] 中国疾病预防控制中心.新冠病毒疫苗接种技术指南：第一版[EB/OL].（2021-03-29）. http:/www.chinacdc.cn/jkzt/crb/zl/szkb_11803/jsz1_12208/202103/t20210329_225214.html.

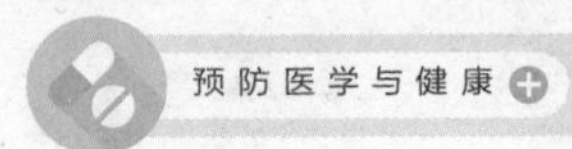

[43] 中国疾病预防控制中心.全国新冠病毒疫苗预防接种不良反应监测信息概况（截至2021年4月30日）[EB/OL].（2021－05－28）. https://www.chinacdc.cn/jkzt/ymyjz/ymyjjz_6758/202105/t20210528_230911.html.

[44] 广州市卫生健康委员会. 广州市启动在穗外籍人士适龄人群接种新冠病毒疫苗工作[EB/OL].（2021-04-16）.http://wjw.gz.gov.cn/ztzl/xxfyyqfk/fktzgg/content/post_7224823.html.

[45] 王金南，秦昌波.谋好“十四五”，开启美丽中国建设新篇章[J/OL].瞭望周刊，2020（44）. http://lw.xinhuanet.com/2020-11/02/c_139484851.htm.

[46] 中华人民共和国生态环境部. 2020中国生态环境状况公报[R/OL]. (2021-05-24). https://www.mee.gov.cn/hjzl.

[47] 中华人民共和国生态环境部. 2020中国海洋生态环境状况公报[R/OL]. (2021-05-24). https://www.mee.gov.cn/hjzl.

[48] 中国国家卫生健康委员会. 2020年我国卫生健康事业发展统计公报[R/OL]. (2021-07-13). http://www.nhc.gov.cn/guihuaxxs/s10743/202107/af8a9c98453c4d9593e07895ae0493c8.shtml.

[49] 生态环境部.2020年全国大、中城市固体废物污染环境防治年报[R/OL]. (2021-02-20). http://www.zgsthjcy.com/news.html?aid=153215.

[50] 中国居民膳食指南（2022）. http://dg.cnsoc.org.

[51] Hairuo Lin, Yingqi Zhu, Cankun Zheng, et al. Antihypertrophic Memory after Regression of Exercise-induced Physiological Myocardial Hypertrophy is Mediated by the Long Noncoding RNA Mhrt779 [J]. Circulation. 2021，143：2277-2292.

[52] Making every school a health-promoting school: global standards and indicators for health-promoting schools and systems © World Health Organization and the United Nations Educational, Scientific and Cultural Organization, 2021. This work is available under the Creative Commons Attribution-NonCommercial-ShareAlike 3.0 IGO licence (CC BY-NC-SA 3.0 IGO;https://creativecommons.org/licenses/by-nc-sa/3.0/igo/).